ANAT BANIEL

Sem limites para o *amor*

Um novo olhar sobre o autismo
e outros transtornos neurológicos

São Paulo
2021

Grupo Editorial
UNIVERSO DOS LIVROS

Kids beyond limits
Copyright© 2012 by Anat Baniel

© 2020 by Universo dos Livros
Todos os direitos reservados e protegidos pela Lei 9.610 de 19/02/1998.
Nenhuma parte deste livro, sem autorização prévia por escrito da editora, poderá ser reproduzida ou transmitida sejam quais forem os meios empregados: eletrônicos, mecânicos, fotográficos, gravação ou quaisquer outros.

A autora mudou os nomes para proteger a identidade das pessoas mencionadas neste livro, mas nenhuma dessas mudanças afetou a veracidade e precisão de sua história.

Diretor editorial Luis Matos	**Preparação** Guilherme Summa
Gerente editorial Marcia Batista	**Revisão** Ricardo Franzin
Assistentes editoriais Letícia Nakamura Raquel F. Abranches	**Arte** Valdinei Gomes
Tradução Alexander Barutti	**Capa** Vitor Martins

Dados Internacionais de Catalogação na Publicação (CIP)
Angélica Ilacqua CRB-8/7057

B17n

    Baniel, Anat
    Sem limites para o amor: um novo olhar sobre o autismo e outros transtornos neurológicos / Anat Baniel ; tradução de Alexander Barutti. –– São Paulo : Universo dos Livros, 2020.
    288 p.

    Bibliografia
    ISBN 978-65-5609-047-4
    Título original: *Kids beyond limits*

    1. Neuroplasticidade 2. Crianças com dano cerebral - Reabilitação 3. Método Feldenkrais I. Título II. Barutti, Alexander

20-3485   CDD 649.1528

Universo dos Livros Editora Ltda.
Avenida Ordem e Progresso, 157 – 8º andar – Conj. 803
CEP 01141-030 – Barra Funda – São Paulo/SP
Telefone/Fax: (11) 3392-3336
www.universodoslivros.com.br
e-mail: editor@universodoslivros.com.br
Siga-nos no Twitter: @univdoslivros

A todas as crianças com as quais já trabalhei, cuja capacidade de aprender e de crescer perante os desafios é uma contínua fonte de inspiração.

E a todos os pais que nunca desistem de seus filhos.

Nossa única limitação é a crença de que ela existe.

– Moshé Feldenkrais, PhD

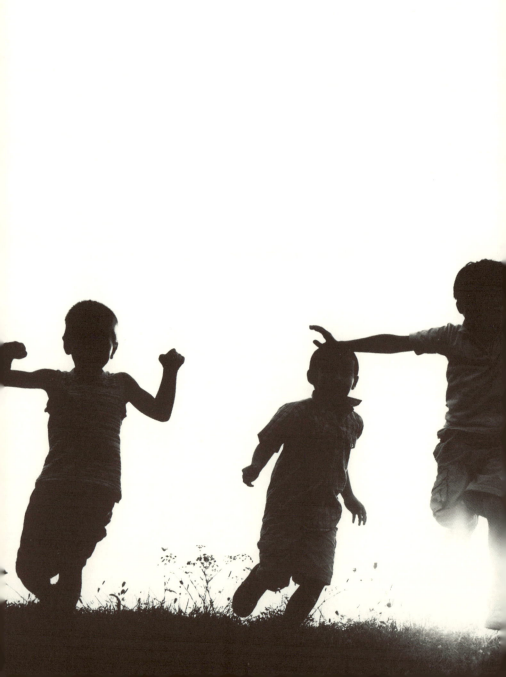

Sumário

Prefácio ... 9
Introdução ... 13

PARTE I
A BASE

1. Como tudo começou ... 19
2. Conectar em vez de consertar ... 33
3. O surpreendente cérebro da criança ... 45

PARTE II
OS NOVE FUNDAMENTOS

4. Primeiro fundamento – Movimento com Atenção ... 65
5. Segundo fundamento – Devagar ... 91
6. Terceiro fundamento – Variação ... 115
7. Quarto fundamento – Sutileza ... 135
8. Quinto fundamento – Entusiasmo ... 157
9. Sexto fundamento – Metas Flexíveis ... 177
10. Sétimo fundamento – A Chave Liga Desliga do Aprendizado ... 199
11. Oitavo fundamento – Imaginação e Sonhos ... 215
12. Nono fundamento – Consciência ... 231
13. Além das limitações ... 247

Apêndice – perguntas frequentes ... 251
Agradecimentos ... 259
Bibliografia ... 263
Notas ... 267

Prefácio

Sem limites para o amor é um grande presente para todos aqueles que amam uma criança que necessita de muita ajuda. Se você se encaixa nessa descrição, considere com muita atenção as importantes mensagens deste livro. A abordagem da autora em relação às crianças com necessidades especiais se desenvolveu a partir de sua própria experiência clínica, que lhe mostrou continuamente que o cérebro dessas crianças especiais *pode* mudar, muitas vezes de maneira drástica, e despertar, capacitar, empoderar *e transformar* suas jovens vidas. Nós, seres humanos, somos dotados de um cérebro plástico, isto é, um cérebro capaz de modificar-se constantemente ao longo da vida. Apesar das dificuldades, essas crianças ainda operam com esse grande recurso, pronto para ser aproveitado por elas, pelo clínico esclarecido que se esforça para ajudá-las e pelos pais e avós que as amam. Anat Baniel explica de maneira brilhante como a utilização eficiente dessa maravilhosa e inata capacidade humana de mudar o cérebro para melhor *pode* operar milagres.

Eu próprio passei boa parte de minha carreira científica tentando entender como aproveitar a capacidade do cérebro de se remodelar em benefício de crianças e adultos que precisem de ajuda neurológica. Com base em várias décadas de pesquisa, resumidas em milhares de relatórios publicados, nós cientistas definimos as "regras" que governam a plasticidade do cérebro em termos neurobiológicos. Agora sabemos como fazer o cérebro mudar para melhor.

SEM LIMITES PARA O AMOR

Foi uma grande surpresa para mim, portanto, que minha amiga Anat Baniel, trabalhando de forma paralela por um caminho completamente diferente, tenha definido quase exatamente as mesmas regras. Além disso, Anat as interpreta aqui em termos humanos práticos e compreensíveis, de um modo que deve contribuir enormemente para a intervenção mais esclarecida do leitor, seja ela familiar ou clínica.

Como Anat explica neste livro, ela começou sua jornada de descoberta trabalhando junto a seu mentor, o grande visionário israelense Moshé Feldenkrais. Com base nessa compreensão, e por meio da observação atenta das milhares de crianças que ajudou, Anat elaborou e cristalizou seu entendimento sobre como se conectar com crianças com grandes dificuldades e então ajudá-las de fato. Conforme sua reputação de ajudar "crianças irrecuperáveis" crescia, ela começou a atender crianças com quase todo tipo de condição e diagnóstico. Dessa experiência pessoal ímpar, Anat concluiu duas grandes verdades.

Primeira: os princípios subjacentes às limitações de crianças com necessidades especiais – os mesmos que podem levar a verdadeiros progressos – são os princípios da neuroplasticidade. Esses princípios encontram-se aqui esplendidamente delineados em termos humanos práticos como os Nove Fundamentos de Anat Baniel.

Segunda (e esta é uma verdade ainda maior): na maior parte dos casos, crianças ditas "irrecuperáveis" não o são.

Este livro é um notável manifesto que expressa importantes implicações práticas do que chamo de "a revolução da neuroplasticidade". Nosso cérebro está sujeito a contínuas mudanças. Toda vez que adquirimos ou refinamos uma habilidade humana, reconfiguramos fisicamente – *especializamos* por meio de remodelagem – o maquinário do nosso cérebro. Cada habilidade nova ou aprimorada é produto direto desse tipo de mudança física no cérebro. Como tirar melhor proveito desse grande recurso humano em nossa vida? Como assegurar que essa capacidade humana

PREFÁCIO

seja empregada da maneira mais eficaz em benefício das nossas crianças? A criança que precisa de um grande esforço apenas para responder, para iniciar uma ação, para compreender, para se mover de maneira competente e para ter comando sobre seu mundo pode fazer grande uso da plasticidade de seu cérebro ao longo de sua jornada para progredir e desenvolver suas capacidades, de formas que contribuam para uma melhor qualidade de vida. Se conseguirmos nos conectar de verdade com uma criança como essa – como a autora descreve de maneira tão bela –, então, sob orientação apropriada, praticamente toda criança com necessidades especiais é capaz de obter um desenvolvimento substancial, contínuo e, *às vezes, quase inacreditável.*

Não subestime a complexidade ou a dificuldade que pode envolver colocar uma criança com necessidades especiais em um caminho positivo de desenvolvimento. Construir um cérebro mais eficaz e poderoso requer que comecemos do ponto em que a criança se encontra e do ponto em que o cérebro dela está no momento. Isso requer uma abordagem altamente personalizada e, decerto, uma boa dose de trabalho duro de todos os envolvidos. Os princípios neste livro devem proporcionar ao leitor um novo entendimento sobre como obter essa personaliz,ação, a fim de que possa ajudar aquela criança especial que faz parte da sua vida a fazer novos e verdadeiros progressos, em uma direção positiva e empoderadora.

Lembre-se de que uma pequena mudança neurológica positiva por dia representa um grande progresso em um ano, e ainda mais no curso de uma jovem vida. A autora nos oferece uma série de exemplos maravilhosos que ilustram como cada novo nível de controle neurocomportamental alcançado abre toda uma gama de possibilidades para a criança. Anat Baniel explica como os princípios que governam as operações de um cérebro feito para mudar podem ser aplicados de maneira prática para preparar uma criança para o desenvolvimento contínuo. Tão logo a criança estiver nesse caminho positivo de desenvolvimento, cada pequeno avanço pode ser verdadeiramente empolgante para ela, assim como para você.

Recomendo fortemente que o leitor leve a sério o conselho apresentado neste livro, de modo que possa ter uma ideia mais clara de como pode ser capaz de ajudar de fato a criança que *você* ama.

— **Michael Merzenich**, PhD, neurocientista, professor emérito da UCSF e membro da Academia Nacional de Ciências e da Academia Nacional de Medicina.

Introdução

Anos atrás, pais e estudantes começaram a insistir para que eu escrevesse um livro sobre o meu trabalho com crianças com necessidades especiais. Mais que seus pedidos recorrentes, foram as milhares de crianças, de recém-nascidos a adolescentes, cujas transformações testemunhei ao longo dos anos por meio do meu trabalho ou do trabalho daqueles que treinei, que me compeliram a escrever este livro. Senti um forte ímpeto, uma responsabilidade, de comunicar o que sei aos pais e cuidadores que tentam ajudar suas crianças a superar suas presentes limitações.

Ontem mesmo vi um garoto de catorze anos que sofreu severo dano cerebral na infância fazer um progresso significativo e até então inédito em sua vida. A lesão o deixou cego, sem habilidades de linguagem e incapaz de se mover voluntariamente. Depois de apenas alguns dias de sessão com meus colegas e uma sessão comigo, pela primeira vez ele começou a vocalizar e a mover as pernas; seus braços tornaram-se mais livres, e ficou claro que ele estava engajado no processo – era capaz até mesmo de seguir algumas instruções simples de movimento que eu lhe passava – e adorando. Ele estava despertando para si mesmo.

No final da sessão, a mãe do garoto, que havia dedicado sua vida a cuidar do filho, olhou para mim e trocamos um olhar significativo. Não precisamos dizer nada. Tínhamos lágrimas nos olhos, estávamos gratas por essas maravilhosas mudanças, ainda que modestas, mesmo que não ousássemos declarar em voz alta outro pensamento: *Se, aos catorze anos, ele era capaz de mudar e despertar assim rápido, como nunca fizera antes, como seria sua vida hoje se ele tivesse recebido a mesma oportunidade treze anos atrás?* O mais perto que ela chegou de expressar isso foi quando me falou o que muitos outros pais antes dela já haviam confidenciado: "Gostaria de ter descoberto você e seu método mais cedo".

O momento de superação desse garoto não é de forma alguma único. É apenas uma entre milhares de lições nas quais senti um profundo anseio de alcançar outras pessoas que estão cuidando de crianças com necessidades especiais, de mostrar a elas o que suas crianças podem conquistar. Quando comecei meu trabalho, há mais de três décadas, fiquei surpresa ao ver que os pais o classificavam como "milagroso". Eu sabia que as mudanças que víamos eram reais, mas tinha uma compreensão limitada da relação entre o que eu fazia e os resultados com as crianças. Com o tempo, ficou claro para mim que os resultados diante de nós não eram obra do acaso. Como esses resultados se repetiam vez após outra, com centenas de crianças diferentes e em condições diversas, era impossível atribuir tudo a recuperações espontâneas ou erros de diagnóstico – como os médicos às vezes faziam, quando não tinham explicação para o que estava acontecendo.

Testemunhei milhares de transformações surpreendentes ao longo dos anos, mas nunca me considerei uma milagreira. Pelo contrário, compreendi que essas transformações sempre ocorrem dentro do próprio cérebro das crianças, e as mudanças sempre se dão de acordo com a capacidade de seus cérebros.

Sempre que testemunhava uma transformação em uma criança, fosse ela diagnosticada com autismo, transtorno de integração sensorial, paralisia cerebral, transtorno do déficit de atenção com hiperatividade (TDAH) ou qualquer outra condição, sentia uma necessidade urgente de levar o conhecimento e as ferramentas do meu método ao máximo possível de crianças. Queria fornecer aos pais e outros cuidadores maneiras simples e

INTRODUÇÃO

práticas de ajudar o cérebro de suas crianças a aproveitar sua capacidade e seu potencial, notáveis e ainda intocados. Esse é o tema deste livro.

O material aqui apresentado constitui uma mudança de paradigma: é uma virada no jogo, que pode ser de um valor inestimável para você auxiliar no desenvolvimento da sua criança. Por meio dele, ela pode experimentar as surpreendentes transformações das quais o cérebro de praticamente toda criança com necessidades especiais é capaz, transformações que, de outra forma, ela jamais poderia alcançar.

Formulei, ao longo dos anos, um entendimento baseado na combinação do que aprendi com meu professor, o Dr. Moshé Feldenkrais, minha própria experiência com milhares de crianças e pesquisas neurocientíficas. Todos os anos, a ciência nos traz mais conhecimento sobre o potencial do cérebro humano, descartando velhos paradigmas, ampliando os limites do que é considerado possível e revelando novas opções para ajudar cérebros saudáveis ou lesionados a fazer melhor o seu trabalho.

Para que o potencial surpreendente descrito neste livro se manifeste, é necessário que você reconheça as espantosas capacidades de transformação do cérebro da criança, dadas as condições adequadas, por meio da chamada *neuroplasticidade*. E, então, é claro, você precisa de maneiras simples e concretas de aplicar esses princípios na vida real, independentemente das condições específicas ou do histórico particular da criança. Essa era minha intenção e meu propósito ao escrever o livro que você tem agora em mãos.

Os três primeiros capítulos oferecem a compreensão de como o cérebro infantil pode mudar para melhorar cada vez mais e, não raro, transformar a vida da criança. Os nove capítulos seguintes descrevem o que chamo de os Nove Fundamentos necessários para o cérebro despertar e possibilitar à criança enormes saltos na obtenção de seu potencial. No final dos capítulos de cada Fundamento, há uma seção em que listo ferramentas para você praticar o Fundamento em questão. São sugestões concretas e fáceis para

SEM LIMITES PARA O AMOR

aplicá-lo no seu dia a dia com a criança, aproveitando princípios avançados da neuroplasticidade. Os Fundamentos e as ferramentas fazem do discurso sobre a impressionante capacidade do cérebro da criança uma realidade em vez de uma *grande promessa*.

Na parte final do livro há uma seção com perguntas frequentes que reuni ao longo dos anos. Há também referências e notas compiladas pelo meu colega, o Dr. Neil Sharp. Entre elas, você encontrará pesquisas científicas relacionadas ao que foi discutido em cada capítulo.

Recomendo a leitura dos três primeiros capítulos porque eles fornecem a base para compreender os aspectos únicos deste trabalho. Então, leia o primeiro Fundamento, Movimento com Atenção, porque é uma chave para os seguintes. Depois, continue a leitura dos Fundamentos na ordem em que são apresentados no livro ou conforme preferir. Sugiro dedicar alguns dias a cada Fundamento e suas ferramentas para se familiarizar com eles, dominar as habilidades necessárias e aprofundar sua compreensão. Após passar por todos os Fundamentos, talvez você queira voltar a eles de tempos em tempos e estudá-los um pouco mais. Há vídeos curtos, depoimentos de pais e sessões com crianças, em inglês, em www.anatbanielmethod.com.

Confio que nestas páginas você encontrará novos e poderosos meios de ajudar a criança a superar suas limitações no dia a dia. Este livro é um convite para você descobrir novas maneiras de a criança acessar e aprimorar a enorme capacidade do seu próprio cérebro para se transformar.

PARTE I
A base

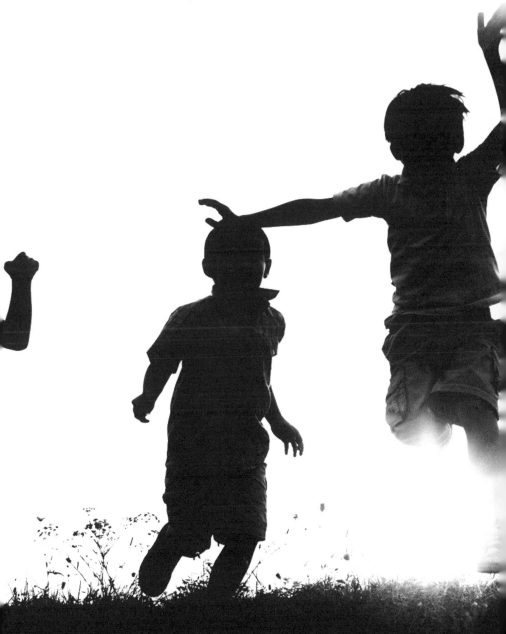

1

COMO TUDO COMEÇOU

Temos mais possibilidades em cada
momento do que percebemos.

— Thich Nhat Hahn

Perguntam-me com frequência como surgiu meu interesse em trabalhar com crianças que têm necessidades especiais. Houve algo que me atraiu para esse trabalho bem cedo na vida? Havia alguma criança com necessidades especiais na minha família ou entre meus amigos? Eu simplesmente tinha uma inclinação para trabalhar com crianças? A resposta a essas três perguntas é não. Meu contato com crianças com necessidades especiais não foi algo planejado ou pensado conscientemente. Tudo começou quando conheci uma bebê chamada Elizabeth.

Foi em setembro de 1980, durante meu primeiro ano de prática clínica. Meu professor e mentor, o Dr. Moshé Feldenkrais, e eu havíamos chegado recentemente aos Estados Unidos, vindos da Europa. Havíamos providenciado para que ele realizasse algumas oficinas e recebesse alguns estudantes na casa de um amigo, em Upper West Side, Manhattan. Eu seria sua assistente.

Quando a campainha tocou naquela primeira manhã, dei as boas-vindas a um jovem e bonito casal na casa dos trinta carregando uma bebê aos prantos que tentavam desesperadamente acalmar. A bebê, Elizabeth, chorava tanto e estava em tamanha angústia que seria impossível fazer o trabalho planejado com o Dr. Feldenkrais. Depois de alguns minutos, o Dr. Feldenkrais me pediu que tomasse conta da menininha – a mãe a colocara no sofá, em uma posição segura – para que ele pudesse ter uma conversa com os pais na sala ao lado.

Até então, eu nunca havia trabalhado com crianças e sequer considerara tal possibilidade. Minha experiência, em Israel, era sobretudo com adultos que praticavam atividades físicas de alto desempenho, como dançarinos, músicos e atletas, e que sentiam dores ou tinham de lidar com outras limitações. Enquanto eu cuidava da pequena Elizabeth ali no sofá, chorando, aconteceu algo que nunca imaginei. Ela estava em grande angústia e desconforto e não conseguia se mexer sozinha. Mas eu tinha somente uma coisa em mente naquele momento, um desejo profundo de diminuir seu desconforto e infelicidade. Apesar de não ter a mínima ideia do que fazer por ela, peguei-a em meus braços. Não sabia os detalhes de seu diagnóstico médico ou condição, tampouco a via como *especial*. Sabia apenas que ela estava muito infeliz.

Eu não tinha nenhuma outra intenção senão segurá-la, mas em segundos ela parou de chorar e se acalmou. De repente, estava tranquila e parecia confortável. Quando parou de chorar, sequei suas lágrimas e observei seu rostinho. Relembrando esse momento agora, não havia nada tangível ou objetivo que justificasse o que eu estava sentindo no momento, exceto que experimentei uma profunda conexão com ela. Eu também sabia que ela estava estabelecendo uma conexão comigo que era confortadora para ela. Enquanto olhava para seus grandes olhos castanhos, que não estavam mais cheios de lágrimas, senti a pessoa de verdade que estava ali, uma consciência que era capaz de muito mais do que seu atual diagnóstico sugeria. Seu diagnóstico oficial – o qual eu só conheceria depois – era realmente terrível e ia na direção oposta do que eu sentia.

A explicação médica era de que ela tinha "isquemia global". Isso ocorreu anos antes de a ressonância magnética e outros tipos de escaneamento do cérebro serem amplamente utilizados para diagnóstico, então não havia muito mais que os médicos pudessem dizer além de que algo estava muito errado.[1] Isso ficou bastante evidente enquanto eu a segurava. Por exemplo, era possível perceber que seu sistema musculoesquelético dificilmente funcionava de modo coerente ou objetivo: os músculos do seu lado esquerdo eram bastante espasmódicos, seus olhos eram severamente estrábicos e não havia muito que indicasse que a bebê tivesse consciência do próprio corpo.

Na época em que conheci Elizabeth e seus pais, um fisioterapeuta tradicional já estava trabalhando com ela havia cerca de seis meses, sem resultados encorajadores. De maneira similar, o prognóstico de dois neurologistas pediátricos de renome era desanimador: um havia sugerido que a bebê fosse internada pelo resto da vida. A comunidade médica não dera esperança nenhuma de que ela poderia um dia desfrutar de algum nível de autonomia. Os pais ficaram devastados, mas ainda se agarraram à crença de que havia alternativas melhores; não estavam dispostos a aceitar essas opiniões ou recomendações. Não desistiriam da bebê.

Eu me lembro do pai da Elizabeth dizer que, quando olhava para o rosto da filha, tinha certeza de que detectava inteligência ali, presa e incapaz de se expressar. Segurar Elizabeth em meus braços e olhar em seus olhos me convenceu de que ele tinha razão. Concordei totalmente com ele. Foi quando começamos nosso trabalho juntos. A certeza que compartilhei com os pais de Elizabeth provou-se tanto precisa quanto extraordinariamente frutífera.

A PRIMEIRA SESSÃO DE ELIZABETH

Quando o Dr. Feldenkrais retornou para a sala de estar após conversar com os pais da Elizabeth, os três notaram como a bebê repousava nos meus braços, tranquila, confortável e alerta. O Dr. Feldenkrais observou com grande interesse, então perguntou se eu o acompanharia e seguraria a bebê enquanto ele trabalhava com ela. Carreguei Elizabeth para o quarto ao lado e a segurei no meu colo enquanto me sentava na beirada de uma maca baixa, do tipo que se usa para fazer massagem, que havia sido preparada ali para ele. O Dr. Feldenkrais tomou seu lugar em uma cadeira de espaldar reto, de frente para nós, de modo que pudesse alcançar e tocar facilmente sua pequena aluna.

Para um observador destreinado, tenho certeza de que pareceria que o Dr. Feldenkrais não estava fazendo muita coisa. Ele não forçava Elizabeth a ficar em uma determinada posição ou a fazer algum movimento supostamente correto. Não estava massageando seus músculos ou ajustando sua postura. A princípio, um observador talvez percebesse sua concentração e atenção incomuns. Por alguns instantes, ele apenas observou Elizabeth com foco e presença quase palpáveis, uma característica sua quando conduzia aquilo a que costumava se referir como "lição". Passado um tempo, ele estendeu a mão e tocou as costas da bebê; em seguida, com delicadeza e muito brevemente, moveu as pernas dela de várias maneiras, então tocou suavemente com o dedo suas mãos, os braços e o rosto.

Enquanto ele trabalhava, eu estava profundamente sintonizada com seu intenso foco e sua silenciosa intencionalidade. Comecei a experimentar a confirmação da inteligência oculta que os pais de Elizabeth e eu havíamos percebido. Ela primeiro se revelou como em um passe de mágica, de um modo auspicioso e inconfundível: Elizabeth estava *prestando atenção*. Uma conexão entre ela e o Dr. Feldenkrais estava se estabelecendo. A mudança no modo como eu a sentia em minhas mãos eram sutis, mas profundas e definidas, confirmando que sua inteligência oculta – sua consciência – estava despertando.

A primeira sessão inteira com o Dr. Feldenkrais durou menos de uma hora, incluindo a conversa com os pais. Ficou combinado que eles voltariam no dia seguinte para uma segunda lição. Quando retornaram e eu os recebi à porta, Elizabeth, como no dia anterior, estava chorando muito; era uma bebê muito infeliz. Mais uma vez, ela se acalmou em meus braços antes que eu a levasse para a sala ao lado para sua próxima lição. Com ela sentada frouxamente no meu colo, as costas repousando no meu peito, o Dr. Feldenkrais segurou com delicadeza a cabeça da bebê entre as mãos e, de maneira bem suave, começou a puxá-la para cima. Percebi que a pelve dela não estava se mexendo, o que era uma constatação importante: normalmente, quando a cabeça de uma criança é levantada, o cérebro "entende" que deve arquear a lombar e mover a pelve para frente. É todo um padrão que se forma no cérebro ao longo do tempo, mas bem cedo nas crianças, conforme se desenvolvem. Coloquei as mãos em cada lado da pelve da bebê, conduzindo-a só um pouco para a frente enquanto o Dr. Feldenkrais gentilmente puxava a cabeça dela para cima, como que para fazer seu cérebro perceber essas partes do corpo, de modo que ela pudesse começar a sincronizar os dois movimentos. Então, pressionei com a mesma delicadeza a sua pelve, para que Elizabeth percebesse que poderia movê-la para trás conforme o Dr. Feldenkrais baixava um pouquinho sua cabeça. Depois de fazer isso por algum tempo, Elizabeth começou a mover e agitar a pelve, coordenando-a com os movimentos da sua cabeça. Seu cérebro havia compreendido! Senti todo o ser de Elizabeth despertando em meus braços.

Naquela época, Elizabeth tinha treze meses de vida, uma idade na qual a maioria das crianças consegue ficar sentada; no entanto, ela não conseguia fazê-lo por conta própria. No entanto, *não* era nossa intenção exercitar sua habilidade de se sentar ou de ficar com a coluna ereta. Na verdade, fazer com que ela conseguisse ficar sentada nem passava pela nossa mente naquele momento. O que ficou extremamente claro para mim era que, de alguma forma, Elizabeth não parecia nem ao menos saber que tinha costas, pelve ou cabeça; seu cérebro ainda não havia formado nenhum tipo de relação com essas ou outras partes do seu corpo. Ela não conseguia ficar sentada porque seu cérebro não estava criando a rica teia de conexões com seu corpo e as interconexões entre suas diferentes partes, o que possibilitaria que sua habilidade de ficar sentada aflorasse.

Uma vez que seu cérebro formasse essa intrincada e dinâmica teia de conexões, Elizabeth teria os recursos necessários para perceber como se sentar sozinha. Seu cérebro então usaria as informações básicas que recebeu para criar padrões que indicariam aos músculos o que fazer para que ela ficasse sentada. Seu cérebro também seria capaz de usar esses recursos para criar e refinar muitas outras habilidades futuras.

O objetivo todo dessas sessões era fazer com que o cérebro de Elizabeth se tornasse um *cérebro capaz de aprender* – razão pela qual nos referimos a nossas sessões como lições em vez de terapia. A atenção focada, a intenção e a consciência do professor, somadas à atenção focada da criança conforme o fluxo de novas informações chega ao cérebro, são o que permite que transformações surpreendentes ocorram.

Quando essa segunda lição terminou, levantei-me e entreguei Elizabeth aos braços de seu pai. Ele havia acompanhado toda a lição. Algo havia mudado no comportamento de Elizabeth e isso era significativo. Quando seu pai a segurou junto ao peito, ela foi capaz de controlar os movimentos da cabeça. Ela começou a arquear as costas voluntariamente, jogando a cabeça para trás e olhando para minha imagem invertida, endireitando a cabeça em seguida, visivelmente encantada com a brincadeira que acabara de descobrir. Nesse momento, ela experimentou pela primeira vez em sua vida um movimento voluntário, controlado e prazeroso. Ela estava sendo *brincalhona* – e brincar, como sabemos, requer um cérebro que sente, pensa e funciona! Requer consciência do próprio *eu* e do mundo ao redor.

Por mais básicos que os movimentos de Elizabeth pudessem parecer para um observador casual, esses movimentos voluntários da sua cabeça e das suas costas, a notável mudança no seu comportamento e sua alegria eram um grande motivo de comemoração, indicando que o cérebro de Elizabeth, acometido de isquemia global, era capaz de aprender, de organizar a si mesmo para controlar deliberada e voluntariamente seu corpo, sua mente e, enfim, sua própria vida.

Ao retornar para Israel depois de ter conhecido Elizabeth, meu foco de atuação mudou quase imediatamente. Em um intervalo de poucas semanas, o Dr. Feldenkrais passou a me encaminhar outras crianças com necessidades especiais. Abriu-se um outro mundo para mim, repleto de novas possibilidades. Os pais de Elizabeth desejaram que ela continuasse o trabalho comigo, dando início a um vínculo que duraria mais de vinte anos. Ela enfrentaria muitos desafios nos anos seguintes, mas nunca parou de progredir; ela nunca deixou de trabalhar e aprender. Com o tempo, conquistou habilidades que desafiavam todas as probabilidades.

Quando relembro nosso trabalho juntas, houve diversos episódios de superação memoráveis, mas um deles em particular me vem à cabeça, porque ilustra magistralmente as dinâmicas do processo que eu viria a chamar de Método Anat Baniel (MAB).

A GAROTINHA QUE FAZIA OS LENÇOS VOAREM

Durante minhas sessões com Elizabeth, todo o meu foco se concentrava nela, de modo que a minha atenção estava inteiramente voltada para o que ela fazia, sentia e pensava. Ao mesmo tempo, eu buscava qualquer oportunidade que pudesse usar para ajudá-la a descobrir as habilidades que ela possuía no momento, refiná-las e aprender outras. Eu e a criança entramos em sintonia mesmo enquanto me torno um recurso para ela. Muitas vezes, as oportunidades que encontramos juntas não poderiam ser descobertas pela criança sozinha em razão de suas necessidades especiais. Eis um exemplo: quando Elizabeth tinha sete anos, ela conseguia ficar de pé e andar apoiando-se em alguma coisa, mas não conseguia fazê-lo por conta própria. Sempre que tentava, depois de um ou dois passos, perdia o equilíbrio subitamente e, tal qual uma pessoa embriagada, tombava em alguma direção e se estatelava no chão. Quebrei a cabeça durante meses, tentando descobrir do que ela precisava para andar sem apoio. Eu sabia que ela estava muito perto de conseguir.

Sem limites para o amor

Nessa época, Elizabeth ainda não era capaz de apanhar uma bola, brincadeira de valor inestimável que contribui para desenvolver a coordenação complexa, algo que crianças de sete anos geralmente conseguem fazer com facilidade. Quando uma bola era lançada em sua direção, Elizabeth esticava os braços e mantinha as mãos na frente do corpo em uma posição fixa. No momento em que a bola era lançada, seus olhos congelavam, de modo que ela não conseguia acompanhar a trajetória do objeto e coordenar os movimentos do corpo para apanhá-lo. Eu havia encontrado uma bola de praia grande e leve que se deslocava mais lentamente quando eu a lançava, mas Elizabeth ainda assim não conseguia apanhá-la.

Por obra do mero acaso, Elizabeth pediu um lenço durante uma dessas sessões. Enquanto eu puxava um da caixa, pensei: ahá! O lenço poderia ser exatamente a oportunidade que eu buscava. Segurei o lenço diante do meu rosto e o soprei na direção de Elizabeth. O lenço, sendo quase desprovido de peso, de um material macio e com uma área razoavelmente grande, flutuou até ela como uma folha carregada pela brisa. E isso se mostrou exatamente aquilo de que ela precisava. Em vez de seus olhos congelarem, como costumava acontecer quando a bola era lançada em sua direção, ela conseguiu perceber a trajetória lenta e sinuosa do lenço e apanhá-lo. Quando me lembro desse momento, sabendo o que sabemos hoje sobre as capacidades organizacionais da mente humana, visualizo um processo altamente ativo ocorrendo em seu cérebro. Milhões de novas conexões formando-se entre os neurônios, criando novas constelações inteiras em seu cérebro enquanto ela desempenhava a tarefa, bastante complexa, de acompanhar e apanhar o lenço.

A lição não parou por aí. Elizabeth estava simplesmente encantada com a brincadeira e empolgada com sua recém-adquirida habilidade de apanhar o lenço. Ela ria como se tivesse descoberto a brincadeira mais maravilhosa do mundo. Eu podia ver o que estava se passando na mente dela agora. Ela havia decidido soprar o lenço de volta para mim!

COMO TUDO COMEÇOU

Quando Elizabeth o fez, seu sopro não foi forte o bastante para impulsionar o lenço de volta para mim. Ele caiu no chão, perto dela. Ela se abaixou, apanhou-o e o soprou de novo. Dessa vez, algo bastante extraordinário ocorreu: ela acompanhou a trajetória do lenço, caminhando e soprando-o vez após outra, mantendo-o no ar até que ele chegasse onde eu estava sentada. Durante todo o percurso ela andou sozinha, soprando o lenço e gargalhando. O lenço foi bastante generoso, uma vez que se demorava até chegar ao chão, de modo que ela tinha tempo de soprá-lo continuamente. Na época, eu estava bastante ciente da dimensão daquele momento. Elizabeth tinha acabado de caminhar sem apoio pela primeira vez em sua vida. Ela estava tão imersa na brincadeira com o lenço que nem se deu conta de tal fato. Tudo o que ela havia aprendido até então, combinado com sua recém-adquirida habilidade de usar os olhos para acompanhar o lenço, de alguma forma se juntou para lhe proporcionar uma nova habilidade – andar.

Ao longo dos anos em que trabalhei com Elizabeth, sempre concentramos nossos esforços em identificar e construir com base nas suas *habilidades atuais* em vez de nos focarmos em suas deficiências, transformando as habilidades que identificamos em habilidades mais aprimoradas, vez após outra. Com o tempo, Elizabeth aprendeu não só a andar, mas a falar, ler, escrever, fazer amigos e socializar. Avancemos para sua adolescência, mais exatamente para a comemoração do seu Bat Mitzvah, quando a enormidade das suas conquistas me tocou de maneira tão profunda que me levou às lágrimas. Chorei de alegria, sem reservas. Eu não estava sozinha: muitos entre os presentes também estavam emocionados.

....

Ao longo dos anos que trabalhei com Elizabeth, sempre concentramos nossos esforços em identificar e construir com base nas suas *habilidades atuais* em vez de nos focarmos em suas deficiências, transformando as habilidades que identificamos em habilidades mais aprimoradas, vez após outra.

....

Alguns anos depois, recebi um convite para seu casamento. Lembro-me de vê-la na cerimônia, radiante em um lindo vestido branco, com seus cabelos negros soltos, cercada por convidados que a admiravam e amavam. Hoje, na casa dos trinta, Elizabeth tem dois mestrados de duas excelentes universidades, é feliz no casamento e bem-sucedida em seu próprio negócio. Recentemente, por telefone, contou-me cheia de entusiasmo como estavam sua família e seu trabalho. Ela disse: "Anat, encontrei minha paixão na vida. Estou feliz". Os processos pelos quais Elizabeth passou e os sucessos que obteve tornaram-se referência para mim, bem como para centenas de outras crianças e seus pais, um lembrete constante para todos nós de que podemos *superar as limitações e alcançar um milagre*.

> Os processos pelos quais Elizabeth passou e os sucessos que obteve tornaram-se referência para mim, bem como para centenas de outras crianças e seus pais, um lembrete constante para todos nós de que podemos *superar as limitações e alcançar um milagre*.

O QUE É POSSÍVEL PARA MINHA CRIANÇA?

Em algum momento, a maioria dos pais se pergunta: o que é possível para minha criança? Minha resposta a essa pergunta, independentemente de a criança ter ou não necessidades especiais, é sempre a mesma: esperem milagres. A natureza da mudança é tão grande que, da nossa perspectiva, não podemos ver ou prever o futuro com precisão; se tentamos, temos a tendência de vislumbrar uma imagem limitada do futuro, com base no que está diante de nós no presente. Trinta anos atrás, quando Elizabeth era uma bebezinha, acometida por severas dificuldades e bastante infeliz, poucos poderiam ter previsto ou imaginado seu futuro.

> A natureza da mudança é tão grande que, da nossa perspectiva, não podemos ver ou prever o futuro com precisão.

COMO TUDO COMEÇOU

Quando examinamos de perto o que chamamos de milagre, muitas vezes descobrimos que não se trata de mero acaso ou sorte, mas de algo que se deu em razão de uma série de eventos – às vezes grandes, às vezes pequenos, às vezes deliberados e pensados, às vezes decorrentes de esforços criativos que promoveram a transformação. A disposição para ver o impossível se tornar possível pode muito bem ser o ponto em que transformações notáveis têm início. Isso se aplica também na ciência e na medicina, que se baseiam em conhecimentos que consideramos sólidos e imutáveis, construídos mediante estudos exaustivos e evidências incontestáveis. E, no entanto, a ciência e a medicina estão em constante mudança. Por exemplo, há vinte anos, a medicina não considerava o autismo uma realidade; a maioria das pessoas interpretava transtornos de déficit de atenção (TDA e TDAH) como "mau comportamento" e não como problemas neurológicos que requerem ajuda especializada. E, quando uma criança sofria um AVC, danificando alguma parte do cérebro, o conhecimento da época não permitia deduzir que outras partes do cérebro poderiam assumir o controle e organizar ações que normalmente não realizariam.

Hoje sabemos que o cérebro pode se transformar. Na verdade, é a região do nosso corpo com maior potencial de modificação. Estamos desenvolvendo um corpo de conhecimento cada vez maior e mais sofisticado sobre como utilizar melhor as capacidades do cérebro, em parte graças à ciência da *neuroplasticidade* – isto é, a propriedade do cérebro de se reorganizar e adquirir novas habilidades por meio da formação de novas conexões neurais. É o campo de estudo que nos ajuda a explicar as práticas que descrevo neste livro e que há três décadas vêm tendo sucesso com crianças com necessidades especiais.

> Hoje sabemos que o cérebro pode se transformar. Na verdade, é a região do nosso corpo com maior potencial de modificação.

SEM LIMITES PARA O AMOR

Devido à minha educação em psicologia clínica e estatística, tenho uma mente científica. Mas por muitos anos houve uma escassez de literatura científica que confirmasse tanto minha teoria como minhas repetidas experiências de que, nas condições adequadas, o cérebro pode se transformar e de fato se transforma muito facilmente. Essa surpreendente capacidade ajuda a explicar os resultados que obtive continuamente por mais de trinta anos com crianças com necessidades especiais.

UMA RUPTURA SIGNIFICATIVA COM OS MÉTODOS MAIS TRADICIONAIS

O processo que descrevo neste livro representa uma ruptura significativa com os sistemas tradicionais de ensino, terapia e intervenção médica. Por exemplo, muitos sistemas tradicionais, ao tratar das necessidades especiais da criança, buscam forçá-la a se adequar a um modelo preestabelecido ou a fazer o que "deveria" estar fazendo na sua idade ou *estágio de desenvolvimento*. Em vez de impor o que a criança ainda não é capaz de fazer por conta própria, examinamos primeiro suas habilidades e necessidades atuais e então buscamos maneiras de providenciar as informações de que seu cérebro necessita, sejam elas quais forem, para progredir rumo à sua próxima habilidade, respeitando sua especificidade.

Para que a criança se transforme e se desenvolva, precisamos nos comunicar com seu cérebro; nem a solução nem o problema podem ser encontrados em seus músculos. Os músculos fazem o que o cérebro manda. A mente – a parte de nós que dá forma à fala, resolve problemas matemáticos e pensa – também é organizada pelo cérebro. Se a perna não se move, é porque o cérebro não sabe como fazê-la se mover; ele não dá o comando de movimento porque ainda não tem a informação necessária para formar o padrão que possibilitaria o movimento desejado. Quando uma criança tem dificuldades para falar, resolver problemas ou pensar com clareza, os mesmos princípios se aplicam. Nosso cérebro pode se

Como tudo começou

transformar – e há maneiras de ajudar o cérebro da criança com necessidades especiais a funcionar melhor –, uma constatação que foi revolucionária quando comecei o meu trabalho, trinta anos atrás.

> Para que a criança se transforme e se desenvolva, precisamos nos comunicar com seu cérebro; nem a solução nem o problema podem ser encontrados em seus músculos.

O Método Anat Baniel é uma maneira comprovada de se conectar e se comunicar com o cérebro de crianças com necessidades especiais para que ele possa compor padrões de movimento e pensamento, bem como formas de sentir, aproveitando-se das habilidades inatas das crianças. Aplicando esses métodos, proporcionamos experiências que levam as crianças a se descobrir e aprender a próxima habilidade possível, independentemente de ela ser grande ou pequena, simples ou complexa. Nosso objetivo permanente é de que as crianças adquiram consciência de si mesmas e desenvolvam sua habilidade subjacente e fundamental de *aprender e crescer*. Elas experimentam seus corpos de maneiras novas, realizando movimentos dos quais não eram capazes antes; aprendem a sentir o que está acontecendo dentro delas e ao seu redor. Despertam para si próprias. Por meio desse despertar, ficam mais à vontade e tornam-se mais capazes, sentindo-se melhor sobre si mesmas.

> Nosso objetivo permanente é de que as crianças desenvolvam sua habilidade de despertar a capacidade fundamental do cérebro de *aprender e crescer*.

O PODER DOS PAIS

Nunca subestime o poder do amor dos pais. Isso é especialmente importante se a criança tem necessidades especiais. É o amor e o desejo pelo bem da criança que motivam a busca pelas oportunidades que lhe propiciarão

SEM LIMITES PARA O AMOR

a maior qualidade de vida possível. Vejo isso em todos os pais que conheço. Sua disposição para lutar por novas possibilidades para seus filhos enquanto buscam liberar as habilidades neles ocultas requer coragem e é inspiradora. Há poder nessa determinação e amor aliado à ciência e à competência. Isso permite expandir as oportunidades da criança para além dos limites de diagnósticos clínicos, senso comum e experiências passadas. Muitas vezes, é o primeiro passo no caminho rumo ao milagre.

2

CONECTAR EM VEZ DE CONSERTAR

Não há surpresa mais maravilhosa do que a surpresa de ser amado.
É a mão de Deus no ombro do homem.

— Charles Morgan

Nasce uma criança. É a perfeição, um milagre. Sem qualquer conhecimento dos detalhes, e muitas vezes bem antes do nascimento, começamos a criar uma visão do futuro dessa criança. Ela vai crescer e ter uma vida plena e boa, independente e completa. Então, vem o choque. Há algo de errado com a criança! Às vezes, esse momento chega de uma só vez, no nascimento ou mesmo antes. Outras vezes, a percepção se dá gradualmente. O diagnóstico e a causa podem ser definidos de maneira clara, ao menos em termos médicos, ou podem permanecer incertos.

Conforme cai a ficha de que *há algo de errado*, pode surgir um medo avassalador, confusão, um profundo ressentimento (às vezes inconsciente) e muitas vezes uma inquietante sensação de culpa. Mas a parte mais importante da experiência é um desejo poderoso de fazer tudo o que for possível para ajudar a criança. Queremos ajudá-la a crescer e ser "normal", a ser capaz de andar, falar, pensar, sentir e ter uma vida independente e recompensadora. As perguntas que temos de fazer a nós mesmos são: como podemos fazer isso? O que fazer para ajudar a criança a superar suas presentes limitações?

···

Temos de perguntar a nós mesmos: o que fazer para ajudar a criança a superar suas presentes limitações?

···

SEM LIMITES PARA O AMOR

Quando descobrimos que há algo de errado, o que quer que seja, é natural focarmos na limitação, no que a criança *não consegue fazer*, ou no que ela está fazendo *errado*, e então tentamos subjugar, frear ou superar tal aflição de alguma outra forma. Queremos *resolver o problema* e *consertar* a criança, de modo que ela possa sentar-se com a coluna ereta, falar, ler, escrever, relacionar-se com os outros e raciocinar como faria normalmente, não fosse pelas necessidades especiais.

O desejo de consertar o que está quebrado ou funcionando mal é extremamente importante e útil. Há momentos em que consertar é exatamente a abordagem necessária – por exemplo, quando os médicos precisam reparar cirurgicamente um buraco no coração, quando um antibiótico é usado para combater uma infecção ou quando uma transfusão de sangue faz-se premente. Quando são necessários e o tratamento apropriado está disponível, esses consertos devem ser providenciados. Ao mesmo tempo, é importante entender que consertar é apenas uma forma de abordar um problema, uma que apresenta grandes limitações e às vezes pode até mesmo ser contraproducente. Os Nove Fundamentos apresentados nestas páginas têm como objetivo nos guiar para além dos limites da ideia de consertar, oferecendo novas oportunidades para o próprio cérebro da criança criar as soluções de que precisa.

EXAMINANDO MAIS DE PERTO A IDEIA DE CONSERTAR

A maioria de nós entende que consertar é *reparar* o que está quebrado ou *restaurar* algo de modo que volte a parecer, funcionar ou ser como supostamente deveria. Quando se trata de um objeto mecânico, como um carro ou um eletrodoméstico, geralmente sabemos o que fazer: se nós mesmos não sabemos consertar, contratamos um especialista que saiba. Quando temos um pneu furado, consertamos o furo; quando o motor do carro falha, levamos a um mecânico para substituir as peças desgastadas e fazê-lo funcionar de novo. O responsável pelos reparos usa o cérebro, a experiência e os recursos disponíveis, como peças de reposição, para recuperar a condição original da máquina.

Diferentemente da criança, um carro ou alguma outra máquina não pode participar ativamente dos reparos. Objetos não têm mente, não podem se curar e não têm a capacidade de aprender, crescer e evoluir. O papel do mecânico de substituir peças e regular um motor é a essência do paradigma do conserto. E como é natural querer usar o mesmo paradigma com uma criança com necessidades especiais! Queremos substituir as peças que faltam ou que não estão funcionando bem. Queremos encontrar alguém que saiba ajustar isso ou aquilo de modo que tudo funcione direito.

....

Diferentemente dos carros ou dos eletrodomésticos, a criança não é um produto acabado. Crianças são seres vivos, que sentem e experimentam; são *trabalhos em andamento*.

....

Diferentemente dos carros ou dos eletrodomésticos, a criança não é um produto acabado. Crianças são seres vivos, que sentem e experimentam; *são trabalhos em andamento* – que crescem e evoluem, no processo de entender e formar continuamente as habilidades de se mover, pensar, compreender a si mesmas e se relacionar com o mundo ao seu redor. No centro de todo esse potencial em desenvolvimento está o mais notável de todos os órgãos, o cérebro. Independentemente das necessidades especiais que possui, a criança tem um cérebro que precisa envolver-se ativamente na criação de novas conexões e padrões para superar as limitações e dificuldades que possa ter. É para isso que os cérebros são feitos. E é neles que depositamos nossas esperanças.

....

No centro de todo esse potencial em desenvolvimento está o mais notável de todos os órgãos, o cérebro.

....

SEM LIMITES PARA O AMOR

Para aproveitar todo o surpreendente potencial do cérebro, precisamos mudar nossa forma de pensar, afastando-nos do paradigma do conserto. Para sermos úteis de verdade, precisamos saber como direcionar nossa atenção ao que podemos fazer para despertar e fortalecer as capacidades do cérebro da criança, de modo que ele faça bem o seu trabalho. Não estamos sozinhos no processo de tentar ajudar a criança com necessidades especiais; nosso maior recurso e melhor aliado enquanto ajudamos a criança a superar desafios é ela própria e os poderes do seu próprio cérebro.

EFETUANDO A TRANSIÇÃO PARA CONECTAR EM VEZ DE CONSERTAR

Para sermos úteis de verdade para a criança que tem necessidades especiais, precisamos desistir de tentar *forçá-la* a fazer o que não consegue e reconhecer mais profundamente o papel fundamental que o cérebro dela desempenha no aprendizado e aprimoramento de novas habilidades. O cérebro tem a capacidade de se autoexaminar e, surpreendentemente, criar soluções bem-sucedidas para problemas.[2] Não importa o quanto queiramos ajudar, tampouco nossa especialidade, somos cem por cento dependentes do cérebro da criança para que as mudanças necessárias ocorram.

Por meio dos Nove Fundamentos, superamos rapidamente as limitações do paradigma do conserto para ajudar o cérebro da criança a fazer melhor o seu trabalho, fornecendo o processo subjacente por meio do qual todas as habilidades e todo aprendizado afloram. *Os Nove Fundamentos vão ajudá-lo a fazer com que o cérebro da criança funcione de maneira brilhante.* Sim, você leu direito. Nas próximas páginas, você descobrirá como o cérebro da criança pode evoluir de maneiras notáveis, independentemente dos desafios que ela esteja enfrentando.

Os Nove Fundamentos vão ajudá-lo a fazer com que o cérebro da criança funcione de maneira brilhante.

CONECTAR EM VEZ DE CONSERTAR

Sempre que pedimos a uma criança com necessidades especiais que faça o que ela não consegue fazer, é o paradigma do conserto que está em ação. Digamos que ela não consiga se sentar com a coluna ereta; nós a colocamos ereta e insistimos em deixá-la nessa posição, esperando que após repetir o ato várias vezes ela de alguma maneira *pegue o jeito* e passe a fazê-lo por si mesma. Se a criança não consegue falar, pedimos que imite certas palavras e sons, de novo e de novo, torcendo para que com repetições suficientes as deficiências da fala sejam consertadas. Às vezes, essa abordagem produz os resultados desejados; outras vezes, falha por completo. Se em vez disso concentrarmos nossa atenção em despertar e fortalecer o processo pelo qual o cérebro da criança pode criar e descobrir as próprias soluções, os resultados que se tornam possíveis são de ordem completamente diferente.

....

> Sempre que pedimos a uma criança com necessidades especiais que faça o que ela não consegue fazer, é o paradigma do conserto que está em ação.

....

Nas próximas páginas, descrevo como superar o paradigma do conserto, tendo como guia os Nove Fundamentos, rumo a uma parceria com a criança e à criação de um mapa para despertar o potencial do seu cérebro. No cerne do aprendizado de como ajudar a criança, há esta verdade simples: *se ela pudesse, faria.* Se pudesse ficar sentada, sentaria; se pudesse falar, falaria. Perceber e respeitar o que a sua criança pode ou não pode fazer no momento é um fator-chave para ajudá-la a superar suas limitações. Aceitar essa verdade simples – de que, se ela pudesse, faria – é um primeiro passo animador e inspirador quando aplicamos os Nove Fundamentos.

Os Nove Fundamentos são ferramentas que o cérebro da criança, e qualquer outro cérebro, usa para despertar, tornar-se um poderoso aprendiz,

SEM LIMITES PARA O AMOR

desenvolver-se e evoluir em todos os aspectos. Os Nove Fundamentos ajudam a estabelecer o ambiente interno ideal para que o cérebro da criança possa fazer o que precisa para se desenvolver e crescer, criando os padrões e as soluções singulares que a condição específica dela necessita.

No coração do aprendizado de como ajudar melhor a criança, há esta verdade simples: se *ela pudesse, faria.*

Tudo o que fazemos – andar, falar, pensar, sentir, relacionarmo-nos com os outros – é fruto de milhões de experiências aleatórias que vivemos desde o momento da concepção. Todas as atividades que realizamos são possíveis porque nosso cérebro organiza nossas experiências como padrões dinâmicos e em constante mudança que direcionam essas atividades, sejam elas quais forem.

Todas as atividades que realizamos são possíveis porque nosso cérebro organiza nossas experiências como padrões dinâmicos e em constante mudança que direcionam essas atividades, sejam elas quais forem.

A NECESSIDADE E O PROPÓSITO DA ALEATORIEDADE

Quando uma criança tem uma necessidade especial, essa própria condição limitará suas oportunidades de viver certas *experiências* físicas, emocionais e intelectuais. Por exemplo, quando uma criança saudável fica acordada no berço, seus braços, pernas, costas e barriga se contraem e se movem esporadicamente. Esses movimentos não são intencionais; são o que chamo de *movimentos aleatórios.* Quando os braços de um bebê estão enrijecidos, imóveis ou espasmódicos, diversas ações aleatórias, espontâneas e infinitamente ricas deixam de ocorrer. Esses movimentos aleatórios comuns dos bebês podem não parecer grande coisa no momento, mas

CONECTAR EM VEZ DE CONSERTAR

eles proporcionam um fluxo fértil de experiências e informações que são absolutamente necessárias para o cérebro desenvolver movimentos e ações controlados e eficientes. Essas experiências aleatórias normalmente seriam proporcionadas pelas próprias ações aleatórias das crianças; de fato, são necessárias para que o cérebro de toda criança se desenvolva por completo.[3] Por conseguinte, nosso desafio é criar formas de a criança com necessidades especiais ter essas experiências aleatórias que sua condição a impede de viver por si só. Ao longo do tempo, precisamos nos lembrar de que essas experiências se tornarão uma abundante fonte de informações para o cérebro dela.

A boa notícia é que podemos criar oportunidades para que as crianças vivam essas experiências aleatórias. Quando forçamos as crianças a realizar ações das quais ainda não são capazes – o paradigma do conserto –, negamos-lhes a riqueza de informações que o cérebro necessita para aprender e que gostaríamos que elas adquirissem. Introduzindo aleatoriedade ao processo, possibilitamos que o cérebro da criança enfim crie padrões melhores e mais organizados para mover seus braços ou realizar aquilo que, de outra maneira, não teria as informações para fazer. A criança só pode fazer isso se começar do ponto em que suas capacidades encontram-se no momento.

> Esses movimentos aleatórios comuns dos bebês podem não parecer grande coisa no momento, mas, eles proporcionam um fluxo fértil de experiências e informações que são absolutamente necessárias para o cérebro desenvolver movimentos e ações controlados e eficientes.

SUPERANDO O PARADIGMA DO CONSERTO

Para alguém que tem como objetivo ajudar uma criança que não consegue engatinhar, pode parecer perfeitamente lógico ir para o chão com ela,

SEM LIMITES PARA O AMOR

colocá-la na posição, sustentá-la e então tentar ajudá-la a fazer os movimentos de engatinhar.[4] Em certa medida, podemos ter sucesso, mas as chances de isso não funcionar, ou de não funcionar bem, são iguais. Por que não dá certo? Explicando de maneira simples, ao nos concentrarmos no resultado final que queremos que a criança atinja, roubamos dela oportunidades de ter a variedade de experiências aleatórias que seu cérebro requer para formar os padrões internos necessários para realizar uma determinada atividade; observe que são experiências que as crianças saudáveis *têm*. Somos gratos por existir uma alternativa, que descrevo como os Nove Fundamentos nas próximas páginas. Aplicando os Nove Fundamentos, fornecemos à criança *oportunidades* de ter as experiências aleatórias e a riqueza de informações de que seu cérebro precisa. O rico conjunto de experiências que então a criança reúne, como um verdadeiro universo de conhecimentos, proporciona ao cérebro o que ele precisa não só para entender e realizar determinadas ações, mas para refiná-las e aprimorá-las de modo a tornar-se, em resumo, um aprendiz sofisticado.

....

Aplicando os Nove Fundamentos, fornecemos à criança *oportunidades* de ter as experiências aleatórias e a riqueza de informações de que seu cérebro precisa.

....

O que sabemos por meio da ciência da neuroplasticidade – isto é, a capacidade do cérebro de se reorganizar formando novas conexões neurais – é que o cérebro usa de infinitas maneiras cada informação que possui, com uma engenhosidade surpreendente e imprevisível.[5] Esse universo subjacente de conhecimentos, os bilhões de padrões e conexões que o cérebro cria, será a fonte de informações usada no desenvolvimento de competências e no aprimoramento das habilidades de agora no futuro. As experiências de engatinhar, balbuciar, ouvir música, pegar uma bola ou reconhecer a diferença entre frio e quente são aproveitadas

40

CONECTAR EM VEZ DE CONSERTAR

em tudo o que fazemos, seja algo físico, emocional ou intelectual. Nesse sentido, pode ser útil interpretar tudo o que pensamos, fazemos e sentimos como movimentos organizados pelo cérebro.

CONECTAR EM VEZ DE CONSERTAR

Os Nove Fundamentos nos permitem superar rapidamente as limitações do paradigma do conserto, ajudando qualquer cérebro a fazer melhor o seu trabalho e fornecendo o processo subjacente do qual todas as habilidades e o aprendizado afloram. Os Fundamentos ajudam o cérebro da criança a funcionar de maneira brilhante, tão bem quanto – ou até melhor que – o cérebro das outras crianças, proporcionando aquilo de que a criança com necessidades especiais precisa para resolver problemas e encontrar maneiras de tornar possível o impossível.

Os Nove Fundamentos são ferramentas para que você sinta, veja, perceba e crie; mais importante, eles aumentarão sua capacidade de se conectar e trabalhar com a criança, sejam quais forem as suas necessidades especiais. Você expandirá sua própria habilidade de ver o mundo pelo ponto de vista da criança, muitas vezes emprestando-lhe as capacidades do seu próprio cérebro para sentir, pensar, diferenciar, mover-se e ouvir.

> Os Nove Fundamentos são ferramentas para que você sinta, veja, perceba e crie; mais importante, eles aumentarão sua capacidade de se conectar e trabalhar com a criança, sejam quais forem as suas necessidades especiais.

O propósito de se conectar com a criança por meio dos Nove Fundamentos não consiste apenas em tornar-se mais sensível às suas necessidades. Seu objetivo tampouco é fazer pela criança o que ela não consegue fazer por si mesma. Pelo contrário: o intuito é proporcionar-lhe a maior oportunidade de desenvolver habilidades e a consciência de si mesma, de se sentir bem consigo própria e poder continuar a aprender e crescer, com um sentimento genuíno de realização e orgulho.

CRIANÇAS APRENDEM O QUE LHES ENSINA A EXPERIÊNCIA

Conectar-se da maneira descrita nos Nove Fundamentos tem como base o conhecimento de que toda criança *aprende o que lhes ensina a experiência*;[6] elas não aprendem necessariamente o que queremos que aprendam. Quando *pressionamos* uma criança em nossos esforços para ensinar a ela algo que ainda não consegue fazer naquele momento, ela aprende a própria experiência desses esforços. Isso pode muito bem incluir aprender a fracassar no que está tentando fazer ou adquirir maus hábitos relacionados ao que de fato consegue aprender. Somados a isso estão os possíveis sentimentos de medo, inadequação, de ser ruim ou de estar errada, ou mesmo de raiva, ressentimento ou a sensação de não atingir as expectativas dos outros. Qualquer habilidade que a criança possa aprender sendo pressionada inclui *toda a sua experiência* desse esforço. As limitações que a criança experimenta nesse processo podem reforçar a sua crença de que não é capaz de superá-las.

Toda criança é um ser que vive, sente, percebe, pensa e participa ativamente do aprendizado de toda e qualquer habilidade que venha a desenvolver ao longo da vida. A eficácia de qualquer ajuda que possamos oferecer depende da medida de sucesso que obtemos em auxiliar o cérebro da criança a criar suas próprias e únicas soluções. Em vez de tentar impor essas soluções, como faz um mecânico ao substituir peças desgastadas, precisamos proporcionar à criança a riqueza de experiências de que necessita para sentir e por meio da qual desenvolverá cada habilidade, cada movimento, cada ação por si mesma e em seu próprio cérebro. É importante lembrar que essas experiências têm de começar *no ponto em que a criança se encontra* quanto ao que ela já é capaz de fazer; só então ela pode se conectar com o que está fazendo, bem como consigo mesma, se é para ela compreender a experiência e superar suas presentes limitações.

CONECTAR EM VEZ DE CONSERTAR

> A eficácia de qualquer ajuda que possamos oferecer depende da medida de sucesso que obtemos em auxiliar o cérebro da criança a criar suas próprias e únicas soluções.

Sempre que tentamos extrapolar as habilidades atuais da criança, tanto ela como os pais experimentarão de imediato a perda de conexão entre si. Quando essa conexão é perdida, muitas vezes é um sinal para nós de que escorregamos para o papel de *consertador*, e pouco se pode fazer até que restabeleçamos a conexão. Por exemplo, se percebo que é muito difícil para a criança sentar-se ereta, é necessário retroceder, pelo menos por enquanto, e não forçá-la a ficar nessa posição. Então, volto para algo que ela de fato consiga fazer. Por meio dos Nove Fundamentos, você será capaz de perceber melhor o que a criança está experimentando e trabalhar com as suas capacidades atuais, sejam quais forem, mesmo enquanto você facilita sua próxima descoberta.

> Sempre que tentamos extrapolar as habilidades atuais da criança, tanto ela como os pais experimentarão de imediato a perda de conexão entre si.

Nas páginas a seguir, você descobrirá como fazer essa mudança tão importante, a de se *conectar* com a criança em vez de *consertá-la*. Por mais elusiva e desafiadora que essa mudança pareça, ela fará uma enorme diferença na sua vida e na vida da criança. Os pais muitas vezes observam que as possibilidades que se abrem tendem a ser quase milagrosas. Por meio do trabalho dos pais com os Nove Fundamentos, uma criança que parecia alheia ao seu entorno subitamente passa a se interessar pelas pessoas ao seu redor; um bebê com lesão do plexo braquial (uma lesão que envolve os nervos dos ombros, dos braços e das mãos) de uma hora para outra começa a mover e usar o braço; uma criança com grande dificuldade para

SEM LIMITES PARA O AMOR

resolver problemas matemáticos passa a entender o significado dos números e, para a surpresa de todos, a amar as aulas de matemática. Conectar-se em vez de consertar, mudança que pode ser obtida por meio das habilidades dos Nove Fundamentos, proporcionará à criança as ricas e novas oportunidades de sentir e se conectar consigo mesma e permitirá ao seu cérebro funcionar mais e de maneira mais eficiente.

Com os Nove Fundamentos, você aprenderá a concentrar e despertar o processo subjacente da descoberta e da criação do eu da criança, algo que está no cerne do crescimento e do desenvolvimento bem-sucedidos. Você aprenderá a tirar o foco do que a criança "deveria" fazer de acordo com a idade dela e os estágios de desenvolvimento conhecidos.[7] Você se tornará um observador astuto das mais discretas mudanças na criança e aprenderá a apreciá-las cada vez mais, bem como o fato de as maiores soluções nascerem das menores mudanças. Examinaremos como e por que a mudança de postura é transformadora para você e para a criança e analisaremos a ciência que atualmente serve de base para o método.

> Você se tornará um observador astuto das mais discretas mudanças na criança e aprenderá a apreciá-las cada vez mais, bem como o fato de as maiores soluções nascerem das menores mudanças.

Conforme praticar os Nove Fundamentos com a criança, você se perceberá superando o medo, choque, confusão, culpa e diversos outros sentimentos que pudesse ter. Como você já sabe, as necessidades excepcionais da sua criança demandam o potencial excepcional que você possui, além de suas expectativas e aspirações. Os Nove Fundamentos viabilizam aquilo que, de outra forma, estaria além do seu alcance, tornando possível o impossível tanto para você como para a criança e fazendo com que o tempo que passam juntos seja mais agradável e recompensador.

3

O SURPREENDENTE CÉREBRO DA CRIANÇA

Estamos nos primeiros estágios de uma
revolução da neuroplasticidade.

— Michael Merzenich, PhD

Desde o início do meu trabalho, trinta anos atrás, ficou claro para mim que os problemas que eu observava nas crianças com necessidades especiais estavam relacionados ao cérebro. Independentemente da necessidade ou deficiência, fosse autismo, paralisia cerebral ou alguma outra condição, a questão sempre recaía no cérebro.

Nosso cérebro organiza tudo o que fazemos. Ele cria ordem a partir do caos e traz coerência ao fluxo constante de estímulos a que estamos sujeitos.[8] Mas como o cérebro faz isso, e o que isso tem a ver com as necessidades especiais da criança? A primeira parte da resposta é: tudo o que fazemos, cada ação que empreendemos, cada movimento que expressa nossas vidas, cada pensamento e cada emoção, se deve à capacidade do nosso cérebro de organizar e trazer coerência ao fluxo sem fim de estímulos e sensações. Quando uma criança tem necessidades especiais, esse processo sofre uma interferência. É nesse ponto, na capacidade do cérebro de organizar e compreender a si mesmo e o mundo, que encontramos as maiores oportunidades para ajudar a criança a superar suas presentes limitações.

....

Nosso cérebro organiza tudo o que fazemos. Ele cria ordem a partir do caos e traz coerência ao fluxo constante de estímulos a que estamos sujeitos.

....

MOVIMENTOS ALEATÓRIOS ALIMENTAM O CÉREBRO

Quando uma criança nasce, ela está apenas começando a descobrir que é um ser singular do mundo, um indivíduo com um corpo, sentimentos, desejos e necessidades.[9] Ela é inundada por sensações transmitidas por todos os seus sentidos, por vários processos que ocorrem em seu corpo e por seus próprios movimentos e sua interação com o ambiente ao seu redor. É aí que entra a criação da ordem a partir do caos, transformando as sensações e os movimentos da criança, em sua maioria aleatórios, em ações que são intencionais e reconhecíveis, e têm propósito e significado para ela.

Enquanto a criança fica no berço, durante suas primeiras semanas de vida, seu cérebro está apenas começando a entender o que fazer com as sensações e como organizar seus movimentos e suas percepções. Observe um recém-nascido e você provavelmente testemunhará uma série de contrações, contorções e movimentos não intencionais, os quais denomino *movimentos aleatórios*. Pode parecer que toda essa atividade ocorre sem propósito. O que não vemos é o que acontece no cérebro. E há muita coisa acontecendo nele.

Em cada movimento, um rico fluxo de sensações é enviado ao cérebro, sensações do braço do bebê conforme ele o movimenta pelo travesseiro macio, a sensação de pressão nas costas, o conjunto de sensações enviado ao cérebro pelos movimentos dos músculos, das juntas e dos ossos. Quando um bracinho se estica, é tocado pela mão da mãe e em seguida recebe um aperto carinhoso, sob o reconfortante som de sua voz, tudo isso é experimentado pela criança. Cada sensação experimentada tem potencial para ser diferenciada uma da outra. A capacidade do cérebro de perceber as diferenças entre essas sensações é a fonte de informação que serve de base para que ele realize o extraordinário processo de organizar a si mesmo e o corpo, bem como de compreender o mundo ao seu redor.

NO COMEÇO: A PERCEPÇÃO DAS DIFERENÇAS

A transformação das ações e movimentos aleatórios em intencionais e com propósito tem início na capacidade do cérebro de perceber diferenças. Como é fácil não dar importância a essa extraordinária capacidade! Parece algo simples. É uma daquelas capacidades que atuam nos bastidores de tudo o que fazemos, sem que tenhamos de pensar nelas ou mesmo saber que existem. Mas, sem essa capacidade, não conseguiríamos ir muito longe na vida. Toda ação, toda habilidade – na verdade, a nossa própria sobrevivência – depende totalmente dela.

A habilidade da criança de perceber diferenças no que ela capta por meio dos cinco sentidos em seu corpo em movimento está no cerne da capacidade do cérebro de criar novos caminhos e conexões neurais. É a fonte de informações para o cérebro.[10] É graças a essa habilidade de perceber diferenças que todos os padrões serão formados, seja aprender a segurar um brinquedo, dizer *mamãe*, andar, responder a uma palavra ou nome específico ou expressar alegria quando o papai chega em casa. Quando entendemos de verdade a profunda importância dessa capacidade, abrem-se novas e vastas possibilidades de ajudar uma criança com necessidades especiais.

> A habilidade da criança de perceber diferenças no que ela capta por meio dos cinco sentidos em seu corpo em movimento está no cerne da capacidade do cérebro de criar novos caminhos e conexões neurais.

COISA UM, COISA DOIS[11]: A AJUDA ESTÁ A CAMINHO

O cérebro de uma criança com necessidades especiais, sem exceção, precisa de ajuda para perceber diferenças, ao menos nas áreas relacionadas às suas presentes limitações. Como isso se dá na vida real? Gostaria de contar a história do meu trabalho com uma menininha que chamarei

SEM LIMITES PARA O AMOR

de Kassi. A história dela ilustra os resultados que podemos obter quando entendemos do que o cérebro precisa para desenvolver um determinado movimento, habilidade ou ação e como podemos fornecer oportunidades para que isso ocorra.

Vi Kassi pela primeira vez quando ela tinha três anos. Ela havia sofrido lesão cerebral no nascimento, o que a deixou com uma severa paralisia cerebral. Os músculos dos seus braços, pernas e abdome eram extremamente retesados (espasmódicos) e ela era capaz de realizar apenas alguns poucos movimentos. Sempre que tentava se mover, todo o seu corpo se retesava ainda mais. Quando os pais a colocaram sentada sobre a maca (uma maca larga, estofada, bastante estável, semelhante às que são usadas para massagem), suas costas ficaram bem curvadas, e ela manteve os braços ainda mais apertados junto ao corpo. Era difícil assistir ao enorme esforço que Kassi fazia apenas para não cair. Evidentemente, era muito assustador para ela. Suas pernas permaneciam retas à sua frente, firmemente unidas.

Após vários meses de sessões semanais comigo, durante as quais empreguei os Nove Fundamentos (descritos em detalhes nos próximos capítulos), ela melhorou muito. Adquiriu mais mobilidade e controle nos braços e nas costas. Sentava-se de maneira mais confortável e equilibrava-se melhor. Sentar-se ereta não era mais assustador. Até mesmo sua fala melhorou, assim como sua capacidade de raciocínio. Ela não repetia mais as mesmas três ou quatro frases vez após outra, mas formava agora pensamentos independentes e aprendera a comunicar seus desejos com mais clareza.

Mas havia algo que parecia fora tanto do meu alcance quanto do de Kassi, algo que permanecia igual não importava o que fizéssemos: as pernas de Kassi continuavam o tempo todo retesadas e juntas, mesmo quando ela não fazia nada, como se estivessem amarradas por cordas invisíveis. Quando eu movia suas pernas bem devagar e delicadamente, conseguia separá-las e movê-las de modo livre e independente. Mas quando Kassi tentava movê-las por iniciativa própria ou de qualquer outra maneira, ambas tornavam-se bastante espasmódicas. Eu continuava me perguntando por que ela podia continuar aprendendo novas formas de se mover e de ganhar mais liberdade em todo o corpo, menos nas pernas.

Então, um dia, simplesmente me ocorreu. Kassi não sabia que tinha duas pernas. Ela nunca as sentira como se fossem separadas porque sempre se moviam como se fossem uma. Nunca percebera a diferença entre a perna direita e a esquerda. E diferença que não é percebida não existe. Em sua experiência — e em seu cérebro —, ela tinha uma perna, não duas. Não havia "Coisa Um" e "Coisa Dois". Havia apenas Coisa Um. Evidentemente, qualquer um que olhasse para Kassi poderia ver que ela tinha duas pernas, a esquerda e a direita. Mas o cérebro *dela* não sabia disso.

....

A diferença que não é percebida não existe.

....

Recentemente, o pesquisador Michael Merzenich e seus colegas conseguiram induzir sintomas semelhantes aos da paralisia cerebral nas patas traseiras de camundongos.[12] Eles fizeram isso atando as patas traseiras dos animais no momento do nascimento, de modo que sempre movessem as duas patas como se fossem uma só. Depois de algum tempo, quando as patas eram desatadas, os camundongos continuavam movendo-as como se só tivessem uma pata traseira, de maneira semelhante ao que Kassi fazia com suas pernas. Seus cérebros mapearam as pernas como uma, não como duas.

Perceber que o cérebro da Kassi mapeava as duas pernas como se fossem uma foi uma importante descoberta para mim, que influenciou profundamente meu trabalho daí em diante. Isso abriu um vasto mundo de novas possibilidades para ajudar crianças com necessidades especiais a tirarem proveito da surpreendente flexibilidade de seu cérebro e da

SEM LIMITES PARA O AMOR

capacidade dele de remapear e se transformar, oferecendo para isso as condições para a criança perceber diferenças onde antes não era capaz de fazê-lo.

VAMOS BRINCAR: KASSI DESCOBRE COISA UM E COISA DOIS

Quando percebi que o cérebro de Kassi havia mapeado as duas pernas como se fossem uma só, ficou claro que ela precisava, de alguma forma, *sentir* e reconhecer que tinha duas pernas. Mas como faríamos isso? Eu havia conseguido que suas pernas se mexessem separadamente em várias ocasiões, mas isso não contribuiu em nada; todos esses exercícios e sensações continuaram a ser interpretados pelo cérebro dela de acordo com o mapeamento que fizera, em que constava apenas uma perna. Eu compreendia que era Kassi, não eu ou seus pais, quem precisava perceber as duas pernas. Para que isso acontecesse, eu precisava que ela de alguma forma se interessasse, prestasse atenção e percebesse a duplicidade de suas pernas.

Como toda criança, Kassi adorava brincar. Peguei meus canetões laváveis e atóxicos, sentei-a com suas costas apoiadas contra o meu peito e então delicadamente ergui sua perna direita, de modo que Kassi pudesse ver seu joelho. Dei umas batidinhas nele com o dedo e, quando ela olhou, perguntei se gostaria que eu fizesse um desenho nesse joelho. Ela disse que sim. Então, perguntei: "Prefere que eu desenhe um gato ou um cachorro?" (esses são os limites das minhas habilidades artísticas). Depois de pensar por um momento, Kassi respondeu: "Cachorro". Perguntei: "Gostaria de um cachorro marrom ou vermelho?". Essas eram questões que requeriam do cérebro a percepção de diferenças – exatamente aquilo de que a Coisa Um e a Coisa Dois precisavam. Desenhei um cachorro vermelho, bem lentamente, identificando pelo nome cada parte do animal conforme lhe dava forma: "Esse é o focinho do cachorro. Aqui está uma orelha, aqui está a outra orelha", e assim por diante.

Kassi ficou perplexa, escutando minha voz, observando o desenho e sentindo a ponta do canetão na sua pele. Quando terminei, ajudei-a a mover a perna para mostrar o desenho do cachorro para sua mãe, presente na sala conosco, depois para que mostrasse para mim, e então para que o visse ela mesma. Em seguida, abaixei a perna desenhada e levantei devagar a sua perna esquerda.

Com surpresa e fingindo desapontamento em meu tom de voz, eu lhe disse, brincando: "Ah, não tem nem cachorro nem gato nesse joelho!". Nesse momento, percebi que pela primeira vez Kassi se deu conta de que *havia outro daquele* bem ali. Havia duas pernas, não apenas uma. Perguntei se ela gostaria que eu desenhasse um cachorro ou um gato nesse outro joelho. Dessa vez, ela escolheu um gato. Então, que assim fosse. Comecei a desenhar lenta e deliberadamente um gato nesse joelho.

O fato de haver um desenho diferente em cada perna abriu um vasto mundo de possibilidades para o cérebro da Kassi começar a transformar *uma perna só* em duas pernas separadas. Qual desenho ela gostaria de mostrar? E para quem? Será que desejava que o gato e o cachorro ficassem próximos, como quando ela juntava os joelhos? Preferia que ficassem distantes, como quando eu a ajudava a afastar um joelho do outro? A que distância um do outro queria que ficassem? Mais perto? Mais longe? Ainda mais longe? O cachorro poderia tocar a mão dela, o gato poderia tocar a mão da mamãe, e assim por diante.

Logo, ela adquiriu a capacidade inédita de diferenciar e mover tanto o joelho do gato como o joelho do cachorro, de maneira independente e por vontade própria. Ela tinha duas pernas pela primeira vez em sua vida. Esses movimentos iniciais foram um tanto rígidos e descoordenados, tiveram amplitude limitada, mas eram movimentos *dela*; estava *ela própria os produzindo*!

O QUE O CÉREBRO DA KASSI ESTAVA FAZENDO

Por meio daquela nossa brincadeira, que era divertida para ela, o cérebro de Kassi estava recebendo, processando e percebendo diferenças, organizando e complementando cada vez mais sensações, com diferenciações cada vez mais sutis.[13] Com essas mudanças, a espasticidade das suas pernas diminuiu gradativamente e sua habilidade de controlar os movimentos melhorou em todo o seu corpo.

É importante observar que, trabalhando juntas, Kassi e eu criamos oportunidades para que o seu cérebro sentisse e percebesse diferenças: Coisa Um e Coisa Dois – perna um e perna dois – como duas partes distintas de si própria, levando a mais movimento e controle. Note que nem chegamos a exercitar suas pernas. Não se tratava de tentar levá-la a fazer o que ela faria se não tivesse tido paralisia cerebral. Não tentei fazê-la ficar em pé ou andar. Em vez disso, concentramo-nos em possibilitar que seu cérebro obtivesse a informação de que precisava para poder reconhecer e organizar os movimentos das pernas; para isso, ajudamos Kassi a perceber diferenças que não havia percebido antes. Falando concretamente, foi um trabalho do *cérebro*, não das pernas.

Com o tempo, Kassi continuou melhorando. Da última vez que a vi, ela havia aprendido a se levantar e a ficar de pé, a passear devagar, a andar para os lados, um passo de cada vez, segurando-se na mobília. Sua capacidade de pensar se desenvolveu e se tornou mais clara ao longo de todo o processo. Quando tinha cinco anos, as pessoas a viam como uma menina muito esperta, o que de fato ela era, apesar de ninguém ter pensado assim quando ela tinha três anos.

A CRIAÇÃO DO PATO

Quando tudo funciona bem, cada diferença percebida contribui para a formação de uma crescente fonte de informações, que o cérebro usa em um extraordinário processo de organização de si mesmo e do corpo e na compreensão do mundo ao seu redor. O cérebro usa a informação obtida por meio da percepção das diferenças para criar novas conexões entre diferentes neurônios; essa capacidade é denominada *diferenciação*.[14]

Adquirindo habilidades relacionadas à ação por meio do aprimoramento da diferenciação

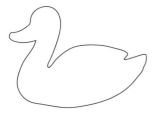

A "forma" desejada – a ação

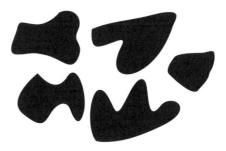

Diferenciação limitada – algumas "peças" grandes no cérebro

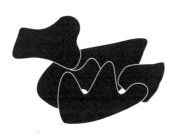

Com apenas algumas peças grandes, o cérebro não consegue organizar a "forma" desejada – a ação

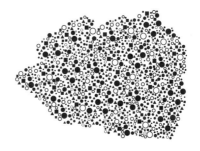

Maior diferenciação – várias pecinhas no cérebro

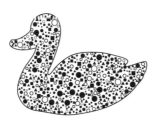

Com várias pecinhas, o cérebro consegue organizar a "forma" desejada – a ação

SEM LIMITES PARA O AMOR

Por meio dela, o cérebro da criança se desenvolve e se modifica, criando os complexos padrões integrados e os mapeamentos que lhe proporcionarão a habilidade de se mover e agir de maneira intencional, fluida, precisa e eficiente.

Em meus seminários, normalmente começo a discussão sobre *diferenciação* desenhando no quadro o contorno de um pato. Então, desenho quatro ou cinco figuras grandes, robustas e amorfas e peço a todos que se imaginem juntando essas figuras, como se fossem peças de um quebra-cabeça, para tentar formar o contorno do pato. Naturalmente, criar uma imagem que ao menos lembre um pato com apenas essas quatro ou cinco peças é praticamente impossível.

Em seguida, desenho várias outras figuras menores no quadro: pequenos círculos, quadrados, triângulos, contornos amorfos e pontos. Aponto para todas essas figuras e peço aos estudantes que imaginem que há tantas delas quantas eles necessitem para formar o contorno do pato. Isso, claro, é fácil para eles. Com as peças pequenas, é possível criar com precisão a imagem do pato ou de qualquer outra coisa.

Essa demonstração, destaco, pode nos ajudar a entender o processo de diferenciação e integração que ocorre no cérebro, levando ao desenvolvimento da habilidade de realizar movimentos mais precisos e controlados. Com um número suficiente de pequenas peças no cérebro, podemos "desenhar" o movimento que queremos fazer. Esse mesmo processo se aplica a qualquer pensamento que queiramos formar e à compreensão daquilo que ouvimos. É preciso lembrar que cada movimento que realizamos – físico, cognitivo e emocional – é organizado pelo cérebro. E ele o faz por meio das diferentes peças que tem à sua disposição; esse repertório de informações é gerado pelas *diferenças percebidas*.

Relembre o ponto da história de Kassi em que ela percebe pela primeira vez que tem duas pernas, Coisa Um e Coisa Dois, em vez de apenas Coisa Um. Havíamos encontrado uma variedade de maneiras de brincar com os desenhos do cachorro e do gato que fiz em seus joelhos, dando ao cérebro da Kassi a oportunidade de criar uma *coleção de pontos e formas, uma coleção com várias peças pequenas.* Pela primeira vez em sua vida, ela percebeu a diferença entre suas duas pernas, o que permitiu ao seu cérebro começar a diferenciar os movimentos de cada uma; ele agora tinha a informação necessária para iniciar o processo de criação de mapas separados para movê-las voluntariamente. Ela agora dispunha de milhões de peças a mais para mapear suas duas pernas, percebendo não apenas como eram duas em vez de uma, mas também obtendo aquilo de que seu cérebro precisava para movê-las melhor e com mais precisão, facilidade e controle.

É importante observar que todos os pontos e figuras que o cérebro de Kassi estava formando também serviriam para diferenciar e criar padrões para muitos outros movimentos que ela viria a aprender no futuro. Conforme o cérebro adquire uma diferenciação cada vez maior, ele passa a aplicar essa coleção crescente de pontos e formas em praticamente tudo o que faz.

DE UM BORRÃO A UM FOCO PERFEITO

Ok, você pode estar pensando: consigo ver como essa ideia dos pontos e figuras funciona para limitações físicas como as de Kassi. Mas e quanto a problemas comportamentais, emocionais, sensoriais e intelectuais, como quando a criança não responde ao próprio nome? E como posso usar essa informaçao quando meu filho de dez anos ainda não lê, apesar de termos passado horas trabalhando com ele e tentado de tudo? Como isso pode ajudar quando a criança fica irritada e começa a gritar sempre que se vê em um ambiente com mais de três ou quatro pessoas?

O cérebro organiza a mente e o corpo como um todo; ele não separa um do outro.

SEM LIMITES PARA O AMOR

Alguns desses sintomas podem ser familiares para você, caso a criança tenha sido diagnosticada no espectro autista ou com transtorno global do desenvolvimento, ou caso ela possua transtorno do processamento sensorial. Se você observou dificuldades emocionais ou cognitivas na criança, muito provavelmente detectou também dificuldades físicas e motoras. Isso acontece porque o cérebro organiza a mente e o corpo como um todo; ele não separa um do outro.

Por mais difícil que seja compreender a conexão entre o cérebro e as limitações físicas da criança, pode ser ainda mais elusivo entender do que o cérebro precisa quando o problema reside em questões relacionadas ao pensamento, aos sentidos, às emoções e ao comportamento. A boa notícia é que os próprios processos de perceber as diferenças e de diferenciação aplicam-se ao desenvolvimento de todas as habilidades – e isso inclui o pensamento, os sentidos, as emoções e o comportamento social.

Para demonstrar como o poder da percepção das diferenças e a diferenciação ajudam crianças diagnosticadas com problemas relacionados à cognição, às emoções e ao comportamento social, eu gostaria de contar a história de Julian. Conheci-o quando ele tinha três anos. Seu diagnóstico: autismo. Lembro-me vividamente de caminhar ao lado dele pelo corredor em direção ao meu consultório pela primeira vez. Logo no início, os sintomas físicos me chamaram a atenção: o modo como se curvava para a frente enquanto caminhava, arrastando um pouco os pés.

Desde o começo, Julian parecia confortável com a minha presença, então decidi fazer-lhe algumas perguntas simples. Ele respondeu prontamente, mas sua fala era mal articulada e difícil de entender. Ele babava muito, e a estrutura de suas frases era incoerente. Tudo o que ele pronunciava era incompleto, com pensamentos não concluídos que pareciam soltos no ar. Sua mãe me contou que ele também tinha problemas de coordenação motora fina.

Já dentro do meu consultório, eu reparei que Julian pegava um brinquedo e, como se esquecesse que o estava segurando, apenas o deixava cair de sua mão. O fato de ele se esquecer do brinquedo e simplesmente deixá-lo cair me fez lembrar de como ele começava a dar forma a seus pensamentos e então deixava que se dissipassem no vazio. Minha impressão era de que Julian agia como se alguém houvesse inserido uma lente embaçada na frente do seu cérebro, de modo que tudo o que entrava lhe parecesse borrado, impreciso e vago. Ele não conseguia perceber as diferenças com a clareza necessária para ter consciência de si mesmo e do mundo ao seu redor.

Com essa ideia em mente, coloquei Julian de bruços sobre a maca. Posicionei a minha mão esquerda sob o seu ombro direito e o ergui bem delicadamente, apenas um centímetro, a princípio. De fato, a mobilidade de seu ombro era bastante limitada. Enquanto o levantava dessa forma, percebi que seu ombro e costas moviam-se juntos rigidamente, como se fossem uma só parte do corpo. Isso também aconteceu quando ergui seu ombro esquerdo. Parecia que estava movendo um bloco de madeira em vez de um ser humano, com todas as suas juntas flexíveis, partes macias e músculos resilientes.

Conforme dei prosseguimento para verificar como os movimentos de suas pernas, pelve e cabeça se organizavam, ficou claro para mim que o cérebro de Julian, por alguma razão, não diferenciava corretamente as várias partes do seu corpo para que ele adquirisse um nível suficiente de destreza, força, clareza e controle. Da mesma forma, ele não conseguia diferenciar os sons e imagens ao seu redor ou atribuir significado mais que rudimentar à linguagem e às ideias. Seu cérebro obviamente não era bom em perceber diferenças; ficou claro que ele ainda não tinha *pontos e figuras* suficientes para trabalhar. Decidi iniciar nosso trabalho proporcionando a Julian oportunidades de perceber o máximo de diferenças possível, começando pelos movimentos do seu corpo e, sempre que apropriado, usando palavras para lhe descrever partes das suas experiências, conforme ocorriam.

SEM LIMITES PARA O AMOR

Apesar de Julian ter três anos, seu nível de diferenciação dos dedos e de outras partes da sua mão era mais próximo daquele que se espera de um bebê de um mês. A criança que ainda não percebeu que tem cinco dedos separados em cada mão é capaz apenas de abri-la e fechá-la. Julian ainda percebia sua mão como Coisa Um. Quando pegava um brinquedo, basicamente fechava a mão e então a abria; esse era mais ou menos o limite do seu controle.

O *borrão* do Julian – sua percepção precária das diferenças e sua falta de diferenciação – não se limitava apenas às suas mãos. Era visível em seu jeito de andar (arrastando os pés), na maneira como babava, na sua fala mal articulada e na confusão quando tentava se expressar. De fato, essa falta de diferenciação era geral, evidente em cada parte de seu corpo e em sua mente.

Por meio de movimentos diferentes, ajudei Julian a perceber sua cabeça como Coisa Um e seus ombros e costas como Coisa Dois. Então, seus ombros como Coisa Um e suas costas como Coisa Dois. Como num passe de mágica, Julian logo começou a mover muito melhor as suas costas. Tornou-se capaz de arqueá-las com muito mais força e de girar o dorso com mais flexibilidade, precisão e facilidade.

Continuei a primeira sessão levantando um dos seus braços, segurando-o pelo antebraço e apontando-o em direção ao teto. Em seguida, de maneira delicada e brincalhona, chacoalhei-o, fazendo com que sua mão balançasse para a frente e para trás. Após alguns segundos, parei. Julian esperou, observando sua mão com expectativa, então disse: "De novo!". Ele havia percebido que sua mão tinha parado de se mover – percebeu a diferença. Chacoalhei de novo seu braço e em seguida parei. Alguns segundos depois, ele pediu que eu fizesse de novo e recomecei.

A atenção do Julian era agora palpável. Ele não parecia mais estar em outro mundo, como quando começamos. Agora ele estava bem ali, comigo, totalmente no aqui e no agora, tomando conhecimento de si próprio e de suas experiências.

Depois de algumas repetições, comecei a perguntar a Julian qual braço *ele* gostaria que eu movesse e então segui seu direcionamento. Julian estava rapidamente tomando consciência dos seus braços e desse novo movimento em seus pulsos. Ao fazê-lo decidir qual braço eu chacoalharia a seguir, estimulei-o ainda mais a usar sua capacidade crescente de perceber diferenças e a despertar a consciência que tinha de si mesmo. Continuamos com mais variações de movimentos por mais uns vinte minutos e então concluí a lição.

No dia seguinte, a mãe do Julian relatou que ele estava babando bem menos. Também começara a brincar com um jogo que antes evitava, por exigir mais coordenação motora do que ele tinha e por ser mentalmente muito desafiador para ele. Agora conseguia jogá-lo bem e com facilidade. Tudo isso evidenciava que seu cérebro estava se saindo bem melhor na percepção das diferenças, diferenciando e organizando suas ações.

Daí em diante, em todas as sessões passei a criar oportunidades para Julian sentir a si mesmo de outras maneiras e perceber diferenças novas e mais refinadas. No quarto dia, para minha surpresa, Julian olhou para mim e me contou que seu pai estava trabalhando no escritório. Sua dicção estava muito mais clara e a frase, completa. Perguntei-lhe: "Você brinca no escritório do seu pai quando ele está trabalhando?". Sua resposta inicial foi um pouco confusa e não consegui entender o que ele disse. Era óbvio que Julian estava refletindo, mas naquele momento era incapaz de organizar seu raciocínio em um pensamento coerente. Então, repeti a pergunta, mas expressei-a de maneira um pouco diferente. Desta vez, a resposta foi clara e bastante sofisticada. Ele começou a me explicar que seu pai tinha um escritório em casa e um escritório fora de casa, e que às vezes brincava no escritório de casa, mas não no escritório fora de casa.

Mal pude conter meu entusiasmo. A habilidade do Julian de expressar a clara diferença entre os dois escritórios do pai era de fato uma mudança significativa. Demonstrava que o seu cérebro estava se tornando mais

SEM LIMITES PARA O AMOR

eficiente em perceber a Coisa Um e a Coisa Dois e, portanto, em criar ordem a partir da desordem. Voltando à metáfora do desenho do pato, o cérebro do Julian estava fazendo cada vez mais diferenciações, desenvolvendo uma coleção maior de peças pequenas. Seu cérebro estava rapidamente obtendo informação para mapear seu movimento, sua fala e seu pensamento.

> O cérebro de Julian estava se tornando mais eficiente em perceber a Coisa Um e a Coisa Dois e, portanto, em criar ordem a partir da desordem.

EFETUANDO A MUDANÇA

Como foi discutido no Capítulo 2, nosso primeiro impulso quando tentamos ajudar uma criança com necessidades especiais geralmente é nos concentrar em fazer com que ela faça aquilo que não consegue fazer no momento, seja exercitar um braço espasmódico para que ele se mova, seja tentar repetidamente que ela estabeleça contato visual e responda à linguagem. A maioria das crianças fará o melhor possível, e muitas vezes veremos ao menos algum nível de progresso.

Certamente não queremos negligenciar a criança, deixando de tomar alguma atitude. No entanto, em minha experiência, vejo repetidas vezes crianças que, em vez de aprenderem o que os outros tentam lhes ensinar, aprenderam a experiência das próprias limitações – *aquilo que não conseguem fazer* ou *o que conseguem fazer apenas de maneira precária*. E essas experiências ficam *marcadas*, fazendo com que as presentes limitações e òs mapas cerebrais associados a elas se tornem mais arraigados. Sempre aprendemos aquilo que experimentamos – aquilo que de fato acontece conosco. Isso é diferente de aprender *com* a experiência.

> Sempre aprendemos aquilo que experimentamos – aquilo que de fato acontece conosco. Isso é diferente de aprender *com* a experiência.

O SURPREENDENTE CÉREBRO DA CRIANÇA

Somos mais úteis à criança quando nos concentramos em ajudar o seu cérebro, por meio do processo de diferenciação, a criar os milhões e milhões de Coisas Um e Coisas Dois, que crianças saudáveis têm em grande quantidade e de que o cérebro necessita para criar mapas de ação novos, mais completos e bem organizados.

A mudança de se concentrar em ajudar o próprio cérebro a criar soluções, em vez de se concentrar no que está na nossa frente (um braço que não se move bem o bastante, uma criança que tem problemas para compreender o que lhe dizem, ou que não consegue rolar o corpo ou andar), é elusiva. É sumamente importante efetuar essa mudança de pensamento em nós mesmos – isto é, pensar em termos de o que o cérebro precisa para formar os padrões e habilidades para realizar os movimentos. É o cérebro da criança que tem de descobrir; não podemos fazer isso por ela.

As crianças conseguem desenvolver a habilidade de rolar ou de se sentar eretas, ou qualquer outra coisa que aprendem na vida, por meio de um extenso processo de diferenciação e integração que se inicia no cérebro. Bilhões e bilhões de Coisas Um e Coisas Dois levam à formação de milhões e milhões de conexões neurais diferentes (chamadas *sinapses*). Essas conexões se unem em padrões complexos, dinâmicos, responsivos e em constante evolução, que resultam na habilidade da criança de se sentar ereta, ficar em pé, andar e assim por diante.[15]

A criança não planeja nem sabe com antecedência que vai se sentar ereta, rolar ou levantar, ou dizer *mamãe* pela primeira vez. Pelo contrário, quando isso acontece pela primeira vez, ela simplesmente se vê fazendo. Do ponto de vista da criança, atingir esses marcos é uma completa surpresa, sempre inesperada. Nosso trabalho é ajudar a despertar o cérebro da criança e apoiar esse processo de criação, formação e descoberta. Você aprenderá a dar esse apoio por meio dos Nove Fundamentos, os quais podem ser, todos eles, incorporados

SEM LIMITES PARA O AMOR

facilmente a qualquer atividade ou interação que você tenha com a criança. Todos são muitos fáceis de aplicar e você começará a notar mudanças imediatamente.

> Nosso trabalho é ajudar a despertar o cérebro da criança e apoiar esse processo de criação, formação e descoberta.

É possível empregar os Nove Fundamentos em qualquer exercício ou terapia que você possa estar fazendo em casa com a criança. Você descobrirá que ela vai aprender e progredir mais rápido e com mais facilidade e, ao mesmo tempo, tornar-se mais feliz.

PARTE II
Os Nove Fundamentos

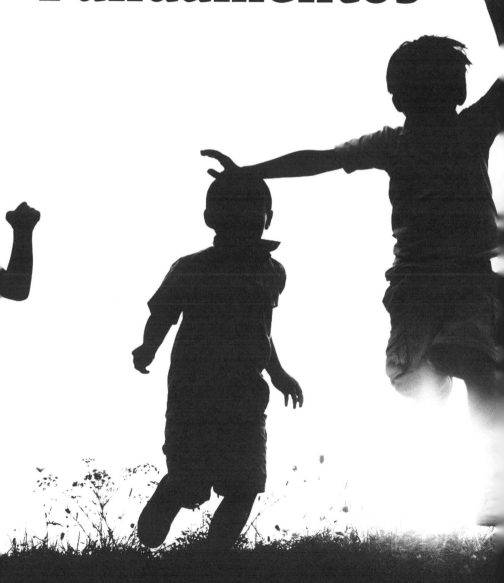

4

PRIMEIRO FUNDAMENTO

Movimento com Atenção

Movimento é vida; sem movimento, a vida é impensável.

– Moshé Feldenkrais

Nada acontece até que algo se mova.

– Albert Einstein

Nos capítulos anteriores, discutimos como tudo na vida, tudo o que fazemos, pensamos, sentimos e aprendemos, é movimento. Contudo, há dois tipos de movimento: o que fazemos automática ou mecanicamente e o que fazemos com atenção. Entender a diferença entre esses dois tipos é fundamental para ajudar a criança a superar suas necessidades especiais ou limitações. Ambas as formas de movimento – Movimento com Atenção e movimento automático – são importantes. Movimentos automáticos e repetitivos nos permitem desempenhar diferentes funções em nossa rotina, como andar, falar, cozinhar, dirigir e realizar certas comunicações com os outros. No entanto, quando queremos ou precisamos aprender uma habilidade nova ou aprimorar uma que já tenhamos, movimentos automáticos, repetitivos ou mecânicos não vão funcionar. Pesquisas mostram que o movimento feito de maneira automática cria poucas – ou nenhuma – conexões *novas* no cérebro.[16] O que ele faz é reforçar ou aprofundar padrões que já existem – *incluindo os padrões que queremos mudar.*[17] Por outro lado, quando a atenção é dirigida ao movimento, o cérebro cria conexões e possibilidades novas com uma incrível velocidade.[18]

SEM LIMITES PARA O AMOR

Estima-se que nesses casos o cérebro de uma criança forma 1,8 milhão de conexões novas por segundo![19] Compreender isso pode mudar a sua vida e a da criança.

Pesquisas mostram que o movimento feito de maneira automática cria poucas - ou nenhuma - conexões *novas* no cérebro.

A atenção que a criança dirige ao seu movimento – seja ele físico, emocional ou cognitivo – é um ingrediente-chave para o novo aprendizado e o desenvolvimento, expandindo drasticamente a habilidade do cérebro de formar novas neuroconexões e transformando aquilo que a criança é capaz de fazer, muitas vezes de maneira a parecer um milagre. O fator atenção – especialmente a atenção ao que *sentimos* quando nos movemos – não é exclusivo das crianças com necessidades especiais. Ele auxilia a todos nós no aprendizado e no aprimoramento de habilidades, do momento em que nascemos até o último dia de nossa vida.

Se observarmos cuidadosamente crianças pequenas quando elas estão apenas começando a experimentar a si mesmas e o mundo ao seu redor, é possível perceber como elas ficam profundamente envolvidas e, frequentemente, atentas. Nesses momentos, podemos ver o fenômeno do Movimento com Atenção acontecendo bem diante dos nossos olhos. Por exemplo, uma criança de dois meses deitada no berço observando com uma fascinação sem fim a própria mão movendo-se no ar.[20]

Ou imagine um bebê de um ano que vê um brinquedo no sofá, fica curioso, engatinha em direção a ele, levanta-se e fica em pé, segurando-se na beirada do sofá, e então estica o braço direito para pegá-lo. Está longe demais. Ele fica na pontinha dos pés, mas ainda não consegue alcançar o brinquedo. Então, ele dobra o joelho direito e ergue a perna, no esforço de subir. Mas seu joelho bate no sofá, porque ele não consegue levantar a perna o suficiente. Sua atenção volta-se para si mesmo, para sua perna,

PRIMEIRO FUNDAMENTO

e desvia-se do brinquedo. Para subir no sofá e alcançá-lo, os movimentos que ele já sabe fazer automaticamente não são o bastante. Ele tenta de novo, mas, desta vez, de outro jeito. O bebê levanta a perna direita para o lado, na tentativa de levá-la até o assento do sofá. Isso também não funciona. Ele abaixa a perna de novo, totalmente focado em si próprio. Espera alguns segundos, assimilando a experiência recente, então levanta a perna mais uma vez. Volta a dobrar o joelho direito. Erguer a perna para o lado foi desconfortável. Desta vez, ele arqueia a lombar bem mais do que antes. Esse movimento eleva mais a pelve e a perna parece mais leve também, mais fácil de erguer, e ele agora a levanta mais alto. Ele sente o joelho passar da beirada do sofá para repousar sobre o assento. Depois de sentir tudo isso, ele põe pressão nesse joelho, apoia-se simultaneamente nos cotovelos, faz força com os braços e enfim consegue subir no sofá. Nesse momento, sua atenção se volta para o brinquedo, que agora está ao seu alcance.

Quando algo que o garotinho já sabe fazer não funciona (nesse caso, ele não consegue alcançar o brinquedo), ele tem de prestar atenção em seus movimentos e no que sente; só então seu cérebro pode obter a informação nova de que precisa para descobrir como subir no sofá.[21] Não podemos prever todas as formas como o cérebro da criança pode usar aquilo que recebe durante o processo, mas sabemos que é algo essencial. Talvez a informação que o cérebro recebe da experiência de descobrir como levantar o joelho o suficiente para subir no sofá seja usada mais tarde para o garoto se equilibrar sobre uma perna, subir escadas, pular, patinar no gelo ou resolver problemas de física. Talvez o cérebro do garotinho aplique a informação que recebeu dessa experiência para desenvolver a habilidade de tocar piano, violoncelo ou algum outro instrumento musical.

É importante salientar aqui que não estamos falando sobre fazer a criança prestar atenção em *você*, em um terapeuta ou em um professor, mas sobre você encontrar formas de ajudá-la a perceber e seguir as sensações

SEM LIMITES PARA O AMOR

e sentimentos que ela esteja experimentando enquanto se movimenta ou é movimentada por você – o que chamamos de *atentamento*.

Conduzir a atenção da criança para os movimentos e ações que ela realiza abre possibilidades de aprendizado e transformação que de outra maneira não estariam disponíveis para o seu cérebro. Por isso é tão importante reconhecer a grande diferença entre movimento automático ou mecânico e Movimento com Atenção. Por exemplo, digamos que uma criança tem dificuldade para segurar objetos com as mãos. Podemos colocá-la no chão com um caminhão de brinquedo, segurar a mão dela, posicioná-la no caminhão e mecanicamente movê-la de modo a conduzir o caminhão, acreditando que, se fizermos isso o bastante, ela será capaz de fazê-lo por si própria. Na maioria das vezes, isso não funciona. Se a criança já está perto de conseguir sozinha, assisti-la pode ajudá-la a aprender como conseguir por si mesma. Contudo, sem a participação da criança, sem a atenção às sensações de seu corpo conforme ela se envolve com a atividade e sem que ela se corrija de acordo com o que sente, como o garotinho tentando subir no sofá, haverá muito pouca mudança em seu cérebro. Quando a criança é capaz de prestar atenção nos próprios movimentos e em suas sensações, mudanças significativas podem começar a ocorrer.

> Conduzir a atenção da criança para os movimentos e ações dela abre possibilidades de aprendizado e transformação que de outra maneira não estariam disponíveis para o seu cérebro.

Muitas vezes, a dificuldade ou mesmo a incapacidade de prestar atenção é ela própria a necessidade especial da criança; outras vezes, a necessidade especial interfere na habilidade de ela se mover ou de se mover com atenção. O que descobri trabalhando com milhares de crianças com necessidades especiais, bem como com seus pais, é que não apenas é imperativo que as ajudemos a desenvolver a habilidade de atentar para si e para o que sentem conforme se movem, mas que elas, sem exceção, têm capacidade de desenvolver essa habilidade. É aí que entra em cena o entendimento acerca do Primeiro Fundamento – Movimento com Atenção. Esse conhecimento, bem como a *aplicação* das ferramentas apresentadas neste capítulo, oferece grandes oportunidades para você ajudar a criança.

CUIDADO! SUA CRIANÇA ESTÁ APRENDENDO

A dedicação dos pais, sua disposição de passar horas por dia conduzindo a criança por repetidos exercícios, tentando ajudá-la a desenvolver movimentos ou habilidades que no momento ela não tem, é algo tão comovente quanto inspirador. E é muito difícil se, depois de meses de trabalho duro, a criança obtiver apenas resultados limitados. Ao longo dos anos, pude identificar o que talvez esteja impedindo a criança de progredir. Quando os exercícios são feitos de maneira mecânica ou repetitiva, o que fica marcado no cérebro da criança – o que ela está aprendendo – é o que ela experimenta no momento. A criança aprende o que realmente está acontecendo com ela, não o que gostaríamos que aprendesse. Os padrões que se formam em seu cérebro levam em consideração tudo o que é vivido durante os exercícios – físicos ou cognitivos –, incluindo padrões de *não ser capaz de realizar* aqueles movimentos ou habilidades, ou de não ser capaz de realizá-los de maneira satisfatória. Isso é o que chamo de *padrões do fracasso* adquiridos. E é muito fácil negligenciarmos os sentimentos da criança com relação ao sucesso ou fracasso ao longo do processo, que também serão incorporados aos padrões que ela formará. Veja o exemplo de uma criança com paralisia cerebral que é incapaz de ficar em pé sozinha. Toda vez que a ajudam a ficar em pé, seus joelhos se dobram, suas pernas se cruzam e os músculos delas se contraem violentamente ou se tornam espasmódicos. Se essa experiência se repete vezes sem conta, na tentativa de ensiná-la a ficar em pé, cada vez que ela pensar em tentar, seu cérebro vai recriar o padrão que experimentou no corpo. Ela aprenderá mais sobre *não ficar em pé* do que sobre ficar em pé.

SEM LIMITES PARA O AMOR

> Os padrões que se formam no cérebro da criança levam em consideração tudo o que é vivido durante os exercícios – físicos ou cognitivos –, incluindo padrões de *não ser capaz de realizar* aqueles movimentos ou habilidades, ou de não ser capaz de realizá-los de maneira satisfatória.

Por meio do Movimento com Atenção – a atenção profunda da criança nos sentimentos e nas sensações de seus próprios movimentos –, o cérebro, com os milhões de novas conexões que estão se formando, obtém oportunidades para criar novas soluções e encontrar maneiras melhores de fazer o que quer que se esteja aprendendo. Em vez de tentar fazer a criança parar em pé, deixe-a em uma posição em que ela se sinta confortável para prestar atenção no que está sentindo. Pode ser colocando-a em sua cadeira de rodas ou mesmo deitando-a com as costas no chão. Então, concentre-se em um dos elementos necessários para ficar em pé – por exemplo, enquanto ela está deitada, levante devagar uma de suas pernas, dobre-a e toque a sola do pé no chão, do modo como ficaria se ela estivesse em pé. Em seguida, ajude a criança a deslizar o pé só um pouquinho para a direita, bem lentamente, e depois para a esquerda. A ideia é que ela atente para as sensações que recebe na sola do pé. Se isso for muito difícil para a criança, mude a abordagem da seguinte forma: com as pernas dela retas, pegue um livro e coloque-o contra a sola de um de seus pés, então aumente um pouco a pressão e diminua, pedindo à criança que diga quando você está diminuindo e quando está aumentando a pressão. Então, peça para que ela empurre de leve o pé contra a superfície plana do livro. Oriente-a a aumentar e diminuir a pressão. Você provavelmente vai observar uma redução significativa no tônus muscular das pernas da criança, o que fará com que ela possa movê-la com mais facilidade.

Esses são apenas dois exemplos do que você pode fazer para ajudar a criança a desenvolver o atentamento em relação aos seus movimentos,

PRIMEIRO FUNDAMENTO

bem como a senti-los melhor. (No final do capítulo, você encontrará mais ferramentas para usar com a criança.)

Pense no Movimento com Atenção como uma forma de propiciar praticamente uma explosão de atividade no cérebro, mas uma explosão que leva a um nível de ordem surpreendentemente alto e complexo.[22] Em momentos como esse, a qualidade da informação gerada pelo cérebro é muito alta, criando-se ordem a partir da desordem[23] por meio da organização das pequenas peças e figuras sobre as quais você leu no Capítulo 3. Quando isso acontece, um enorme campo de novas possibilidades se abre para a criança. Com esse processo de diferenciação ampliada, é quase sempre certo que haverá algumas mudanças positivas. Elas muitas vezes vão causar surpresa, porque não é possível saber com antecedência quais soluções especificamente a criança pode desenvolver em um dado momento. Veja, sempre há mais de uma forma – e geralmente inúmeras delas – de fazer a mesma coisa. E, como discutimos no exemplo do garotinho subindo no sofá, as conexões cerebrais criadas durante uma atividade podem ser aplicadas de infinitas maneiras, previsíveis e imprevisíveis, no desenvolvimento de outras habilidades.[24]

Agora você deve estar se perguntando: "Como levar esse negócio de Movimento com Atenção até a criança? E, se isso pode ajudá-la, o que posso fazer, como pai ou mãe, para aplicá-lo?". A história a seguir ajudará a ilustrar o despertar da atenção de uma criança, mostrando os resultados positivos e mensuráveis obtidos com um menino em particular.

"O MENINO SE TRANSFORMOU!"

Conheci Ryan e seu irmão gêmeo, Brandon, quando eles tinham acabado de completar dois anos. Ryan havia sido diagnosticado no espectro autista, enquanto Brandon tinha desenvolvimento normal. Durante nossa primeira sessão, percebi imediatamente que Ryan não fazia contato visual nem comigo nem com outras pessoas. Enquanto Brandon brincava com os

SEM LIMITES PARA O AMOR

brinquedos da sala, Ryan estava sentado no colo do pai, arqueando as costas com força e jogando a cabeça para trás, contra o peito do pai. Ele gemia e gritava, repetindo esses movimentos com a cabeça e as costas vez após outra.

Fiquei sabendo que, além de não fazer contato visual, Ryan não conversava nem se relacionava com os adultos ou outras crianças, tampouco respondia quando chamavam pelo seu nome. Tinha dificuldade para comer e recusava a maioria dos alimentos. Quando outras pessoas estavam por perto, muitas vezes tentava se esconder sob a mobília. Durante sua primeira visita ao meu consultório, tentou rastejar para baixo de um banquinho que era baixo demais para acomodá-lo, o que sugeria que ele tinha uma percepção muito limitada de si mesmo e do tamanho do próprio corpo. Era fraco fisicamente, tinha pouco tônus muscular, e tão passivo que se tornara alvo de *bullying* do irmão, que tomava seus brinquedos e o derrubava.

Enquanto os pais conversavam comigo, contando sobre o nascimento dos filhos (os gêmeos nasceram prematuros e houve outras complicações), Ryan continuava arqueando as costas e jogando a cabeça para trás. O pai o segurava com firmeza, para impedir que ele caísse no chão enquanto pendia o corpo. Estava claro para mim que esses movimentos de Ryan eram automáticos em vez de intencionais e, apesar do que podia parecer, ele não estava tentando escapar do pai. Embora os pais parecessem tranquilos por fora, era evidente que estavam arrasados com a condição do filho. Haviam feito tudo o que podiam para ajudá-lo, e nada parecia funcionar.

Voltei minha atenção para Ryan, conforme ele continuava a agitar-se no colo do pai. Mantive-me calma por dentro, observando e imaginando o que estava se passando com ele. Enquanto o analisava, pareceu-me que o pequeno Ryan não *sabia* que estava agitado. Apesar de mover a pelve, a cabeça e as costas, não sentia que estava se mexendo e parecia alheio ao fato de ter costas e pelve. Era quase como se não soubesse que existia.

Primeiro Fundamento

Nesse momento, minha atenção não estava concentrada em tentar mudar ou controlar o comportamento de Ryan, ainda que, como a maioria das pessoas, eu sentisse o impulso de tentar parar aquele comportamento perturbador. Contudo, eu sabia o quanto isso seria ineficaz. Então, observei Ryan de perto e pensei em uma forma de ajudá-lo a perceber e a experimentar a si mesmo e os próprios movimentos, de um jeito seguro e agradável, para que pudesse ser um pouco mais senhor de si.

Ryan movia a pelve para a frente sempre que arqueava as costas e jogava a cabeça para trás; quando parava, movia a pelve para trás. Para ajudá-lo a despertar a atenção aos movimentos e a começar a senti-los, delicadamente coloquei as mãos ao redor de sua pelve e segui o seu movimento. Cada vez que ela se movia para trás, eu a pressionava levemente contra o colo de seu pai. Meu contato leve, porém claro, com a pelve agitada e a pressão repetida e aumentada contra o corpo do pai acentuaram as sensações provenientes dessa parte do corpo em direção ao cérebro, tornando mais fácil para Ryan começar a sentir o próprio movimento. Ainda que ele continuasse se agitando como antes, a intensidade e a frequência com que se arqueava diminuíram; isso indicava que ele estava começando a sentir e a mudar.

Em seguida, peguei delicadamente sua perna e pé esquerdos e comecei a mover a perna em diferentes direções, devagar, imaginando qual seria a sensação. Ela estava dura e retesada a princípio. Depois de um ou dois minutos, Ryan parou completamente de se agitar por alguns segundos e olhou para o pé, como se o sentisse e o visse pela primeira vez. Lembro-me de ter pensado que, a julgar pela expressão em seu rosto, aquela deveria ter sido a primeira vez que ele percebia que tinha essa coisa que chamamos de pé. Era mais uma indicação de que ele estava voltando a atenção para o próprio corpo e seus movimentos. Esse lampejo de reconhecimento durou apenas alguns segundos, e em seguida ele voltou a se agitar como de costume. Comecei então a fazer movimentos similares com a sua outra perna. Mais uma vez, Ryan parou de se agitar, ficou bem quieto e dirigiu o olhar para suas pernas. Encarou as pernas longamente e com grande interesse enquanto eu as movia. Agora nós dois estávamos bem atentos, eu a ele e ele a si mesmo e ao movimento de suas pernas. De repente, a sala ficou muito quieta. O pai estava se esforçando para conter as lágrimas. O filho estava se transformando bem diante dos seus olhos.

Agora que Ryan prestava total atenção ao movimento de suas pernas e ao que estava sentindo, seu cérebro também mudava de maneira extremamente rápida. Pensei que talvez a fala pudesse começar a ter algum sentido para ele. Decidi expressar em palavras o que ele estava vendo. "Oh, aqui está o seu pé!", eu disse mais ou menos alto, brincando, como se tivesse descoberto a perna dele pela primeira vez. Continuei: "E agora seu pé está se movendo para cá, e agora para lá", conforme o movia um pouco para a direita, um pouco para a esquerda. De repente, ele olhou bem nos meus olhos, como se tivesse descoberto pela primeira vez que eu existia. Ele manteve essa conexão por um longo tempo. Seus olhos se arregalaram, cravados em mim, como se em um lampejo de reconhecimento. Seu rosto relaxou e permaneceu parado e calmo. E, então, seus olhos e todo o seu rosto se acenderam em um sorriso lindo e angelical. Ele não voltou a se agitar pelo restante da sessão.

> Agora que Ryan prestava total atenção ao movimento de suas pernas e o que estava sentindo, seu cérebro também mudava de maneira extremamente rápida.

Depois dessa primeira sessão, os pais relataram que Ryan havia começado a responder ao próprio nome, estava muito mais calmo, fazia mais contato visual e havia começado a dizer uma ou outra palavra. Estava até mesmo comendo melhor.

Ryan retornou nos dois meses seguintes e trabalhou com outros profissionais em nosso centro, recebendo os Nove Fundamentos por meio

PRIMEIRO FUNDAMENTO

de uma variedade de técnicas do Método Anat Baniel. Ele continuou a progredir. Todos os seus sintomas originais desapareceram ou diminuíram drasticamente. Ele estava se tornando cada vez mais consciente de si mesmo, não se escondia mais sob a mobília e estava visivelmente se movendo com atenção. Ficou mais forte, seu tônus muscular tornou-se mais equilibrado e saudável. Ao interagir com o irmão, passou a empurrar de volta quando era empurrado e não deixou mais que ele tomasse seus brinquedos.

Ao final do período de dois meses, revi a família e avaliei o progresso de Ryan. A mãe estava maravilhada com as mudanças em seu filho, contando que "Ryan agora brinca com outras crianças, faz contato visual muito bem, come melhor, fala mais e usa mais palavras. Mostra interesse quando falamos com ele e entende o que lhe dizemos". Ela fez uma pausa, abriu um grande sorriso e disse: "*O menino se transformou!* Ele realmente está indo bem!".

JÁ CHEGAMOS LÁ?

Depois dessas sessões iniciais, não vimos Ryan por vários meses. Então, sua mãe o trouxe porque ele já não comia tão bem quanto antes nem estava fazendo contato visual como vinha fazendo. Ele havia regredido um pouco. Bastaram apenas duas sessões conosco para que Ryan recuperasse essas habilidades e continuasse a progredir. Ele basicamente precisava de ajuda para reacender seu atentamento sobre os próprios movimentos. Era como se o cérebro dele tivesse voltado um pouco para os estágios anteriores, ficado mais moroso e tendendo a funcionar de um jeito compulsivo e automático.

Nesse ponto, os pais do Ryan concordaram em começar a implementar os Nove Fundamentos em casa, por conta própria, para garantir que o cérebro do filho continuasse a fazer diferenciações e a crescer de maneira saudável, em vez de ser puxado para trás devido à sua condição. Deste modo, os Fundamentos se tornaram cada vez mais integrados ao dia a dia

SEM LIMITES PARA O AMOR

da família, beneficiando Ryan e também seu irmão. Pais muitas vezes me contam que, apesar de se motivarem a aprender os Nove Fundamentos inicialmente para ajudar a criança, as mesmas habilidades e práticas melhoram a vida deles próprios de maneiras que eles nem sonhavam ser possíveis.

O QUE DIZ A CIÊNCIA SOBRE O MOVIMENTO COM ATENÇÃO

Daniel Siegel, autor de *The Mindful Brain* e codiretor do Centro de Pesquisa de Atenção Plena da Escola de Medicina da Universidade da Califórnia em Los Angeles (UCLA), fala sobre a "ciência da atenção plena", um processo meditativo que utiliza o poder da atenção para produzir mudanças no cérebro. Siegel defende que:

> A prática da consciência, intencional e sem julgamentos, sobre a experiência de cada momento tem sido cultivada desde os tempos antigos, tanto no Oriente como no Ocidente.[25] A sabedoria tradicional tem recomendado há milhares de anos a prática da atenção plena em uma variedade de formas para cultivar o bem-estar na vida de um indivíduo [...] Agora a ciência está confirmando esses benefícios.

A pesquisa citada por Siegel trata principalmente da prática chamada *meditação consciente*, que consiste em desenvolver a habilidade de prestar atenção na respiração, nos nossos passos enquanto caminhamos etc. Os estudos do próprio Siegel na UCLA, bem como os do microbiólogo Jon Kabat-Zinn no Centro Médico da Universidade de Massachusetts, mostram que "adultos e adolescentes com problemas de atenção obtiveram mais incrementos em sua produtividade (mantiveram mais a atenção, distraindo-se menos) do que poderiam obter por meio de medicação para essa condição".[26]

Em experimentos com macacos-da-noite, a equipe de Merzenich demonstrou uma clara correlação entre o poder de atenção e a capacidade do cérebro de se transformar.[27] Quando os animais nos experimentos tinham de prestar atenção nas sensações que recebiam (o que sentiam em uma parte específica do corpo), conexões no córtex sensorial dos seus cérebros associadas às partes do corpo em questão aumentavam significativamente. Quando eles não prestavam atenção ao que estavam sentindo, não se observavam mudanças significativas em seus cérebros. Notou-se a mesma correlação quanto ao movimento; aquilo em que *prestavam atenção* – por exemplo, os movimentos do braço – aumentava de espaço no cérebro. Por outro lado, com relação às partes do corpo que se moviam *sem atenção*, ou não se observava mudança ou até mesmo se via uma redução no cérebro. Merzenich declara: "Experiência e atenção, juntas, levam a mudanças físicas na estrutura e no funcionamento do sistema nervoso".[28]

A boa notícia é que esse notável poder da atenção associada ao movimento pode ser facilmente aproveitado no dia a dia da criança.

MOVIMENTO COM ATENÇÃO NA VIDA COTIDIANA DA CRIANÇA

Você pode começar a experimentar os poderes extraordinários do Movimento com Atenção para ajudar a criança de maneiras surpreendentemente simples e diretas. Não é preciso adicionar novos sistemas à sua vida, já tão atarefada. Em vez disso, você trará o Movimento com Atenção às coisas que já faz com a criança. Ao alimentá-la, ao trocar suas fraldas, no banho, ao vesti-la, em algum exercício ou terapia que vocês façam em casa, ao ajudá-la com o dever de casa ou enquanto brinca com ela, procure maneiras de chamar a atenção da criança para os movimentos que ela executa. Isso se tornará uma parte importante do *como* – isto é, a maneira como você realiza o que quer que já esteja fazendo com a criança. Lembre-se de que você *não* está tentando fazê-la prestar atenção em você, mas sim nela mesma, no que ela sente ao se mover e ao ser movida por você.

COMO IDENTIFICAR O ATENTAMENTO NA CRIANÇA?

Como saber se a criança está atentando da maneira como descrevi? Com que se parece o atentamento? A seguir, apresento cinco formas de verificar o atentamento da criança em qualquer dado momento.

O olhar interior: Uma forma, explorada na descrição da minha lição com Ryan, pode parecer contraintuitiva a princípio. Quando Ryan começou a atentar pela primeira vez, parou de se contorcer e de se jogar, tornou-se bastante quieto e encarou o vazio por alguns segundos. Mas, em vez de se distrair ou se desligar, estava ficando profundamente atento aos próprios sentimentos e sensações, gerados pelos movimentos que estávamos fazendo. Você verá que a criança, nessas horas, para, interioriza-se e encara, quase sem piscar, em alguns casos, por um bom tempo. Você vai perceber quando isso acontecer; é quase palpável. São momentos de ouro. É muito importante perceber quando ocorrem e permitir que a criança atente para eles sem interrompê-la ou tentar tirá-la desse estado. As pessoas muitas vezes confundem essa forma de atentamento com o seu oposto. Sempre aviso aos pais que esses poucos segundos do atentamento da criança são incrivelmente valiosos. Esse é o momento em que o cérebro dela é inundado de novas atividades e possibilidades. É o momento da transformação.

Acompanhar: Se a criança estiver observando e acompanhando com os olhos algo que se move – sejam os seus próprios movimentos, uma bola que você tenha rolado até ela ou o braço ou a perna dela, movimentados por você – teremos outro sinal de que ela está atentando. Da mesma maneira, também é possível notar a criança acompanhando algo que esteja ouvindo. Você perceberá isso conforme ela move os olhos e talvez a cabeça na direção do som ou se ela parar algo que esteja fazendo para ouvir.

Participação antecipatória: Outra manifestação do atentamento da criança é o que chamo de *participação antecipatória*. Quando se trata de um movimento que a criança já tenha experimentado, seja nos últimos minutos, seja em um passado distante, você a perceberá antecipando o que está por vir; você vai ver ou sentir pequenas contrações de antecipação em seus músculos ou até movimentos mais óbvios que informam que o cérebro dela entende o que está acontecendo e está tentando executar uma ação antecipadamente. Se esses esforços da criança serão bem-sucedidos ou não, é irrelevante. O que importa é você reconhecer o quanto esses movimentos são significativos. Até o menor dos movimentos com atenção que a criança inicie dessa forma faz diferença, pois cria as condições necessárias no cérebro para que ela execute satisfatoriamente qualquer habilidade que você gostaria que ela adquirisse.

Alegria: Um sinal muito divertido do atentamento da criança ocorre quando ela está encantada com o que quer que esteja experimentando ou fazendo, ou com o que você esteja fazendo com ela. Ela ri, fica feliz. Esses momentos são deliciosos para os pais e para os filhos.

É tudo um jogo: Outra manifestação do atentamento se verifica quando a criança se torna brincalhona; independentemente do que você esteja fazendo, ela acha que é um jogo. Ela está participando de maneira criativa da atividade em que está envolvida, seja ela qual for. *É divertido para ela!* Desse ponto de vista, a criança é a criadora do próprio mundo naquele momento e isso requer atenção a si mesma e ao que está acontecendo ao seu redor como resultado das ações dela. Pesquisas científicas demonstram a importância da brincadeira, da alegria e da diversão para o crescimento e o aprendizado bem-sucedidos.[29] Essas também são manifestações do atentamento que elevam a qualidade do funcionamento do cérebro da criança e estão sempre associadas a um senso crescente de bem-estar.[30] É em momentos como esses que mudanças significativas ocorrem no cérebro.

O SIGNIFICADO COMPLETO DO MOVIMENTO

Em "Movimento com Atenção", qual é o papel do Movimento? O que queremos dizer com *movimento*? Como mencionamos antes, é muito comum

SEM LIMITES PARA O AMOR

pensar que movimento é apenas aquele do corpo da criança que você pode ver, o que é comumente chamado de movimento físico. É a manifestação mais óbvia, como o movimento do braço, da perna, das costas ou da mão da criança. Com muita frequência, ao lidar com questões provenientes das necessidades especiais da criança, o foco do movimento se limita a exercícios repetitivos, que buscam trabalhar o ponto em que a capacidade de movimento é limitada ou nula. Há três tipos de movimento que a criança pode sentir e para os quais pode atentar: movimento físico, movimento emocional e movimento dos pensamentos.

> Há três tipos de movimento que a criança pode sentir e para os quais pode atentar: movimento físico, movimento emocional e movimento dos pensamentos.

Movimento físico: Movimento físico é *qualquer* movimento do corpo da criança, seja ele realizado por ela, seja por você. Qualquer movimento desse tipo é uma oportunidade para o atentamento – isto é, para o cérebro da criança se conectar com o movimento e organizá-lo melhor. O atentamento da criança para *qualquer* movimento que esteja realizando, ou que você esteja realizando por ela, eleva a qualidade com que o cérebro dela funciona e organiza tanto o movimento em questão quanto quaisquer outros (veja o Capítulo 3 para mais detalhes).

Emoções enquanto movimento: Emoções também são movimentos. Sendo assim, levar o atentamento da criança ao movimento das suas emoções abre possibilidades notáveis de promover mudanças transformadoras tanto no cérebro como no comportamento.

Pensamento enquanto movimento: Talvez a forma mais elusiva de movimento seja o pensamento. O pensamento, a criação de ideias e crenças, o reconhecimento de relações entre as coisas, o processo de compreensão – *atribuir sentido* a nós mesmos e ao mundo ao nosso redor

– são manifestações do movimento dentro do cérebro. Podemos sentir os efeitos do pensamento mesmo que não possamos ver, tocar, sentir, cheirar ou sentir o gosto dele. Mesmo que no começo isso pareça elusivo, você pode aprender a ajudar a criança a direcionar o atentamento para o pensamento dela (veja a seção a seguir). Em minha experiência, observei algumas das transformações mais dramáticas ao ajudar a criança a atentar para os próprios pensamentos.

Lembre-se de que a parte mais importante do desenvolvimento bem-sucedido da criança é o processo por meio do qual o cérebro dela se torna cada vez melhor em organizar o movimento, seja esticar o braço para pegar um brinquedo, falar, andar, expressar uma emoção ou resolver um problema matemático. Tudo isso é alcançado por meio de diferenciação e integração, o que já discutimos. É um processo constante de melhorar cada vez mais em perceber diferenças, pois o movimento que requer mudança contínua com atenção conduz à percepção de diferenças e está no cerne do desenvolvimento dessas habilidades.

As ferramentas do Movimento com Atenção

Seu próprio atentamento: A chave para ajudar a criança é o atentamento de quem está cuidando dela – você. Isso significa ter um interesse profundo, sem julgamentos, receptivo e irrestrito pelas ações, experiências e comportamento da criança. Considere que o seu cérebro está conectado ao dela por um fio imaginário. O cérebro da criança pode ler o seu por meio desse fio. Quando você tem um alto nível de atentamento, o cérebro da criança, que precisa de ajuda para se organizar e, assim, funcionar melhor, pode pegar uma carona na organização do seu, que é superior. Como sempre digo aos pais, a capacidade de atenção que você aplica nas interações com a criança serve de modelo para o cérebro dela começar a *empreender atenção*, ou o que chamamos de *atentamento*. Gosto de enfatizar o quanto é importante pensar na atenção como uma ação, algo que o cérebro faz e de que necessita para aprender a fazer cada vez mais e melhor. Por essa razão, sugiro que inclua as palavras *atentamento* e *atentar* ao seu vocabulário, ainda que usá-las dessa forma pareça um pouco estranho a princípio.

Tenha momentos de atentamento com a criança

No movimento do corpo: Em suas atividades diárias com a criança, preste atenção no movimento do corpo. Por exemplo, conforme você se abaixa para pegar a criança, faça uma pausa. Não complete ainda a ação. Em vez disso, observe se a criança antecipou que você a pegaria: ela está atentando para o que você está fazendo? À maneira dela, está tomando parte na ação com você? De que forma ela está envolvida e participando? Talvez ela estique os braços em sua direção. Talvez sorria para você. Ela flexionou os joelhos, como se para pular ou se colocar na ponta dos pés? Ou talvez tudo o que ela possa fazer seja tensionar os músculos e projetar ligeiramente o dorso para frente? Uma vez que você tenha observado algum atentamento ou participação desse tipo, complete a ação de pegá-la, bem devagar. Saiba que, nesse momento, a criança acabou de praticar suas habilidades de Movimento com Atenção.

Se você não notar evidência alguma da participação dela, verifique se pode chamar o atentamento *deixando* de pegá-la. Em vez de completar a ação, endireite-se, espere alguns segundos, diga o nome da criança ou faça algum som incomum, como cantarolar o seu nome ou estalar a língua; então, recomece a ação de pegar a criança para ver se ela desperta para si mesma e para o que está acontecendo. Continue trabalhando assim com o atentamento dela, em situações diferentes e sempre que puder, para ajudar o cérebro a despertar e ser parte da ação.

No pensamento: Dirija o atentamento da criança ao pensamento dela para ajudá-la a melhorar seus processos mentais. Você pode fazer isso atentando para como ela se comunica com você e outras pessoas e para o quê ela comunica. Uma das maneiras mais simples de fazer isso é perguntando. Por exemplo, se ela pode conversar, mas é difícil compreendê-la porque sua fala não é clara, por causa da dicção ou da coerência – como testemunhamos com frequência em crianças diagnosticadas no espectro autista, com transtorno do déficit de atenção (TDA) ou com a síndrome do X frágil, por exemplo –, não a compreenda tão rápido, mesmo que possa identificar o que ela está tentando dizer. Não *preencha a lacuna* para ela. Também não peça que fale com mais clareza. (Lembre-se: se ela pudesse, faria.) Em vez disso, com uma voz amigável, diga: "Não entendi o que você disse. Quer alguma coisa?". Você pode achar que a criança não vai responder, a princípio. É bem possível que ela não tenha ideia de que sua fala seja difícil de entender. Não tente extrair uma resposta. Em vez disso, espere até que ela fale de novo. Então, se você tiver alguma suspeita sobre o que a criança está tentando comunicar, pergunte: "Está falando de…?", e aí preencha a lacuna com o seu melhor palpite.[31] Em seguida, pergunte: "Sim? Não?". Espere uma resposta. A menos que envolva uma necessidade urgente, mantenha esse processo até que ela diga sim ou não. Se não houver resposta, apenas prossiga para o seu próximo palpite.

Essa é uma forma de chamar o atentamento da criança para a fala dela, de maneira que ela possa começar a diferenciar entre ser ou não entendida e a perceber que isso tem relação com a maneira como ela forma os sons. Ela vai experimentar e começar a dirigir mais atenção a como alguns sons são eficientes para conseguir o que ela quer e outros, não. Quando a criança começar a ouvir o que ela diz, seu cérebro aos poucos se torna capaz de diferenciar sua dicção e linguagem de maneira a ser mais precisa, fazendo com que a fala funcione melhor. Essa diferenciação ampliada não apenas aprimora a linguagem da criança como anda de mãos dadas com o aprimoramento da qualidade e da clareza do pensamento dela.

O poder do seu toque: O seu toque tem o poder de despertar e aumentar o atentamento da criança, como pudemos ver na história de

Ryan. É um poderoso mecanismo para se comunicar com o cérebro dela. Quando você toca a criança, ela sente a si mesma, e isso a ajuda a aprender onde ela começa e onde ela termina. Muito amor e toques atenciosos são centrais para o nosso desenvolvimento físico, emocional e cognitivo; quando falta toque, pode haver sérias consequências para o desenvolvimento da criança.[32] Você provavelmente já ouviu falar que, quando as crianças são privadas de amor e toques atenciosos, como às vezes acontece em orfanatos, elas mínguam, e algumas até morrem. Todos temos um entendimento intuitivo do quanto o toque é importante em nossas vidas.

SEIS FORMAS DE TOCAR

Toque suave: Use sempre o mínimo possível de força.

Toque atencioso: Sinta e esteja presente em seu toque.

Toque seguro: Toque e segure a criança, dando-lhe pleno apoio.

Toque conectado: Mova a criança como se o corpo dela e o seu fossem um só – como dançarinos de salão.

Toque afetuoso: Fique atento à reação da criança ao seu toque e responda à reação dela.

Toque observador: Toque como se você tivesse olhos nos dedos e na palma das mãos, vendo a criança – não tentando mudá-la ou manipulá-la.

O toque chama a nossa atenção. Um amigo toca o nosso ombro e viramos a cabeça para olhar para ele; dizemos que o seu toque conseguiu nossa atenção. Para que o seu toque ajude o cérebro da criança a fazer melhor o seu trabalho, é importante perceber que nem todos os toques são iguais. Conforme nos tornamos mais habilidosos com as mãos, tornamo-nos cada vez mais eficientes e automáticos ao desempenhar tarefas rotineiras. Isso é bom. Há momentos em que precisamos ser eficientes e ligar o piloto automático. Pela manhã, você ajuda a criança a se vestir;

você fez isso centenas de vezes. Você termina de vesti-la com cada peça de roupa, fecha todos os botões e todos os zíperes. Mas, quando não estiver com pressa, não o faça automaticamente. Em vez disso, faça no seu tempo. Quando vestir a criança, trocar suas fraldas, colocá-la no cadeirão, deitá-la: preste sempre muita atenção ao peso, à temperatura e à textura, bem como à mobilidade ou rigidez do corpo dela. Atentando dessa forma, você despertará o atentamento da criança a si mesma e transformará esses momentos diários e corriqueiros em oportunidades de ouro para seu crescimento.

Bem cedo descobri que, sempre que acabava ligando o piloto automático enquanto trabalhava com uma criança por meio do movimento e do toque, havia muito pouca mudança, e geralmente a criança começava a resistir depois de algum tempo. Por outro lado, quando eu prestava plena atenção ao que eu sentia, bem como às reações da criança e ao que ela parecia sentir, conseguia resultados muito diferentes. A criança começava a atentar intensamente para o meu toque e para o movimento dela. Subitamente se estabelecia uma clara conexão entre nós. E que experiência profunda e maravilhosa! Essa mudança aparentemente simples do toque automático para o toque atento e essa conexão induzem a transformações – muitas vezes drásticas, capazes de mudar a vida de alguém. Essa descoberta foi muito decisiva no meu trabalho, assim como tenho certeza de que pode ser para você em suas interações com a criança.

Mãos observadoras: Em oficinas, quando um participante adulto tem dificuldade para fazer um movimento, como levantar o braço, talvez em razão de um ferimento ou por falta de uso, toco suas costas, seu ombro ou alguma outra parte do corpo que eu sinta que ele precisa despertar para si mesmo; quase sempre a pessoa descobre que pode realizar o movimento com mais facilidade e com menos ou nenhuma dor. A transformação é instantânea. Toco como se para ver a pessoa por meio das minhas mãos, não para controlar ou manipular os seus movimentos de alguma forma.

SEM LIMITES PARA O AMOR

Quando demonstro para os pais como tocar a criança para despertar o seu atentamento, oriento-os a imaginar que têm olhos nos dedos e na palma das mãos; caso se trate de uma oficina, oriento os participantes a tocar um colega enquanto ele realiza um movimento simples. Peço que toquem para ver a outra pessoa pelos olhos que eles imaginaram em seus dedos e na palma das mãos. Lembro-lhes de que estão tocando o colega para vê-lo, não para mudá-lo. Sempre que fizer qualquer coisa com a criança que requeira contato físico, você tem uma oportunidade de mudar do piloto automático para o *toque atento*.

Quando toca a criança dessa maneira, você não apenas a ajuda a sentir a si mesma – fornecendo ao seu cérebro informações úteis para se desenvolver – como também infunde nela a sensação e o conhecimento de que ela é querida e amada do jeito que é no momento.

Você perceberá que desenvolver essa forma de se conectar com a criança, por meio das *mãos observadoras*, é fácil e muito gratificante. Você não está tentando forçar a criança, mas sim usando seu toque como um guia por meio do qual ela prestará atenção em si mesma e ao que ela está fazendo. Com as mãos observadoras de quem cuida dela, a criança poderá sentir a si própria de maneira mais clara, o que ajudará o seu cérebro a entender melhor a si mesma e as coisas em geral.

Acompanhe o sistema: Pense em *acompanhar o sistema* da seguinte maneira: em vez de tentar mudar um movimento ou comportamento da criança, apoie ou mesmo exagere esses movimentos ou ações da forma como eles são no momento. Isso ajuda a criança a levar o atentamento para o que ela está fazendo, de modo a obter mais escolhas e liberdade. Mason era um menino de seis anos com um severo diagnóstico de transtorno do déficit de atenção e hiperatividade (TDAH). Alguns momentos após sua mãe trazê-lo para a primeira lição, Mason sentou-se no chão e tirou os sapatos. A mãe comentou que haviam acabado de comprá-los, no caminho para a sessão.

PRIMEIRO FUNDAMENTO

Meu consultório, na época, ficava no quadragésimo andar de um prédio no centro de Manhattan. Uma das janelas estava com uma fresta aberta. Mason se levantou, com um sapato em cada mão. Observou a sala, viu a janela aberta e começou a andar rapidamente em direção a ela. A mãe ordenou que *não* jogasse os sapatos pela janela. Sua voz estava compreensivelmente tensa. O que ela não percebeu é que Mason não estava totalmente ciente do que estava fazendo, embora certamente parecesse estar determinado a se livrar dos sapatos. Seus movimentos e ações simplesmente estavam "saindo dele". Enquanto eu mesma me dirigia rapidamente à janela, perguntei a Mason: "Você está andando? Talvez possa vir me encontrar na janela?". Ele me deu uma olhada rápida e continuou sua marcha. Então, eu disse: "Quem será que vai chegar primeiro, eu ou você?". Assegurei-me de chegar primeiro e, quando cheguei, anunciei: "Você está quase chegando".

Obstruí com o corpo a fresta da janela e disse: "Tem alguma coisa nas suas mãos? Quer segurar alguma coisa nas mãos?". Nesse momento, Mason olhou para as mãos e *viu* os sapatos. Pedi então à sua mãe que me desse um pedaço de papel. Rasguei-o em duas partes, mostrei-as a Mason e perguntei-lhe se gostaria de segurar um pedaço de papel em vez dos sapatos. Ele continuou segurando os sapatos. Então, eu disse que ia jogar o papel pela janela. Ele olhou para mim com os olhos arregalados enquanto eu deliberadamente jogava um dos pedaços de papel. Então, perguntei: "Você também quer jogar alguma coisa pela janela?". Ele se aproximou e fez que sim com a cabeça. Nesse ponto, eu lhe disse: "Sem problema, mas não os sapatos. Pode ser o papel".

Mason se abaixou, pôs os sapatos no chão e esticou o braço para pegar o papel. Ele então se aproximou da janela, lenta e deliberadamente, pôs o bracinho para fora e deixou o papel voar. Quando você ajuda a criança a fazer o que ela já está fazendo, em vez de tentar mudá-la, isso a ajuda a reconhecer o que e como está fazendo; isso liberta o cérebro dela, talvez pela primeira vez, para fazer algo diferente, novo e melhor.

Seja ator, dançarino e mímico: Você já foi a uma apresentação teatral especificamente voltada para crianças? Em caso afirmativo, deve ter notado que as crianças na plateia ficam tão imersas e envolvidas que se esquecem de que estão em um teatro. O que elas veem e ouvem acontecer no palco é tão real para elas quanto qualquer outra coisa em suas vidas. Elas gritarão para o herói tomar cuidado quando o perigo se aproxima; vão pular para cima e para baixo de empolgação. Podem até correr para o palco para ajudar, quando o suspense fica intenso demais.

Muitos pais, mesmo os tímidos, transformam-se em atores, cantores e artistas com os filhos. Sem sequer ter noção disso, eles despertam assim o atentamento da criança. Você pode usar suas capacidades teatrais para despertar intencionalmente o atentamento da criança para ela mesma quando parecer desconectada de si ou não souber o que está fazendo, para guiá-la a alternativas possíveis. Lembre-se, na minha história sobre Ryan, de como usei a voz e disse: "E agora o seu pé está se movendo para cá, e agora para lá". Dessa forma, eu o ajudei a reconhecer o próprio pé e a perna, o que ele nunca havia feito antes. Da mesma maneira, com Mason, minha atitude de ir até a janela primeiro e depois jogar o papel para fora, ajudou-o a despertar para o que ele estava fazendo.

Pense no atentamento da criança como o ar que nos cerca. Está disponível o tempo todo e nos movemos em meio a ele com facilidade.

É MAIS FÁCIL DO QUE VOCÊ PENSA

Os poderes transformadores do Movimento com Atenção começam contigo. É possível que esteja preocupado ou perplexo por não saber o que está acontecendo com a criança ou demasiado ocupado e sentindo que simplesmente não tem tempo para mais nada. Afinal de contas, você não é um monge budista que tem horas e horas para praticar *meditação consciente* ou atentamento focado. Tampouco, provavelmente, é um terapeuta ou especialista em movimento. A boa notícia é que você não precisa ser um especialista para ser de grande ajuda para a criança. Qualquer melhoria no atentamento – seu e da criança – ao movimento fará uma enorme diferença no desenvolvimento dela. Como discutimos antes neste capítulo, há movimento – físico, emocional e mental – em toda parte. Qualquer ação ou interação que você tiver com a criança pode ser uma oportunidade para usar as ferramentas que descrevo neste livro e assim ajudá-la a crescer e progredir.

Por meio da prática, o Movimento com Atenção rapidamente se torna natural, apenas parte da maneira como você faz as coisas. E, como tantos pais já me contaram, ele acaba se revelando um presente, com um tremendo impacto não apenas na habilidade da criança de superar suas limitações atuais, mas também na qualidade da experiência de vida de todos.

....

Por meio da prática, o Movimento com Atenção rapidamente se torna natural, apenas parte da maneira como você faz as coisas.

....

5

SEGUNDO FUNDAMENTO

Devagar

Subir uma colina íngreme requer começar devagar.

— William Shakespeare

Como pai ou mãe de uma criança com necessidades especiais, você pode sentir que a palavra *devagar* possui conotações negativas. Não há dúvida de que um desenvolvimento lento pode ser o primeiro indício de que a criança tem alguma necessidade especial. Além disso, a palavra *devagar* pode facilmente evocar outras, como *embotado, embaciado, burro, obtuso, chato, pasmaceiro, tedioso, lerdo* e *preguiçoso*.

Em virtude dessas associações feitas à palavra *devagar*, pode parecer contraintuitivo considerar Devagar uma maneira poderosa de ajudar o cérebro da criança a funcionar melhor e a ir além daquilo que você ou os outros possam considerar possível. Neste capítulo, a palavra *devagar* tem uma conotação e um uso bem diferentes: aumentar as oportunidades do cérebro de desenvolver uma capacidade maior de diferenciação e ajudá-lo a integrá-las a novas habilidades. Isso pode ocorrer desenvolvendo-se o movimento da mão, descobrindo-se um jeito melhor de se comunicar, resolvendo-se um problema matemático ou qualquer outra coisa com que a criança tenha dificuldade. Aqui você encontrará formas de usar o Devagar para aumentar as conexões neurais do cérebro da criança para desenvolver ou aprimorar habilidades, seja qual for a necessidade especial que ela apresente.

NÃO ME DEIXE PARA TRÁS

Bem cedo em meu caminho da descoberta do Devagar como um dos Nove Fundamentos, um conceito que aprendi com o Dr. Feldenkrais, tive uma experiência decisiva com uma bebê de vinte e dois meses, com severa paralisia cerebral. Foi a primeira vez que trabalhei com uma criança com esse diagnóstico. O que descobri nessa época foi de valor inestimável em meus mais de trinta anos de trabalho com crianças com uma ampla variedade de necessidades especiais.

Na primeira vez que vi Ali, ela estava nos braços do pai. Ele a trouxe ao consultório e sentou-se na beirada da maca, segurando a filha no colo. A mãe da Ali acomodou-se em uma cadeira de frente para os dois. Eu me sentei perto de Ali e a examinei. Era bem magra e tinha olhos castanhos, grandes e expressivos. Um deles era completamente virado para dentro. Os dois cotovelos estavam bem dobrados, as mãos cerradas em punhos, e ambos os polegares despontavam entre o indicador e o dedo médio. As pernas estavam pressionadas com força uma contra a outra, os joelhos chocando-se, e os tornozelos estavam tão virados que a ponta de seus pés havia girado para dentro.

A garotinha estava quieta, nenhum movimento se via em seu corpo exceto pelo único olho móvel, que me acompanhava como se ela estivesse me analisando. Os pais explicaram que ela era uma de irmãs gêmeas prematuras. As meninas foram imediatamente colocadas em incubadoras individuais ao nascerem, recebendo calor e oxigênio. Alguns dias depois do nascimento, algo terrível aconteceu: o suprimento de oxigênio da incubadora da Ali falhou, e quando descobriram ela já havia sofrido severos danos cerebrais, resultando nos sintomas diagnosticados como paralisia cerebral. Os pais me contaram que ela estava passando por fisioterapia, mas não havia muito progresso. Ela ainda não executava movimento voluntário algum, suas pernas e braços estavam sempre tensionados, e ela ainda não falava.

Eu não tinha a menor ideia do que fazer. Não havia nenhuma técnica ou prescrição a seguir, nenhuma rotina para usar como modelo. Como não

SEGUNDO FUNDAMENTO

tinha outra opção, observei Ali com calma e deixei que ela se familiarizasse com a minha presença. Essa situação inicial de desconhecimento e desaceleração mostrou-se bastante frutífera e uma oportunidade importante de descobrimento. Desde então, antes de começar uma lição com uma criança, recrio essa abordagem de "não tenho ideia do que vou fazer". Diminuo conscientemente o ritmo.

Naquele momento, eu me perguntava como suas pernas reagiriam ao meu toque. O que aconteceria se eu tentasse movê-las? Nunca havia tocado antes uma criança como Ali. Como qualquer pai ou mãe de uma criança com paralisia cerebral espástica sabe, quando tentamos mover crianças nessa condição, ou quando elas tentam se mover, os músculos se retesam ainda mais, o que torna qualquer movimento extremamente difícil para elas. Como era de se esperar, quando depositei delicadamente a mão sobre sua coxa esquerda, senti a espantosa rigidez de sua perna fininha. Tive a inspiração de tentar movê-la. Quando o fiz, senti de imediato a resistência. Suas pernas estavam pressionadas uma contra a outra com muita força e parecia que *nunca* se moveriam. Notei então que, se segurasse sua perna com delicadeza e a deslocasse bem devagar, com movimentos suaves e quase imperceptíveis para um observador de fora, a perna dela começava a se mexer, ainda que bem pouco.

Conforme continuei a movê-la, bem devagar e um pouquinho de cada vez, Ali parecia estar atentando – prestando atenção em si mesma e no que estava sentindo. Para minha enorme surpresa, os músculos de sua perna relaxaram! Seu joelho esquerdo abriu-se para o lado e o tornozelo se moveu livremente. Imaginando que isso fosse algo incomum, olhei para a mãe com uma expressão indagadora. O queixo dela estava caído, seus olhos, arregalados, e ela disse que isso nunca tinha acontecido antes.

Surpresa e enternecida com esse desdobramento, decidi recriar o que havia acabado de fazer – o que chamaria de o Fundamento Devagar – e repetir o processo com a outra perna da Ali. Levei o tempo necessário,

SEM LIMITES PARA O AMOR

assegurando-me de mover a perna bem lentamente, enquanto mantinha o senso de conexão que já obtivera com ela. Em questão de minutos, os músculos dessa perna também relaxaram completamente. Agora os dois joelhos estava virados para fora. Pela primeira vez em sua vida, o cérebro de Ali havia deixado de contrair os músculos das pernas. Fiquei pensando se ela não conseguiria cruzá-las; decidi explorar essa possibilidade, lembrando-me de manter os meus movimentos bem lentos e suaves. Conforme eu levantava bem devagar as pernas da Ali, elas pareceram muito leves e se deixaram cruzar com facilidade, com os dois joelhos para fora; agora ela estava sentada na posição meia-lótus sobre o colo do pai. A sala estava em silêncio. Daria para ouvir um alfinete cair no chão. Ninguém disse uma palavra enquanto olhávamos para Ali, maravilhados. O pai, que mal havia falado, disse: "Isso é inacreditável. É como um milagre".

O MOMENTO DE SENTIR

A habilidade de nos movermos rapidamente, de pensar rápido e termos objetos rápidos e eficientes para nos servir está diretamente relacionada a nossa habilidade de sobreviver e nos desenvolver. No entanto, é importante compreender que *só conseguimos fazer rápido aquilo que já sabemos fazer.*[33] Quando realizamos algo com rapidez, o cérebro recorre a padrões preexistentes e profundamente arraigados. Não somos rápidos quando aprendemos uma nova habilidade, descobrimos novas ideias, formamos novos entendimentos ou adotamos um novo comportamento. E é importante não ir rápido até que o cérebro tenha formado as conexões e os padrões necessários para desempenhar a habilidade em questão.[34] Só então podemos gradativamente ser rápidos; ter esses novos padrões arraigados mais profundamente no cérebro permite que desempenhemos ações rapidamente e com qualidade. Até que o cérebro tenha descoberto como arremessar uma bola, digitar em um teclado ou somar e subtrair, a habilidade não existe. Isso

Segundo Fundamento

pode parecer óbvio à primeira vista, mas nossas expectativas quanto a nós mesmos e quanto aos outros, em especial às crianças, demonstram que nem sempre é tão aparente assim.

> É importante compreender que *só conseguimos fazer rápido aquilo que já sabemos fazer*. Quando realizamos algo com rapidez, o cérebro recorre a padrões preexistentes e profundamente arraigados.

Nunca esquecerei o dia em que a mãe de Max trouxe uma folha de papel com cem problemas de adição para que eu trabalhasse com ele. Era a cópia de uma prova que o garoto havia feito na escola e se saíra mal. A mãe me disse que o nível dos alunos do primeiro ano era medido não só pelos problemas que eles solucionavam corretamente como também pela velocidade com que respondiam. Para que fossem aprovados, a prova deveria ser resolvida em até vinte minutos. Fiquei surpresa. Ali estava Max, um menino de seis anos que não fazia ideia do que estavam lhe pedindo; mal tinha compreensão do que eram números. Então, certamente não estava pronto para fazer a prova com rapidez. Havia aprendido, em vez disso, a tentar adivinhar as repostas.

Conforme trabalhávamos com Max, usamos o Devagar e outros Fundamentos para proporcionar ao seu cérebro o tempo e a informação de que precisava para diferenciar e criar os padrões necessários para entender e solucionar os problemas de matemática. Max deixou de precisar adivinhar as respostas.

Quando somos bons em fazer alguma coisa, geralmente podemos realizá-la bem e de maneira confiável. Mas o contrário não funciona. Fazer algo rápido logo de partida não nos tornará bons. Ir Devagar é uma parte necessária do aprendizado e da criação de novas possibilidades. Em seus escritos biográficos, Albert Einstein descreve como chegou à sua teoria da relatividade imaginando a si mesmo montado em um raio de luz, sentindo

Sem limites para o amor

o movimento e as relações entre seu corpo e o espaço ao redor. Ele refletiu sobre isso por horas a fio, desenvolvendo lentamente sua teoria, mais tarde convertendo na linguagem dos números o que ele experimentava. Imagine os notavelmente ricos e complexos processos que se deram em seu cérebro, com bilhões de células nervosas se acendendo, movendo-se em diferentes direções, resultando em sua incrível descoberta e criação. Mas o que teria acontecido se alguém estivesse cronometrando seu tempo, dizendo-lhe que tinha apenas vinte minutos para chegar à resposta correta e então subitamente ordenando-lhe que parasse?

> Ir Devagar é uma parte necessária do aprendizado e da criação de novas possibilidades.

Quando uma habilidade ainda não existe, ela *realmente* não existe. Antes que possa existir, milhões e milhões de novas conexões neurais e diferenciações cada vez maiores precisam ser criadas e integradas no cérebro. Para dar ao cérebro o máximo de oportunidades de fazer isso, precisamos desacelerar o processo. Ir Devagar desperta a atenção do cérebro, fornecendo à criança o tempo para sentir. *A sensação do que está acontecendo* é central em tudo o que fazemos; está no cerne da nossa capacidade de pensar e de nos mover.[35] Quando vamos rápido, o cérebro não tem opção senão recorrer a padrões preexistentes, padrões estes que já estão arraigados e que podemos executar no piloto automático.[36]

> Ir Devagar desperta a atenção do cérebro, fornecendo à criança o tempo para sentir. *A sensação do que está acontecendo* é central em tudo o que fazemos; está no cerne da nossa capacidade de pensar e de nos mover.

Lembra-se da história de Elizabeth aprendendo a pegar a bola que contei no primeiro capítulo? Quando a bola se movia rápido demais para

SEGUNDO FUNDAMENTO

ela, não importava o quanto se esforçasse ou quisesse pegá-la, sua intenção de pegar a bola era traduzida em seu cérebro no padrão já arraigado, que consistia em manter as mãos firmes diante do corpo e congelar o olhar em mim. Da mesma maneira, com Ali, quando outra pessoa tentava mover suas pernas, ela não tinha opção senão responder com mais espasmos. Quando o movimento foi lento, no entanto, Ali teve tempo para começar a senti-lo. Seu cérebro então fez a descoberta e começou a diferenciar novas possibilidades. Seus músculos relaxaram e o cérebro deixou de ordenar que se contraíssem. E, quando Max tentava resolver rapidamente problemas de matemática, voltava a tentar adivinhar os resultados.

Ir Devagar é uma parte essencial do aprendizado, independentemente de sermos um Einstein ou uma criança com necessidades especiais que tem de lidar com severos desafios. Ir Devagar proporciona o tempo necessário para que sintamos e percebamos. Insta-nos a estar *presentes*. Ir Devagar amplifica o que sentimos, tornando mais fácil para o cérebro perceber diferenças, viabilizando-se assim uma abertura para fazermos algo novo.

> Ir Devagar é uma parte essencial do aprendizado, independentemente de sermos um Einstein ou uma criança com necessidades especiais que tem de lidar com severos desafios.

Você pode dizer: "Meu filho não é nenhum Einstein. Na realidade, ele está é abaixo da média". Sim, isso pode muito bem ser verdade. Contudo, quando você toca e move a criança lentamente ou a orienta para que vá Devagar, você ajuda a intensificar sua habilidade de sentir e, por conseguinte, a habilidade do seu cérebro de diferenciar e criar o novo. O cérebro de uma criança que percebe pela primeira vez como virar de bruços – ou como segurar um objeto entre o polegar e o dedo indicador, ou como pronunciar as palavras *mamãe* ou *garrafa*, ou como calcular 12 : 4 = 3 – é, nesse momento, um cérebro brilhante. É importante não confundir as presentes limitações da criança com as notáveis capacidades de seu cérebro. O fato de ela não poder ficar em pé, falar ou resolver problemas matemáticos não significa que o seu cérebro não possa funcionar no mais alto nível. E ir Devagar é uma ótima ferramenta para chegar lá.[37]

> O cérebro de uma criança que percebe pela primeira vez como virar de bruços [...] é, nesse momento, um cérebro brilhante.

POR FAVOR, ME AJUDE A IR MAIS DEVAGAR

Josh, um menino doce e franzino de três anos, entrou pulando no meu consultório, a mãe logo atrás. Ele balbuciava sem parar, produzindo um fluxo constante de sons que, em sua maioria, não faziam sentido. Em meio à torrente de vogais, consoantes e sílabas, eu conseguia reconhecer uma ou outra palavra. Ele correu até um canto da sala, onde havia uma caixa de brinquedos, mas então, sem ao menos deter-se ali por um instante, ou demonstrar ter reconhecido ou se interessado pelos brinquedos, mudou de direção e se dirigiu rapidamente para outra parte da sala. Ele continuou a pular para lá e para cá, balbuciando sons incoerentes, tropeçando e perdendo o equilíbrio com frequência.

Qualquer pai ou mãe de uma criança que sofra de transtorno do déficit de atenção (TDA) ou transtorno do déficit de atenção com hiperatividade (TDAH), que tenha sido diagnosticada no espectro autista ou com a síndrome do X frágil, ou que tenha alguma outra condição que resulte em sintomas semelhantes aos de TDA e TDAH, sabe como é debilitante quando a criança está sempre agitada demais. O mundo que essas crianças experimentam é caótico e, como não podem desacelerar por si mesmas, têm muita dificuldade para aprender. Sua atenção pula de uma coisa para outra tão rápido que o cérebro nunca tem a oportunidade de sentir e perceber o suficiente para que compreendam a si próprias e o mundo de maneira satisfatória. Quando confrontadas com novas demandas, como aprimorar o equilíbrio necessário para andar de bicicleta, desenvolver a coordenação motora para apanhar uma bola, aprender a ler e escrever, ou desenvolver habilidades linguísticas mais precisas e lúcidas, o cérebro delas não consegue diferenciar o suficiente para organizar e desempenhar essas ações complexas. O que costumamos observar nesses casos é um aumento do comportamento hiperativo.

MENOS ESTÍMULO PARA MAIS INFORMAÇÃO

Alguns podem achar que essas crianças precisam de mais estímulos para progredir, isto é, que elas devem repetir mais vezes a ação desejada. Isso significa dedicar mais horas às aulas de matemática e leitura, estimular a língua com uma escova de dentes, esticar suas pernas continuamente na esperança de que isso as ajudará a usar os pedais da bicicleta com mais destreza e assim por diante. No entanto, o que lhes falta não é estímulo. Todo estímulo sensorial, por menor que seja, as estimula; o problema é que o cérebro delas não consegue organizar os estímulos de maneira coerente e significativa.

Essas crianças precisam é de menos estímulo; precisam que nós reduzamos tanto a velocidade quanto a intensidade dos estímulos que chegam a elas. Seus cérebros precisam da oportunidade de experimentar o Devagar, de sentir e captar o que está acontecendo, de perceber diferenças. Só assim eles podem transformar os estímulos, que vêm de dentro e de fora, em informações que possibilitem à criança diferenciar, organizar e integrar. Sem isso, todo estímulo que chegar à criança, ou que vier de dentro dela, vai agitá-la e acelerá-la ainda mais. A ciência dedicada ao estudo do cérebro hoje confirma isso, demonstrando o quanto é importante ir Devagar e que o aumento dos estímulos pode ser contraproducente, agravando os sintomas que desejamos combater.[38]

> O cérebro precisa da oportunidade de experimentar o Devagar, de sentir e captar o que está acontecendo [...] Sem isso, todo estímulo que chegar à criança, ou que vier de dentro dela, vai agitá-la e acelerá-la ainda mais.

SEM LIMITES PARA O AMOR

COM PRESSA PARA IR DEVAGAR

Durante a primeira sessão com Josh, eu o observei calmamente por alguns minutos enquanto ele corria pela sala. Então, cada vez que ele corria em uma determinada direção, eu gentilmente me punha na frente para bloquear sua visão, sem dizer nada. A princípio, ele mal parecia se dar conta da minha presença. Apenas disparava em outra direção. Lá pela sexta vez em que bloqueei seu caminho, ele parou e olhou para mim. Era como se tivesse me notado pela primeira vez e se perguntasse o que eu estava fazendo ali. Nesse momento, seu balbuciar também cessou. Ele estava atentando, e o fez por alguns segundos. Então, voltou a disparar. Mais uma vez, coloquei-me diante dele. Ele olhou para mim. Então, eu lhe disse, pausadamente: "Oi, Josh, eu sou a Anat. Vou pegar você e colocá-lo sobre a maca". Lentamente, estendi os braços para pegá-lo e o coloquei sobre a maca alta.

> Era como se tivesse me notado pela primeira vez e se perguntasse o que eu estava fazendo ali. Nesse momento, seu balbuciar também cessou. Ele estava atentando, e o fez por alguns segundos.

Descobri ao longo dos anos que, uma vez que a criança tenha experimentado desacelerar, mesmo que por alguns segundos, e assim tenha tido a oportunidade de prestar um pouco de atenção, ela será capaz de desacelerar melhor e ir Devagar mais prontamente por si mesma. Apesar de usarmos o nome "déficit de atenção", às vezes acho que seria melhor pensar nessa condição como um "déficit de desaceleração".

Já na maca pela primeira vez, Josh começou a se contorcer um pouco. Deitou-se, levantou-se, então voltou a se deitar, movendo as pernas para um lado, depois para o outro. Sentei-me bem perto dele, meus braços próximos às laterais de seu corpo para evitar que caísse da maca. Comecei a movê-lo

SEGUNDO FUNDAMENTO

lenta e delicadamente, fazendo apenas uma pequena mudança por vez. No começo, como antes, foi como se ele nem tivesse notado que eu o estava movendo ou mesmo que eu estava ali. O fluxo de ruídos continuava se derramando de sua boca. Não tentei impedi-lo de fazer o que quer que estivesse fazendo; apenas continuei, lenta e deliberadamente, atentando para ele, movendo suas pernas, sua pelve e o seu peito, de forma suave e das maneiras simples que descrevi ao longo do livro. Cada movimento lento e realizado com atentamento "falava" com o cérebro dele por meio dos movimentos do corpo, fornecendo ao cérebro oportunidades de sentir as diferentes partes do corpo, de experimentar os movimentos e sensações devagar o bastante para começar a percebê-los e entendê-los.

Durante essa sessão com Josh, atuei como um "atenuante" Devagar para o ruído de suas ações e movimentos, geralmente rápidos e desorganizados. Depois de alguns minutos, Josh começou a desacelerar por si mesmo, diminuindo o ritmo aos poucos. Então, ficou quieto. Bastante quieto. O balbuciar incoerente parou. Suas contorções cessaram. Seu cérebro estava se acalmando! *Agora ele estava livre para atentar e aprender.* Josh regressou para si mesmo de um jeito como nunca fizera antes. Ao fim da sessão, sua mãe me disse: "Nunca vi o Josh assim".

Quando Josh voltou no dia seguinte, estava pronunciando frases com duas ou mais palavras. Às vezes, retornava para o seu fluxo atropelado de sons desarticulados e movimentos agitados, mas então voltava a falar de maneira organizada e inteligível.

Josh melhorou drasticamente não apenas sua fala, mas também aspectos como postura, força, equilíbrio, alimentação, sono e raciocínio. Isso costuma ocorrer com as crianças com as quais trabalhamos. Elas se desenvolvem não apenas em um aspecto, mas em vários, e muitas vezes de um jeito que ninguém esperava. Esses progressos são generalizados porque os processos subjacentes do cérebro se aprimoraram.

TEMPO É AMOR

Tempo é amor. É o que a criança sente quando não nos apressamos, estando presentes onde ela realmente está. Sem nos darmos conta, quando apressamos a criança, quando pedimos a ela que faça rapidamente o que não é capaz de fazer ou tentamos fazer com que faça algo mais rápido do que consegue, muitas vezes asseguramos o seu fracasso. Ainda que tenhamos a melhor das intenções, a criança vai sentir que tem algo errado com ela ou que, de alguma forma, ela não atende às nossas expectativas.

Lembro-me de Charlie, uma criança que sofria de um transtorno genético chamado síndrome do X frágil e com quem trabalhei durante anos. Sua mãe, Sheila, havia lhe dado um notebook que possuía instalado um aplicativo de leitura. Enquanto me aguardavam no meu consultório, a mãe de Charlie tentava ajudá-lo a ler. Eu podia ouvir a interação dos dois enquanto caminhava em direção à sala. Não havia dúvida de que os esforços de Sheila não estavam ajudando. Charlie estava agitado, irritado, refratário e, enfim, completamente empacado. Pensei: "Eles precisam desacelerar".

Ao chegar ao consultório, perguntei a Sheila se o aplicativo de leitura tinha alguma configuração que permitisse mudar a velocidade com que se mostravam as palavras na tela. Ela disse que sim. Enquanto ela tentava fazer o ajuste, coloquei Charlie sentado sobre a maca. Ele olhou para mim e disse: "Anat, eu sou burro. Não consigo ler". Respondi: "Não, Charlie, você não é burro. As palavras do computador se movem muito rápido, é só isso". Ele me encarou com uma expressão de perplexidade por um momento, então sorriu de leve.

Sheila avisou que havia descoberto como diminuir a velocidade do aplicativo. Mostramos a Charlie e, como era esperado, agora que as palavras na tela estavam se movendo devagar o bastante para ele, ele conseguia lê-las. Depois de alguns momentos, já estava se sentindo capacitado e encantado consigo mesmo. Ele disse para mim: "Eu não sou burro!".

Desacelerar o computador não apenas ajudou Charlie a aprender e a experimentar o próprio sucesso com o aplicativo de leitura como também desacelerou sua mãe. Isso fez com que Charlie se acalmasse e os dois se conectassem, de maneira que ele se sentisse seguro, amado e aceito, proporcionando ao seu cérebro a oportunidade de compreender.

Toda vez que dedica tempo para desacelerar com a criança, você tem a oportunidade de estar presente com ela e de ser informado das suas verdadeiras reações e capacidades. É como se você estivesse dançando com a criança, conduzindo e se deixando conduzir, movendo-se como uma só pessoa.

OUTRO TIPO DE DEVAGAR
Bebês, macacos e estágios de desenvolvimento

Nos últimos anos, pais e mães têm se tornado cada vez mais conscientes dos marcos ou dos estágios que mapeiam o cronograma esperado do desenvolvimento infantil; a idade em que as crianças devem conseguir levantar a cabeça, a idade em que começam a acompanhar com os olhos os objetos, a rolar e a ficar de bruços, ficar em pé, falar, andar, e assim por diante.

Até alguns anos atrás, conferia-se um prêmio cada vez maior a bebês que atingissem esses marcos precocemente. Pais e mães muitas vezes são encorajados por profissionais e seus assistentes a tentar acelerar as conquistas dos filhos; a ideia é de que, de alguma forma, a aceleração proporcionará resultados superiores física, emocional e mentalmente. Os pais e mães são instruídos a colocar seus bebês de duas semanas de bruços – é a chamada "hora da barriguinha".[39] Ou seja, alguns meses antes de eles fazerem isso sozinhos. Há também dispositivos como puladores e andadores e um monte de outras maneiras de tentar acelerar o desenvolvimento da criança.

No entanto, um dos aspectos que mais diferenciam os seres humanos dos outros mamíferos é *quão lentamente nos desenvolvemos*. W. M. Krogman, um dos maiores especialistas em desenvolvimento infantil, escreve: "O homem, sem dúvida, tem o período de infância e juventude mais prolongado de todas as formas de vida".[40]

Quando comparamos a velocidade com que seres humanos atingem marcos de desenvolvimento à dos chimpanzés (um dos animais mais próximos de nós evolucionária e geneticamente),[41] vemos que aos dois meses de vida o macaco já é capaz de ficar em pé, segurando-se na mãe; já o bebê humano é completamente indefeso e dependente dos seus cuidadores.

Aos cinco meses, o chimpanzé já deu seus primeiros passos sozinho, é capaz de subir em árvores pequenas e em galhos e o contato entre mãe e filho começa a ser rompido por breves períodos. Enquanto isso, o bebê humano está apenas começando a rolar para o lado.

Quando o chimpanzé atinge dois anos de idade, suas faculdades motoras estão praticamente desenvolvidas. Aos dois anos, o bebê humano já anda, mas seu equilíbrio ainda é bastante precário; ele cambaleia e não é capaz de pular ou se equilibrar sobre uma perna. Muitas das competências relacionadas ao movimento, bem como as sociais e cognitivas, ainda estão para ser desenvolvidas.

Comparado ao chimpanzé, o bebê humano é extremamente lento em seu desenvolvimento motor e social. No entanto, algo muito importante acontece nos bastidores. Por um lado, se aos dois anos o ser humano ainda pode tropeçar enquanto anda, por outro, ele já é capaz de falar, dispondo de um vocabulário de cerca de vinte a trinta palavras, e consegue juntar ao menos duas delas para formar frases que façam sentido. Aos cinco anos, provavelmente possui um vocabulário de cerca de duas mil e quinhentas palavras. O chimpanzé, enquanto isso, produz ruídos para expressar formas básicas de raiva, medo e prazer, e nunca desenvolverá a linguagem como a conhecemos. Tampouco desenvolverá o pensamento conceitual e abstrato do qual, em geral, os humanos são dotados aos nove anos.

Aos nove anos, a criança humana pode ser capaz de tocar uma sonata de Chopin, jogar videogames ou resolver problemas matemáticos. Com a mesma idade, o chimpanzé terminou de amadurecer, talvez tenha sua própria família, mas seu cérebro jamais possuirá as capacidades artísticas, atléticas ou intelectuais do cérebro dos seres humanos. Embora não saibamos se o bebê humano se tornará um corredor veloz, um jogador de tênis habilidoso, um bailarino, um pianista ou um matemático, sabemos com certeza que o chimpanzé jamais será capaz de fazer tais coisas.

Comparação de alguns estágios típicos de desenvolvimento em seres humanos e chimpanzés

Aos três meses

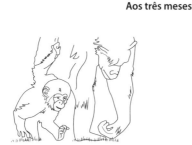 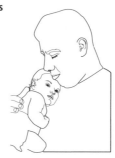

Consegue ficar em pé, segurando-se na mãe – muito antes do bebê humano

Indefeso, totalmente dependente dos outros – aparentemente, há pouca coisa acontecendo

Aos nove meses

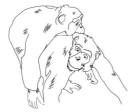 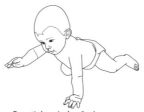

Consegue movimentar-se de maneira completamente independente e já pratica movimentos de cópula com as fêmeas

Engatinha, ainda não é capaz nem mesmo de andar – parece muito atrasado em relação ao bebê chimpanzé

Aos oito anos

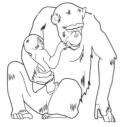 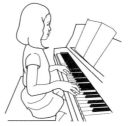

Maturidade sexual – a maior parte do potencial de desenvolvimento já foi alcançada

Ainda uma criança, mas consegue tocar piano – superando tudo o que o chimpanzé será capaz de fazer – e possui enorme potencial de crescimento futuro

CÉREBRO MAIOR E MAIS TEMPO PARA CRESCER

O fato de os seres humanos terem cérebros maiores explica apenas parcialmente a enorme disparidade de potencial em relação aos grandes primatas; o desenvolvimento mais lento dos seres humanos é tão importante quanto. Stephen Jay Gould escreve: "Bebês humanos nascem como embriões",[42] seus cérebros têm apenas 23% do tamanho de um cérebro adulto – a menor proporção entre todos os mamíferos. Nascemos incrivelmente inacabados e, comparados a outros mamíferos, levamos um longo tempo para amadurecer. Existe alguma vantagem nesse desenvolvimento demorado? Gould defende que a clara desaceleração do nosso desenvolvimento e o crescimento do cérebro nos deram a oportunidade de evoluir muito mais que qualquer outra criatura e de conquistar o que nenhuma outra já conquistou.

A desaceleração do desenvolvimento humano possibilita um processo de diferenciação prolongado e extensivo e o surgimento de estruturas cerebrais de maior complexidade, das quais as habilidades únicas dos seres humanos advêm. Essa desaceleração do desenvolvimento humano se beneficia do cérebro maior que se desenvolverá ao longo de muitos anos, até mesmo décadas.

NÃO ENCERRE O ASSUNTO TÃO RÁPIDO

Pesquisas mostram que os esforços de acelerar o desenvolvimento de um bebê saudável não produzem nenhuma diferença significativa no tempo médio de desenvolvimento. Não há evidências de que esses esforços garantam um desempenho melhor mais tarde, ao longo da vida – e há uma possibilidade bem real de que os esforços para acelerar o desenvolvimento precocemente possam ser prejudiciais. Quando uma criança tem necessidades especiais, muitas vezes está atrasada quanto aos cronogramas de desenvolvimento de uma ou mais formas. É compreensível que haja um desejo de fazer com que ela desempenhe as partes que lhe faltam e apressá-la, de modo que possa recuperar o atraso. Contudo, não são os marcos de desenvolvimento em si que

SEGUNDO FUNDAMENTO

importam. O que importa são os processos subjacentes que levam a criança a atingir esses marcos.[43]

Durante todos os meses em que o bebê humano fica deitado, movendo-se aleatoriamente, adquirindo de maneira gradativa os seus movimentos naturais e outras habilidades, nos bastidores uma atividade incrivelmente rica ocorre no cérebro. Bilhões e bilhões de conexões estão se formando, o corpo está sendo mapeado; bilhões de pecinhas (lembre-se da *diferenciação*) serão com o tempo integradas no que reconhecemos como o produto final dos nossos marcos de desenvolvimento e nas conquistas posteriores em nossa vida.

Nós, seres humanos, com ou sem necessidades especiais, somos construídos de modo que não concluamos os processos cedo demais, que não nos prejudiquemos com um conjunto final de padrões de movimentos – pensamentos, sentimentos, ações – que possa ficar enraizado rápido demais. É assim que alcançamos os níveis mais altos de desenvolvimento e desempenho. Desacelerando e não concluindo os processos precocemente, temos o tempo necessário para que conjuntos de habilidades incrivelmente complexos se desenvolvam e continuem se desenvolvendo cada vez mais, com habilidades novas e melhores ao longo da vida. Quando queremos ajudar uma criança com necessidades especiais, é preciso dar tempo ao tempo e manter o processo em aberto, proporcionando à criança e ao seu cérebro exponencialmente mais opções de crescimento. Independentemente de quão hábeis e inteligentes sejam os chimpanzés (e outros primatas não humanos), o seu cérebro e o seu desenvolvimento geral concluem os processos um tanto rapidamente, o que significa que eles podem ir muito menos longe que os seres humanos ao longo da vida.

> Nós humanos, com ou sem necessidades especiais, somos construídos de modo que não concluamos os processos cedo demais, que não nos prejudiquemos com um conjunto final de padrões de movimentos - pensamentos, sentimentos, ações - que possa ficar enraizado rápido demais.

Transmissão de sinais nas células nervosas

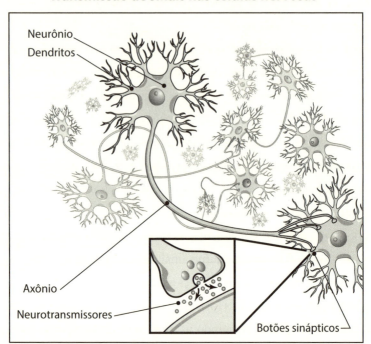

O QUE A CIÊNCIA NOS DIZ SOBRE IR DEVAGAR

Conforme a criança desacelera e começa a sentir, a reparar em seu entorno, e se capacita a perceber melhor as diferenças; conforme ela se move e experimenta o próprio corpo e o ambiente que a envolve, imediatamente começam a ocorrer em seu cérebro mudanças físicas e reais, um desenvolvimento a uma incrível velocidade. O axônio, uma extensão longa e delgada da célula nervosa, chamada neurônio, é isolado por uma substância gordurosa; esse processo recebe o nome de mielinização, e permite que os impulsos elétricos viagem mais rapidamente pela célula e se comuniquem com outras células nervosas. Estas se conectam e se comunicam umas com as outras por meio dos dendritos, que se assemelham aos galhos de uma árvore e ficam nas extremidades dos axônios. Durante o processo de diferenciação, cria-se uma quantidade enorme de novas conexões entre células nervosas; na verdade, um excesso de novas conexões é formado. Parte das conexões será selecionada pelo cérebro para criar o novo padrão. Quaisquer conexões não selecionadas desaparecerão com o tempo por meio de um processo denominado poda. Nos estágios iniciais do aprendizado de uma nova habilidade – isto é, um novo conjunto de padrões –, as novas conexões no cérebro da criança são bastante frágeis, até que o crescimento associado à nova habilidade esteja concluído. Elas continuam frágeis até que a seleção de conexões e a mielinização das células nervosas envolvidas se completem. Ir Devagar e com calma ainda é necessário nessa fase de mudança.

Quando a criança compreende e domina melhor a nova habilidade, isso significa que as estruturas no cérebro associadas a essa habilidade já estão suficientemente formadas para que ela controle e execute o que aprendeu. Só então ela pode desempenhar essa habilidade com mais rapidez. É por isso que digo: "Só conseguimos fazer rápido aquilo que já sabemos fazer".

Merzenich, usando o princípio da desaceleração da criança e do processo, desenvolveu um software chamado Fast ForWord, que ajudou milhões de crianças a aprender a ler e escrever.[44] A equipe de Merzenich começou a ouvir relatos de que o Fast ForWord, criado para auxiliar no desenvolvimento de habilidades linguísticas, vinha gerando uma série de resultados adicionais inesperados. Por exemplo, crianças com autismo começaram a demonstrar melhoras em sua capacidade de ouvir, prestar atenção e se concentrar, na caligrafia e no processamento mental em geral, indicando que o cérebro como um todo estava se desenvolvendo.[45]

As ferramentas para ir Devagar

Para a criança, desacelerar começa com você. Você se torna o modelo de desaceleração, mostrando o caminho a ser seguido pelo cérebro dela. Ir Devagar é uma habilidade que você e a criança podem desenvolver juntos. Fazer algo lenta e conscientemente com ela, de maneira intencional, requer habilidade e controle. Lembre-se de que cada um dos Nove Fundamentos aprimora o funcionamento do cérebro como um todo. Conforme você for

SEM LIMITES PARA O AMOR

aplicando as ferramentas para ir Devagar, observe as mudanças, quaisquer que sejam; elas são as pecinhas com as quais o cérebro da criança vai se desenvolver e progredir. Atente para as menores mudanças – elas podem facilmente passar despercebidas –, embora não sejam o resultado final que buscamos. No entanto, essas pequenas mudanças no cérebro são o início e o cerne de todas as grandes transformações. A seguir, apresento algumas ferramentas para ajudar a introduzir o Devagar na vida da criança.

Esteja presente com a criança: Reserve dez minutos por dia para apenas *estar presente* com a criança. Desligue o celular. Saia de perto do computador. Guarde o livro que está lendo. Desligue a televisão. Você não vai cozinhar ou limpar a casa, nem mesmo lavar o rosto da criança. Dirigir com ela não conta, já que sua atenção estará dividida. O único objetivo é *estar ali presente* com a criança, no tapete, na cama, no sofá, no jardim ou onde ela brinca. Assegure-se de que não haja nenhum compromisso seu ou da criança nesses dez minutos; apenas permita que a sensação de desacelerar permeie a experiência de vocês. Ao mesmo tempo, enquanto se certifica de que a criança está segura, permita que ela apenas *esteja presente* com você, da forma como for no momento. Deixe-a liderar; siga as pistas. Se ela quiser apenas perambular pela casa, aparentemente sem nenhum propósito, deixe que o faça e esteja ali presente com ela. Se quiser se aconchegar com você ou brincar com o seu cabelo, apenas esteja presente com ela. Se quiser brincar com uma bola ou um carrinho de brinquedo, esteja presente com ela enquanto ela faz isso. Apenas siga as pistas que ela der. Esteja presente com ela, só vocês dois. Mesmo que esse exercício pareça um pouco desafiador no começo, você logo descobrirá o quanto é prazeroso e fácil. Ir Devagar é parte do que fomos projetados para fazer.

Observe sem julgar: Conforme você desacelera ao interagir com a criança, terá a oportunidade de perceber coisas sobre as reações dela que talvez nunca tenha percebido antes. Quando você a observa sem compará-la a ninguém e sem tentar mudá-la ou controlá-la, torna-se mais capaz de mensurar suas reações ao que você faz. Você pode fazer isso ao alimentá-la, ao auxiliá-la com o dever de casa, ao ajudá-la a se vestir, ao lhe dar banho ou durante qualquer outra atividade que realizem juntos. Você conseguirá observar melhor as reações dela ao mundo à sua volta. Esse rico fluxo de informação acenderá o *seu* cérebro e lhe ajudará a se sintonizar melhor com a criança. Quanto mais você se sintonizar com ela, mais o cérebro dela se beneficiará das interações com você. Você será como a mamãe golfinho, que nada com o bebê como se fossem um só, carregando-o no fluxo da corrente que ela produz ao nadar; no devido tempo, o bebê golfinho será competente o bastante para se separar e começar a nadar por conta própria.

Opa, é hora de ir mais Devagar: Sempre que a criança falhar em fazer alguma coisa, como executar um movimento que ainda não tenha dominado, tentar tocar um instrumento musical, ler ou escrever, ou arriscar levar a colher até a boca, você vai perceber que o seu primeiro impulso é tentar acelerá-la e forçar a ação malsucedida. É uma reação comum. Mas lembre-se: nosso objetivo é o extraordinário, não o comum. Nesses momentos de fracasso, apenas desacelerem e continuem, mais devagar. Diminua os seus próprios movimentos, a velocidade com que você fala e a velocidade com que move a criança. Se ela falhou em fazer algo novo e porventura esteja tentando fazê-lo rápido demais, faça-a desacelerar e peça que tente de novo. Talvez você até queira deixar de lado por enquanto a atividade em questão e retomá-la depois, mas usando o Fundamento Devagar. Lembre-se: quando você desacelera a criança, proporciona ao seu cérebro oportunidades para criar novas soluções. Você e ela experimentarão mudanças e transformações imediatas, ainda que não o sucesso absoluto; cada uma dessas mudanças empurra a criança em direção ao sucesso.

O jogo do Devagar: A regra básica do jogo do Devagar consiste em você e a criança realizarem o que quer que seja o mais *devagar* possível. Se um de vocês começar a acelerar, o outro deve tentar chamar a atenção de quem se apressou. É possível jogar esse jogo enquanto você e a criança montam um quebra-cabeça – por exemplo, diga a ela: "Vamos ver se consigo colocar esta peça *bem devagar*", e então proceda de acordo. Então, diga: "Vamos ver quão lentamente você consegue colocar a peça". Se ela se mover rapidamente, chame sua atenção para a própria velocidade; você pode até mesmo ajudá-la guiando sua mão delicadamente. Quando for a sua vez de encaixar uma peça, execute movimentos rápidos de propósito, para que a criança tenha a chance de corrigi-lo e pedir que vá mais devagar. Pode demorar um pouco para a criança dominar o jogo. Mover-se devagar, fazendo tudo lenta e intencionalmente, requer muito mais controle e destreza do que fazer as coisas com pressa. Você pode aplicar o jogo do Devagar ao amarrar ou desamarrar o cadarço da criança, quando ela estiver pedalando o triciclo ou em qualquer outra atividade.

O jogo do Devagar é especialmente útil quando a criança estiver empacada ou não conseguir realizar alguma coisa. Se ela é nova demais para entender ou não conseguir desacelerar a princípio, tente desacelerar algum aspecto da ação que ela está realizando ou tentando realizar. Aja lentamente, para que ela possa imitá-lo. Conforme a criança desacelera, procure observar mudanças sutis ou mesmo mais óbvias. É possível perceber redução ou aumento no tônus muscular, um pouco mais de atenção e interesse, uma melhora real na coordenação motora ou no raciocínio.

Toque lento: Como pai ou mãe, você toca e move a criança com frequência. Esse toque, esse contato, é incrivelmente importante para o cérebro dela, que está se desenvolvendo. Você pode ajudá-lo a evoluir de maneiras notáveis por meio do que chamo de *toque lento*. Quando acariciar o cabelo da criança, mova a mão lentamente. Seu toque lento e o movimento Devagar proporcionarão ao seu cérebro a oportunidade de fazê-la sentir a si mesma e perceber mais claramente o que está acontecendo. Encontre formas de praticar o toque lento nas interações do dia a dia. Por exemplo, desacelere seus movimentos e use o toque quando estiver

SEGUNDO FUNDAMENTO

ajudando-a a vestir o casaco ou a sair da cadeira de rodas para se deitar, ou talvez quando estiverem batendo palmas ou brincando de alguma coisa que envolva toque. Ir Devagar vai *amplificar* a experiência da criança, assim como a sua, ajudando o cérebro dela a perceber o que está se passando e a se engajar mais com o que acontece ao seu redor.

Ouça Devagar: *Sermos notados e sentir que somos ouvidos e aprovados* estão entre as nossas necessidades humanas mais importantes. Muitas crianças com necessidades especiais têm dificuldade de se comunicar com os adultos à sua volta. Elas não conseguem fazer com que as pessoas as compreendam, que compreendam suas experiências, especialmente quando elas próprias têm dificuldade de compreender o mundo. A criança precisa que você seja um ouvinte particularmente competente. Você pode se tornar esse ouvinte *ouvindo Devagar* – isto é, ouvindo não apenas as palavras, mas a comunicação por meio de ruídos, movimentos, entonações, expressões faciais, linguagem corporal e todas as outras formas de expressão. Para isso, é preciso primeiro que você desacelere a si mesmo por dentro, que acalme o burburinho da sua mente. Respire fundo algumas vezes e então volte a atenção para a criança. Permita-se imaginar o que ela está comunicando por meio de palavras ou da linguagem corporal, ou talvez pela maneira como se move ou interage com você. Você pode responder dialogando com a criança, descrevendo o que entendeu. Pode se juntar a ela, imitando sua maneira de se comunicar, de maneira afetuosa e brincalhona. Pode simplesmente confirmar, por meio de perguntas, se o que você entendeu é o que ela quis dizer. Você vai saber se acertou com base na reação dela. Quando você acertar, ela vai relaxar imediatamente e se tornar mais receptiva e comunicativa, talvez até brincalhona. Quando não acertar, é possível que ela se retraia, ou que fique desapontada ou mesmo zangada. Em momentos como esse, apenas continue ouvindo Devagar até sentir que você e a criança estão se conectando.

Seja um mestre da gentileza: As crianças sabem quando fracassaram. Elas sentem a dificuldade e a confusão internamente, e com certeza percebem que foram incapazes de agir como os adultos ao redor esperavam que agissem. Seja generoso, gentil. Seja a sua própria "Liga dos Pais sem Pressa". Diga à criança: "Faça no seu tempo, sem pressa, sem se preocupar". Demonstre apoio. Não se trata de dizer a ela que está conseguindo quando na verdade não está. Não tente animá-la com o chamado reforço positivo quando ela souber que não está se saindo bem; quando faz isso, você distrai e confunde o cérebro dela. Seja autêntico e gentil com a criança. Ajude-a indo Devagar, até mesmo segure-a junto a si e delicadamente guie-a usando o seu corpo para que ela desacelere. Quando você faz isso, está dizendo à criança: "Você está bem do jeito que é agora. Está indo bem. Está segura". Quando ela se sente amada, aceita e segura, seu cérebro tem a oportunidade de se tornar uma poderosa máquina de aprendizado.

6

TERCEIRO FUNDAMENTO

Variação

A natureza é uma combinação e uma repetição infinita de algumas poucas leis. Ela cantarola o velho ar bem conhecido por inúmeras variações.

— Ralph Waldo Emerson

Hás dois tipos de variação: o primeiro está relacionado ao *que* fazemos, e o segundo, a *como* fazemos. Um exemplo do primeiro tipo de variação ocorre quando você, em vez de levar a criança ao fonoaudiólogo na segunda-feira, o que seria o cronograma usual, dirige pela cidade toda em busca de um lugar para brincarem. Um exemplo de variação de como fazemos algo seria, em vez de alimentá-la com uma colher, deixá-la comer com as mãos. Dito isso, como esses conceitos podem ser aplicados para ajudar uma criança com necessidades especiais?

A VARIAÇÃO AJUDA O CÉREBRO A CRESCER

O cérebro da criança tem um enorme trabalho a fazer. Nos primeiros três anos de vida, ele quadruplica de tamanho, alcançando 80% do peso que terá na vida adulta.[46] Esse aumento de tamanho deve-se principalmente ao aumento do número de conexões entre as células nervosas. Por meio dessas conexões, o cérebro se organiza, criando mapas do corpo e dos movimentos da criança, produzindo estruturas cognitivas e organizando emoções.

Esse notável processo de crescimento e desenvolvimento acontece por meio da percepção de algo novo, de algo diferente, de algo que se destaca em nosso corpo, em nossa mente e em nossa vida. É aí que o Fundamento que chamo de Variação entra em cena. Quando você leva variação para a vida da criança, realizando atividades rotineiras de maneiras novas ou diferentes, essas experiências destacam-se para ela. A diferença percebida (que leva à diferenciação) fornece ao cérebro as informações novas de que ele precisa para criar novas possibilidades. Há maneira mais óbvia de fazer o cérebro perceber diferenças do que criar e apresentar diferenças – Variação – intencionalmente ao interagir com a criança? Esse é o tema deste capítulo: Variação, a criação intencional de diferenças para que o cérebro da criança as perceba e as utilize em sua jornada para se tornar um cérebro melhor e mais forte, capaz de encontrar maneiras de tornar possível o impossível, de descobrir soluções únicas em face aos desafios.

> Esse notável processo de crescimento e desenvolvimento acontece por meio da percepção de algo novo, de algo diferente, de algo que se destaca em nosso corpo, em nossa mente e em nossa vida.

HÁ VARIAÇÃO EM TODA PARTE

A Variação está à nossa volta, em tudo o que captamos com os nossos cinco sentidos. Também vem de dentro de nós: os diferentes pensamentos que temos, as diferentes emoções que experimentamos e os diferentes movimentos que realizamos. Isso ocorre até com os movimentos que já dominamos, como andar; cada passo é diferente do outro, mesmo que não pareça. Nosso cérebro continua recebendo novas informações enquanto andamos, organizando cada passo, integrando nossos movimentos em um todo que está em constante mudança. O próprio cérebro cria Variação o tempo todo.[47]

Se eliminássemos toda variação de nosso ambiente, não seríamos mais capazes de funcionar.[48] Se você estiver em um espaço onde tudo é igual, como pode ocorrer com um esquiador surpreendido por uma nevasca, perderá a percepção de profundidade; a luz torna a paisagem homogênea, impossibilitando a diferenciação do que está em terreno mais alto do que está em terreno mais baixo ou a percepção da distância entre nós e um objeto.

É impossível imaginar a vida sem variação. E é impossível que o cérebro funcione bem sem variação suficiente. O cérebro das crianças exige um rico fluxo de variação para se desenvolver. A criança saudável gera espontaneamente quantidades enormes de variação de movimento, pensamentos, sentimentos e emoções.

Devido à natureza de sua condição, a criança que tem necessidades especiais muitas vezes apresenta limitações em sua capacidade de gerar variação. Por exemplo, a perseveração compulsiva de uma criança diagnosticada no espectro autista nega ao seu cérebro, por sua própria natureza, a variação e a informação de que ele precisa para crescer e se desenvolver. Embora a perseveração seja o *sintoma* que queremos ajudar a criança a eliminar, na verdade é a falta de variação o mais devastador para ela. É nosso trabalho ajudar a proporcionar ao menos um pouco da variação que ela não consegue produzir por si mesma. A boa notícia é que variação é algo fácil de gerar e levar à criança.

> Devido à natureza de sua condição, a criança que tem necessidades especiais muitas vezes apresenta limitações em sua capacidade de gerar variação.

A história a seguir ilustra a importância da Variação: como a privação de variação no início da vida de Michael limitou-o drasticamente e como o Fundamento que chamo de Variação proporcionou ao seu cérebro as oportunidades de que precisava para mapear habilidades que, de outra forma, ele não conseguiria desenvolver.

O MENINO ENGESSADO

Michael nasceu com o que os seus pediatras descreveram como juntas do quadril deslocáveis, quadro também conhecido como displasia do desenvolvimento do quadril (DDQ).[49] As articulações de seu quadril não haviam se formado por completo. O médico recomendou um engessamento de corpo inteiro, que seguraria as cabeças femorais nas articulações do quadril, na esperança de que ele se desenvolvesse normalmente. Michael permaneceu engessado dos três aos dez meses.

Quando o gesso foi retirado, o quadril parecia estar bem, mas Michael não conseguia se mover. Quando o vi pela primeira vez, aos treze meses de idade, ele não era capaz de rolar o corpo para ficar de bruços ou de barriga para cima, não conseguia se sentar nem engatinhar. Como Michael apresentava esses problemas, indicaram aos seus pais um fisioterapeuta, que trabalhou com ele por várias semanas, fazendo-o passar por uma série de exercícios repetitivos que tinham como objetivo ensiná-lo a rolar, a sentar-se e, enfim, a engatinhar. Os pais me contaram que o tratamento não ajudou.

A despeito de ser um bebê saudável e inteligente, Michael não tinha ideia de como se mover. Quando o sentavam, ele conseguia manter a cabeça erguida e movê-la de um lado para o outro. Muitas vezes, quando movia os braços, era como se batesse asas, agitado e acelerado, em movimentos semelhantes aos que às vezes associamos a crianças com autismo. Suas pernas, costas e pelve, enquanto isso, permaneciam pesadas e inertes. A preocupação dos pais, que já não era pouca, agravou-se porque os médicos não sabiam mais como ajudar o menino. Seus pais estavam agora por conta própria em sua busca por soluções. Como tantos outros na mesma situação, sentiam-se abandonados e ansiosos. Parecia não haver explicação para o fato de Michael não aprender a engatinhar. Todos aqueles com quem conversavam ofereciam muitas sugestões, mas como começar a pô-las em prática?

TERCEIRO FUNDAMENTO

....

A despeito de ser um bebê saudável e inteligente, Michael não tinha ideia de como se mover.

....

Os pais de Michael chegaram a mim por meio de um conhecido em comum. Em nossa primeira sessão, observei o belo rosto daquele bebê obviamente saudável e fiquei imaginando por que ele não sabia se mover. Então, tive um palpite. Durante o período em que permanecera no gesso, todos os movimentos normais da infância, tanto os aleatórios como os movimentos voluntários das costas, do abdome, do peito e das pernas, foram restringidos pelo molde; Michael não podia realizá-los. Ele também perdeu as inúmeras possibilidades de variação das relações dinâmicas entre as diferentes partes do corpo que teria experimentado se estivesse livre para se mover, bem como as variações de sensação ao ser segurado e tocado nas áreas cobertas pelo gesso. Ao perder a miríade de sensações – Variação – que seriam proporcionadas pelo movimento e pelo toque, seu cérebro não pôde mapear o corpo e seus movimentos. Como o gesso o havia impedido de experimentar as sensações e os movimentos aleatórios e exploratórios que ocorrem logo cedo no desenvolvimento de um bebê, muito possivelmente o cérebro de Michael mal devia saber que ele possuía pernas, costas e a pelve.

Fiquei pensando como deve ter sido para ele e para o seu cérebro ser imobilizado daquele jeito, tão cedo e por tanto tempo. Seu cérebro estava sedento pelas variações normais de movimento e oportunidades de sentir e descobrir o corpo e o que este podia realizar; não dispunha da informação com as quais poderia começar o processo de compreensão de si e do mundo ao seu redor. Em vez disso, deve ter experimentado continuamente as restrições e limitações impostas pelo gesso. O cérebro de Michael mapeou as experiências de limitação enquanto o garoto vivia e crescia em um molde, o que criou um molde-fantasma em sua mente. Mais tarde,

SEM LIMITES PARA O AMOR

quando o gesso foi retirado, seu cérebro não ficou sabendo da novidade. Michael continuou a agir como se ainda estivesse preso ao molde, porque seu cérebro não dispunha da informação necessária para poder fazer algo diferente.

> O cérebro de Michael mapeou as experiências de limitação enquanto o garoto vivia e crescia em um molde, o que criou um molde-fantasma em sua mente.

Ele precisava experimentar um pouco das variações de movimento que perdera durante o período em que estivera no gesso. Decidi recriar algumas delas, em vez de tentar fazer com que Michael engatinhasse ou realizasse outro movimento que as crianças da sua idade conseguiam fazer. Eu me perguntava se o seu cérebro despertaria e começaria a reconhecer e organizar o corpo de maneira mais plena. Será que ele começaria a formar os mapas para movimentar melhor o corpo?

Comecei a mover muito *delicadamente* as pernas, pelve, costelas, lombar, costas e ombros de Michael por meio de vários *movimentos minúsculos* e de maneiras que eu sabia que ele não poderia ter empreendido enquanto estivera no gesso. Eu estava tentando me comunicar com o seu cérebro, apresentando-lhe a existência daquele corpo e o fato de que ele podia se mover de todas aquelas maneiras diferentes. Inicialmente, o corpo de Michael permaneceu rígido e não mostrou reação. Isso indicava que eu ainda não estava alcançando o cérebro. Ele não conseguia acompanhar os movimentos que eu realizava com as minhas mãos. Eu estava ciente do molde-fantasma; para Michael, mesmo que o molde não estivesse mais ali, sua presença era real.[50] Assegurei-me de que os movimentos que eu aplicava fossem mínimos, como se o gesso ainda existisse. Sempre presto bastante atenção para nunca mover a criança além do que é fácil e confortável para ela. Para ajudar o cérebro de Michael a despertar, continuei

Terceiro Fundamento

a introduzir cada vez mais variações de movimentos minúsculos e, de repente, como se seu cérebro tivesse atingido o ponto de virada, o rosto de Michael se iluminou. Ele estava percebendo, prestando atenção em seu rico repertório de movimentos pequeninos e delicados. Em muito pouco tempo, era como se o molde-fantasma estivesse começando a se desfazer. O corpo de Michael estava se tornando flexível e móvel.

....

Sempre presto bastante atenção para nunca mover a criança além do que é fácil e confortável para ela.

....

A GRANDE SURPRESA

Após vinte minutos nessa primeira sessão, a lombar de Michael pareceu viva e vibrante. Seu cérebro e sua lombar estavam se conectando e fazendo novas conexões com todas as outras partes do corpo: cabeça, ombros, braços, pelve, pernas e pés. Decidi verificar se Michael estava pronto para essas mudanças – essas novas conexões, cheias de vida, entre o cérebro e o restante do corpo – e para juntá-las no que se tornaria uma ação reconhecível e intencional da parte dele. Cuidadosamente, rolei-o de bruços e levantei sua pelve para que seus joelhos ficassem sob o corpo, quase como ficariam se ele estivesse ajoelhado, assegurando-me de que estivesse confortável e atentando para essa dança que estávamos realizando juntos.

Alguns segundos depois, ele levantou a cabeça e os ombros e esticou os braços. Michael agora estava se sustentando sobre os braços e os joelhos! Eu não sabia o que ele faria em seguida ou até onde ele iria com essas mudanças. Aguardei e observei atentamente.

Michael ficou apoiado sobre as mãos e os joelhos durante algum tempo. Era óbvio para mim que ele não fazia ideia de que podia se mover nessa posição; era tudo muito novo para ele. Vendo como era robusto, acreditei que poderia ser capaz de realizar algum movimento nessa posição, então comecei, bem delicadamente, a pressioná-lo para a frente e para trás, só

SEM LIMITES PARA O AMOR

um pouquinho. Dessa maneira, Michael pôde experimentar o próprio peso ora para a frente, ora para trás, entre seus joelhos e suas mãos. Era tudo de que ele precisava. Em segundos, e a princípio bem hesitante, ele levantou uma das mãos e a moveu para a frente, depois levantou o joelho oposto e o levou para a frente, então moveu a outra mão para a frente e, em seguida, o joelho oposto. Michael estava engatinhando pela primeira vez em sua vida. E por conta própria. Estava se libertando do seu molde-fantasma.

Enquanto o cérebro de Michael assimilava o que estava experimentando por meio de uma ampla gama de variação e das diferenças que percebia com os pequenos movimentos que eu estava realizando com ele, bilhões de neurônios em seu cérebro, invisíveis a olho nu, estavam processando essas sensações e criando novas conexões e padrões altamente organizados, mapeando movimentos e capacidades futuros. *A mudança sempre vem de dentro da criança.* A necessidade especial da criança limita a Variação que ela é capaz de experimentar, criando um molde virtual em seu cérebro. Essa limitação de variação dificulta, ou até impossibilita, que o cérebro se desenvolva normalmente, como faria se não houvesse a limitação em questão. Seja qual for o gesso da criança, seja espasticidade muscular, como no caso da paralisia cerebral, ou os tipos de compulsão que observamos no autismo, sempre podemos introduzir Variação e reduzir ou eliminar o impacto da limitação no seu desenvolvimento. Variação ajuda a permitir que o cérebro faça o seu trabalho.

O QUE A CIÊNCIA DIZ SOBRE VARIAÇÃO

Dois estudos científicos, um realizado com camundongos e outro com humanos, demonstram o poder da Variação de ajudar a aumentar as sinapses no cérebro e a aprimorar a aquisição de habilidades.

Em 1990, um time de neurocientistas iniciou um projeto de pesquisa muito interessante com quatro grupos de camundongos adultos.[51] Cada grupo de animais realizaria um tipo de atividade. Os grupos foram organizados da seguinte forma:

Exercício obrigatório: Os animais desse grupo eram colocados em uma esteira por um total de sessenta minutos por dia. Esse exercício era obrigatório.

Exercício voluntário: Os animais desse grupo tinham uma esteira na gaiola, que eles usavam com frequência, mas de maneira totalmente voluntária.

Acrobatas: Esses animais eram colocados em um ambiente equipado com uma complexa trilha de obstáculos. Embora não fosse desafiadora fisicamente, a trilha apresentava uma grande variedade de atividades.

Gaiola dos folgados: Esse grupo não tinha oportunidade de se exercitar.

Os pesquisadores concentraram-se em duas variáveis-chave nesses grupos: (1) o volume de vasos sanguíneos no cérebro dos animais e (2) o número de sinapses – isto é, conexões – por neurônio no cérebro.

Os resultados foram surpreendentes. O grupo do Exercício Obrigatório teve a maior densidade de vasos sanguíneos. No entanto, foi o grupo dos Acrobatas – aqueles que foram criados em um ambiente com mais oportunidades de variação – que apresentou os maiores índices de sinapses por célula nervosa – o maior número de *novas conexões*.

Esses estudos podem nos ensinar muito sobre as possibilidades humanas e o que podemos fazer para ajudar o cérebro de uma criança com necessidades especiais.

Quando observamos a maneira como as crianças são educadas na escola, como os adultos são treinados em seus locais de trabalho ou como vários métodos terapêuticos são realizados, podemos notar que há uma pressuposição, explícita ou implícita, de que a melhor forma de adquirir uma habilidade é mirar o objetivo o máximo possível e concentrar a atenção no que a pessoa não sabe, no que ainda não consegue fazer bem ou naquilo que simplesmente não é capaz de fazer. O professor, treinador

SEM LIMITES PARA O AMOR

ou terapeuta concentram-se estritamente naquilo que deve ser aprendido e excluem ou minimizam a Variação de acordo com esse ponto de vista.

A pesquisadora Melissa A. Schilling e sua equipe defendem que há uma pressuposição implícita em diversos estudos sobre aprendizagem organizacional de que a taxa de aprendizado é maximizada por meio da especialização.[52] A crença é de que, quanto mais estritamente focarmos em uma determinada tarefa, mais rapidamente melhoramos nosso desempenho. Schilling e sua equipe compararam três abordagens: aprender por meio da especialização, sem variação; aprender com variações relacionadas ao que está sendo aprendido; e aprender com variações diversas. Os pesquisadores buscavam descobrir como cada uma dessas abordagens afeta o processo de aprendizagem.

A pesquisa tinha como base pessoas que deveriam aprender um jogo estratégico de tabuleiro chamado Go. A equipe monitorou a taxa de aprendizagem de três grupos de participantes: o primeiro praticava apenas o jogo Go, sem variação. O segundo praticava Go e um jogo de estratégia semelhante, chamado Reversi, o que constituía aprender com uma variação relacionada àquilo que o grupo estava aprendendo (o que chamei anteriormente de "fazer a mesma coisa de maneira diferente"). O terceiro grupo praticava Go e um jogo de cartas, também de estratégia, chamado Cribbage, que não tinha nada a ver com o Go, o que constituía aprender com uma variação não relacionada ao que o grupo estava tentando aprender (algo que chamei anteriormente de "fazer coisas completamente diferentes").

A equipe de Schilling descobriu que os grupos que aprendiam sem variação e com variação diversa apresentaram resultados semelhantes. Também descobriu que o grupo que utilizou uma variação relacionada ao que tentava aprender – fazendo a mesma coisa de maneiras diferentes – aprendeu mais rápido; na verdade, bem mais rápido do que os outros dois grupos.

TERCEIRO FUNDAMENTO

Podemos interpretar esses resultados afirmando que variações relacionadas fornecem ao cérebro uma riqueza de experiências e informações que ajudou os participantes da pesquisa a aprender Go. Isso é o que chamo de "diferenciação pelas beiradas" por meio da Variação – criar novas pecinhas nas beiradas do que já aprendemos. A especialização, por outro lado, estreitou o foco sobre o que se desejava aprender, o que limitou a habilidade do cérebro de criar novas informações e diminuiu sua capacidade de aprender.

No que diz respeito à nossa discussão, *especialização* é tentar fazer a criança aprender algo que ela ainda não consegue fazer, concentrando-se apenas na coisa a ser aprendida. Para isso, força-se a criança a repetir tal coisa várias e várias vezes. É como no primeiro grupo do estudo, composto de indivíduos que estudaram apenas o jogo Go. Para uma criança com necessidades especiais, essa abordagem só funciona se ela já estiver perto de conseguir fazer aquilo que se espera que ela aprenda, mas isso tende a levar a um desempenho inferior. Por exemplo, a criança pode aprender a engatinhar, mas não a engatinhar muito bem. Com a *variação relacionada* – isto é, diferenciação pelas beiradas –, você proporciona à criança que tem de lidar com desafios especiais uma variação relacionada às coisas que ela já sabe fazer, mesmo que não perfeitamente. Essa Variação, *combinada* com aquilo que a criança já é capaz de fazer em alguma medida, fornece uma ponte para um nível de desempenho superior ou até mesmo para uma habilidade totalmente nova, que ela não tinha antes. A terceira abordagem, *variação não relacionada*, é como tentar levar a criança a fazer algo que ela ainda é incapaz de realizar, em razão de suas necessidades especiais. Considere o exemplo de tentar fazer uma criança engatinhar quando, por causa de sua condição, o cérebro não pôde desenvolver os elementos subjacentes fundamentais, necessários para ela engatinhar. Ela talvez nem consiga rolar para ficar de bruços ou de barriga para cima ainda! Essa abordagem muito frequentemente prova-se ineficaz e até contraproducente devido aos padrões desorganizados que

SEM LIMITES PARA O AMOR

estão se enraizando no cérebro da criança enquanto o adulto tenta reproduzir nela os movimentos de engatinhar.

Para usar com a criança a abordagem das variações relacionadas, utilizamos elementos relacionados que sejam necessários para ela aprender a habilidade desejada, elementos estes que faltam ao cérebro dela e que não podem ser adquiridos por meio de mera repetição. Com variações suficientes que sejam *suficientemente próximas* do que a criança é capaz de fazer no momento, sejam capacidades limitadas, sejam avançadas, seu cérebro vai fazer uso espontaneamente dos elementos de que precisa – as peças que faltam –, que estão no fluxo das novas informações proporcionadas pelas variações. Com esses novos elementos, o cérebro pode construir a ponte entre o ponto em que a criança está e *o seu próximo e singular nível de habilidade.*

As ferramentas a seguir fornecem meios de aplicação desses conceitos nas interações do dia a dia com a criança.

Ferramentas da Variação

Proporcionar Variação à vida da criança pode ser divertido e, ao mesmo tempo, ajuda a trazer as mudanças desejadas. Mesmo pequenas mudanças na maneira como a criança realiza um determinado movimento aumentam as sinapses em seu cérebro. Conforme as sinapses aumentam, o número de conexões entre as células nervosas também o fazem, expandindo o potencial que o cérebro tem de aprender coisas novas e de se adaptar a diferentes situações.

Comer pelas beiradas do movimento: *Comer pelas beiradas* significa levar Variação para algo que a criança já é capaz de fazer sozinha ou que ela consiga fazer com uma ajudinha sua. Toda vez que você faz algo de maneira diferente com a criança, mesmo que seja uma diferença pequena, proporciona ao cérebro dela oportunidades de gerar novas conexões e criar novos padrões. Comer pelas beiradas é uma forma de tirar proveito

TERCEIRO FUNDAMENTO

do fato de que o aprendizado torna-se possível e é acelerado quando tomamos como ponto de partida alguma habilidade que a criança já tenha, mesmo que ela ainda não a domine, de modo que ela possa sentir o que está acontecendo. Isso sempre se dará com algo que ela considere fácil. É aí que ela se envolverá mais, participando do que quer que esteja fazendo em vez de reagir de maneira apática e passiva, ou sentindo dificuldade a ponto de se tornar refratária. Você pode aplicar Variação (comer pelas beiradas) nos movimentos do corpo, na cognição, nas emoções e nas interações sociais. Sempre comece uma Variação de maneira discreta, delicada, observando a expressão facial, as vocalizações ou as mudanças na qualidade do movimento da criança que indiquem que ela está envolvida e participando.

....

Comer pelas beiradas é uma forma de tirar proveito do fato de que o aprendizado torna-se possível e é acelerado quando tomamos como ponto de partida alguma habilidade que a criança já tenha, mesmo que ela ainda não a domine, de modo que ela possa sentir o que está acontecendo.

....

Para ilustrar como isso funciona, vejamos o exemplo de uma criança que não tem coordenação nas mãos. Lembre-se de começar com algo que seja fácil para ela. Digamos que pegar carrinhos de brinquedo médios, daqueles que são um pouco menores que a palma da mão da criança, seja fácil para ela. No entanto, ela os apanha de maneira desajeitada e um pouco bruta. Em tom brincalhão, comece pedindo que pegue um carrinho usando a mão direita, assegurando-se de que seja um carrinho que a criança consiga pegar com facilidade. Depois que ela o apanhar, peça que o solte. Em seguida, peça que o pegue novamente, mas com mais força do que antes. Aperte devagar a mão da criança quando ela estiver pegando o carrinho, dizendo: "Mais apertado... Mais forte". Oriente-a a alternar a intensidade do aperto algumas vezes, pedindo que segure ora com mais força, ora com menos força.

SEM LIMITES PARA O AMOR

Na próxima Variação, peça à criança que pegue o carrinho de brinquedo com as duas mãos, mas com a palma e os dedos esticados. A Variação seguinte consiste em fazer com que a criança, descalça, tente apanhar o carrinho com os pés, depois com um pé e uma das mãos. Em seguida, tente fazer com que ela o pegue usando apenas três dedos de cada mão.

Peça-lhe que apanhe o carrinho enquanto ela estiver em pé, enquanto estiver sentada, deitada com a barriga para cima, de bruços e assim por diante. Depois, deixe simplesmente a criança pegá-lo com a mão direita – ou esquerda, se for canhota – e observe se o movimento está mais refinado e controlado. Não lhe diga nada, deixe-a descobrir e sentir por si mesma.

Você pode aplicar um tipo de Variação bastante semelhante em problemas comportamentais. Por exemplo, se a criança tende a ter crises e a gritar, você pode, quando ela não estiver no meio de uma crise, fazer uma brincadeira usando diferentes sons (Variação) e aumentando-os de volume propositalmente, depois mais alto, e então realmente *bem* alto. Em seguida, peça à criança que reproduza os sons em um volume mais baixo. Vocês podem fazer sons com a boca fechada, deitados e rolando de um lado para outro, sentados, em pé ou correndo e pulando. Então, quando e se ela tiver uma crise, você pode pedir que varie os gritos – que grite mais alto, mais baixo, com a boca aberta, fechada, e assim por diante. Muito provavelmente, a crise vai desaparecer.

Sempre mantenha o foco no seu propósito de comer pelas beiradas como forma de proporcionar oportunidades para o cérebro da criança experimentar mais Variações, novas informações para formar novos padrões e mapear o próprio corpo de maneira mais completa.

Qualquer movimento que a criança seja capaz de fazer, ou que você possa fazer com ela, pode ser variado. Você não precisa criar uma nova rotina ou reservar um tempo para fazer especificamente o que descrevo aqui. É fácil aplicar Variação em praticamente todas as atividades do dia a

TERCEIRO FUNDAMENTO

dia que você já realize com a criança ou que ela realize sozinha: vestir-se, desenhar, trocar fraldas, comer, tomar banho e assim por diante. Utilizar Variação em qualquer atividade aumenta a diferenciação e a complexidade do cérebro da criança, o que leva a uma maior coordenação motora, a melhores capacidades intelectuais e a uma criança mais feliz.

Confie nas pequenas mudanças: Inicialmente, alguns pais e mães podem relutar em desistir de programas de exercícios que incluam técnicas repetitivas e rotinas que eventualmente estejam seguindo com a criança, como exercícios forçados e metas a serem batidas, relacionadas a coisas que a criança não consegue fazer. Também podem relutar em introduzir Variação ao que já está mais ou menos funcionando, com medo de estragar tudo e perder os resultados que já tiveram. Se você se sente assim, vá devagar, comendo pelas beiradas. Tente tirar um dia para não fazer os exercícios que já vem praticando com a criança e reserve cinco ou dez minutos, três ou quatro vezes durante esse dia, para experimentar variações de movimento como as que descrevi. Observe possíveis mudanças positivas na criança, então tente tirar uma semana inteira para experimentar variações, evitando abordagens mais engessadas. Conforme observar mais mudanças na criança, incluindo ela parecer mais feliz, aplique gradativamente Variação a qualquer coisa que fizer com ela, em todos os pontos em que ela precise de ajuda, incluindo as terapias e os exercícios que já esteja realizando.

Acompanhe a criança: Conforme a criança ganha mais liberdade em seus movimentos, ela começa a variar espontaneamente as coisas que faz. Pode ser o movimento do corpo, do braço, da perna, da cabeça, dos ombros, das costas, a maneira de pensar, as ideias, a expressão de emoções ou a interação com as outras pessoas. Em momentos assim, aja como um bom dançarino. Acompanhe a criança, junte-se a ela. Seja flexível e esteja pronto para variações. Por exemplo, se a criança costuma ser quieta e tímida e, de repente, começa a se expressar em voz alta e a bater no chão

SEM LIMITES PARA O AMOR

com a mão, exigindo alguma coisa, junte-se a ela, de maneira brincalhona e sem assustá-la: imite o que ela fizer. Imite-a levantando um pouco a voz e batendo delicadamente no chão. Seja parceiro da criança, brincando com ela e acompanhando-a. Quando ela perceber que você está participando do que ela está fazendo, ela se sentirá apoiada, e isso traz outro tipo de Variação. Outra maneira de acompanhar a criança é descrever o que ela está fazendo: "Ah, seus braços estão para cima, em direção ao céu, agora estão para baixo... Opa, você acabou de cair com o bumbum no chão!". Mostre interesse por ela em vez de tentar corrigi-la de acordo com uma noção rígida do que ela deveria fazer.

Vai um erro aí?: Quando a criança fizer algo de maneira incorreta, não a corrija. Sim, você leu certo: *não a corrija.* (Claro, se o comportamento dela a colocar em risco ou for perigoso para outra pessoa, faça-a parar imediatamente.) Por mais evidente que o erro possa parecer, na maioria das vezes ela não percebe; a criança não tem ideia do que está fazendo. Ela não sente o que está fazendo!

É certo que, quando aconselho a não corrigir, não estou aconselhando ninguém a ignorar os erros da criança, mas sim a aproveitar essa oportunidade para introduzir mais Variação. Você ajudará a criança a se tornar mais consciente do que ela faz e a encontrar alternativas que funcionem melhor. Pense nos erros da criança como uma fonte maravilhosamente rica de Variações e em suas limitações como oportunidades para introduzir Variações que a ajudem a aprender o que ela precisa aprender. Como podemos aproveitar esses tesouros? Você pode utilizar algum erro que a criança cometa e começar a variá-lo, para ajudá-la a perceber o que está fazendo. Por meio desse tipo de variação, você ajuda a criança a conquistar mais liberdade e domínio sobre as próprias ações.

> Pense nos erros da criança como uma fonte maravilhosamente rica de Variações.

TERCEIRO FUNDAMENTO

Ficando bom em Variações: Quando o cérebro da criança tem uma dificuldade subjacente em criar variações, seja qual for, é importante concentrar-se em ajudá-lo a tornar-se mais apto a gerar variações de dentro para fora e a integrar variações que venham de fontes externas. Variação é para o cérebro o que a luz é para os olhos: sem luz, os olhos não podem enxergar; sem variação, o cérebro não pode aprender ou organizar ações muito bem. Crianças diagnosticadas no espectro autista muitas vezes têm dificuldade com variações. Elas costumam ter uma reação negativa a qualquer mudança ou variação, em especial se for inesperada. É como se o cérebro estivesse preso em uma rotina de padrões compulsivos ou repetitivos e tivesse dificuldade para mudar o que está fazendo. Esse tipo de rigidez no cérebro pode ser observado, em maior ou menor grau, na maioria das crianças que têm necessidades especiais. Quando uma criança tem esse tipo de dificuldade com um comportamento compulsivo – de ordem emocional, cognitiva ou física –, é importante introduzir Variação primeiro em uma área em que ela já esteja se saindo bem. Dessa maneira, a possibilidade de a criança ser receptiva à Variação (e aproveitá-la) é maior.

> Sem luz, os olhos não podem enxergar; sem variação, o cérebro não pode aprender ou organizar ações muito bem.

Para ajudar o cérebro a melhorar sua capacidade de Variação, geralmente é mais fácil começar pelos movimentos do corpo. É importante escolher um movimento que a criança já seja capaz de realizar e, de preferência, um de que ela goste e que seja mais fácil e mais confortável para ela.

Por exemplo, se a criança gosta de bater palmas, mesmo que de maneira compulsiva, esse pode ser um bom ponto de partida. Você pode começar imitando seus movimentos, batendo palmas quando ela bater palmas, e depois variar os intervalos um pouquinho. Ou talvez você bata palmas alternadamente com ela. Então, você pode, de maneira delicada, segurar

SEM LIMITES PARA O AMOR

a mão direita da criança e bater a sua palma direita nela; em seguida, se a criança estiver descalça, levante a perna esquerda dela e bata a palma da mão dela na sola do pé. Todas essas variações são direcionadas para o cérebro. Você não está fazendo isso com a criança para que ela possa bater palmas melhor; você está levando Variação a um ponto em que há chance de que o cérebro dela possa perceber diferenças e ficar mais confortável com mudanças. Se a criança resistir e não gostar de nenhum desses movimentos, não insista; em vez disso, procure outras oportunidades de introduzir Variações sutis que possam ser interessantes para ela.

Você está ajudando o cérebro da criança a fazer Variações, de uma maneira mais criativa e eficiente. Está ajudando-o a se tornar mais desenvolvido e mais forte, um cérebro capaz de criar novas informações e superar limitações.

Descobrindo a diferença: Algumas crianças têm dificuldade com habilidades acadêmicas ou cognitivas não porque lhes falte inteligência, mas porque, por alguma razão, o seu cérebro não percebe certas diferenças essenciais para dominar as habilidades em questão. A Variação pode ajudar o cérebro dessas crianças a perceber diferenças que ainda não conseguem ver, ouvir ou sentir, ainda que elas possam parecer óbvias para as outras pessoas.

Um exemplo de como isso se manifesta ocorre quando uma criança tem dificuldade para aprender a ler e não consegue reconhecer os formatos das letras. Ela não percebe a diferença entre um *p* e um *q*, ou entre um *W* e um *M*. Ou talvez ainda não reconheça a diferença entre traçar uma linha da direita para a esquerda em uma folha e traçá-la da esquerda para a direita.

Também podemos usar Variação para ajudar uma criança que tenha esse tipo de dificuldade. Em vez de fazê-la tentar identificar e escrever as letras, escolho três formas simples: um ponto, uma linha reta e uma linha ondulada. Deixo a criança observar enquanto desenho lentamente cada uma dessas formas em um pedaço de papel e as identifico conforme as desenho. Digo: "Ponto. Linha reta. Linha ondulada". Então, desenho

TERCEIRO FUNDAMENTO

com o dedo essas mesmas formas nas costas da mão da criança, identificando-as como fiz anteriormente. Peço então à criança que se deite e feche os olhos. Continuo a desenhar com o dedo essas mesmas três formas, mas dessa vez de maneira aleatória, no braço, no rosto, na barriga ou nas costas da criança. Enquanto faço isso, peço-lhe que tente adivinhar o nome de cada forma. Também vario o sentido das formas, desenhando a linha ondulada de cima para baixo ou de baixo para cima, ou desenhando linhas retas horizontais, verticais ou diagonais. As crianças com as quais apliquei esse método se tornaram bastante hábeis em identificar as diferentes formas em seu corpo, e isso as levou a conseguir reconhecê-las e desenhá-las no papel.

Por meio de combinações dessas três formas, podemos começar a representar todas as letras do alfabeto. Por exemplo, uma linha reta torna-se um *l*, uma linha ondulada torna-se um *u*, e assim por diante. Quatro linhas retas formam um *W*, duas linhas verticais com duas linhas diagonais tornam-se um *M*. Peça também à criança que represente essas diferentes formas utilizando o corpo, ficando em pé como uma linha reta ou deitando-se no chão dobrando o corpo como uma linha ondulada, por exemplo; é possível pedir-lhe que ande em linha reta ou pule para fazer um ponto. Essas variações proporcionam ao cérebro as importantes distinções de que precisa para conseguir organizar a leitura e a escrita.

Sempre que você leva Variação à criança, seu cérebro começa a perceber diferenças e a criar algo novo com essa informação. É isso que precisa acontecer para que haja mudança. E, uma vez que as crianças sintam a liberdade e a diversão associada à Variação, tornam-se mais felizes, mais envolvidas e alertas, e aprendem melhor.

7

QUARTO FUNDAMENTO

Sutileza

Nada é tão forte como a gentileza; nada é
tão gentil como a força verdadeira.

— São Francisco de Sales

A *sutileza* pode ser definida como "a habilidade de reconhecer e fazer distinções muito discretas". Como observamos nos capítulos anteriores e nas histórias que compartilhei, a propriedade do cérebro de perceber diferenças sutis está no cerne da sua capacidade de gerar novas informações para organizar ações novas, mais refinadas e rigorosas e para superar limitações. Isso vale para mudanças relacionadas a uma criança que está aprendendo a mover o próprio corpo, tornando-se capaz de aprimorar suas capacidades intelectuais ou mudando e melhorando algo em sua vida emocional. Para que seja mais útil para a criança, o que quer que você faça com ela deve cultivar e fortalecer sua habilidade espontânea de perceber diferenças. E é aí que entra a Sutileza. Sem ela, o cérebro tem pouca ou nenhuma informação com que trabalhar. Quanto mais Sutileza e suavidade você levar para o que realiza com a criança, ou para o que a criança faz sem ajuda, mais o cérebro dela vai perceber diferenças e mais brilhante ela será em criar soluções para superar desafios. Vamos analisar melhor a sutileza e a suavidade e como elas podem ajudar a criança a perceber diferenças.

SEM LIMITES PARA O AMOR

Para que seja mais útil para a criança, o que quer que você faça com ela deve cultivar e fortalecer sua habilidade espontânea de perceber diferenças. E é aí que entra a Sutileza.

MAIOR INTENSIDADE, MENOR SENSIBILIDADE

Você já deve ter tido a experiência de estar em um ambiente lotado, talvez em uma festa ou durante o intervalo de uma peça teatral, tentando conversar com um amigo. Depois de alguns minutos frustrantes de esforço para ouvirem um ao outro em meio à algazarra, você o convida para saírem ao ar livre de modo que possam conversar. Uma vez lá fora, você percebe que ainda estão gritando. Você logo baixa a voz, assim como o seu amigo. Vocês conversam de maneira mais suave, no tom normal de suas vozes, que inclui milhares de diferentes inflexões tonais, mudanças de volume e insinuações sutis. Nessa atmosfera tranquila, vocês desfrutam um agradável diálogo.

Em momentos como esse, você vivencia o que Ernst Heinrich Weber, um psicofisiologista, descobriu há mais de cem anos: nossa sensibilidade a estímulos (nesse caso, o som da voz do nosso amigo) diminui à medida que a intensidade (o barulho da multidão) do estímulo de fundo aumenta.[53] (Isso é chamado de lei de Weber-Fechner, que discutirei mais tarde neste capítulo.) Devido ao barulho da multidão, você tem dificuldade de ouvir seu amigo; não consegue modular as inflexões mais sutis e nuançadas do seu pensamento e dos seus sentimentos, já que está se esforçando, usando a voz de maneira forçada, para se fazer ouvir em meio à multidão.

Esse mesmo princípio vale para todos os nossos sentidos. Quando você está exposto à luz forte de um dia ensolarado – um estímulo intenso –, não percebe a luz de uma lanterna acesa perto de você. Nossa sensibilidade à luz da lanterna – nossa habilidade de perceber diferenças – é diminuída pela intensidade do sol, que é maior. Mas a mesma lanterna chamará a sua atenção imediatamente se for acendida no escuro. Na escuridão total, até a chama de um fósforo bastará. Se você colocar cinco colheres de açúcar em seu chá, não perceberá a diferença de dulçor se alguém acrescentar mais um quarto de colher de açúcar a ele. Se você está subindo uma escada com uma caixa de cinco quilos nos braços, não perceberá diferença alguma no peso se alguém adicionar uma folha de papel à caixa.

Você pode se imaginar fazendo o seguinte experimento: segure um livro de meio quilo. Agora coloque uma caneta sobre ele. Você consegue perceber a sutil diferença de peso ocasionada pela caneta? Não consegue. As sensações que vêm dos seus músculos e juntas enquanto você segura o livro são fortes demais para que perceba o pequenino acréscimo da caneta, um princípio que aprendi com o Dr. Feldenkrais. O cérebro não consegue perceber diferenças sutis. Agora, guarde o livro e segure uma carta de trinta gramas com uma das mãos. Coloque a mesma caneta sobre a carta. Seu cérebro agora perceberá o peso adicional da caneta.

TÃO SIMPLES E TÃO PODEROSA – A SUTILEZA EM AÇÃO

Em nossos esforços para ajudar uma criança a progredir e a superar suas presentes limitações, sejam elas relacionadas aos movimentos do corpo, sejam de natureza cognitiva, emocional ou social, é importante reconhecer que qualquer força excessiva que exerçamos sobre ela ou que ela exerça por conta própria tornará mais difícil para ela sentir as nuanças que deve sentir para progredir. Qualquer força além do mínimo necessário para realizar a ação desejada vai interferir no progresso da criança. Quanto mais você puder ajudar a criar as condições para que a criança perceba *diferenças sutis*, sinta melhor o que há para sentir, assegurando-lhe facilidade e conforto para isso – isto é, reduzindo a força e o esforço excessivos –, mais o seu cérebro poderá mudar e ela progredirá. Qualquer esforço excessivo que você ou a criança fizerem prejudicará a capacidade de seu cérebro de perceber mudanças sutis e diferenças em seu movimento, pensamento ou emoções, o que dificultará, e às vezes até impossibilitará, que ela progrida. Sutileza – aumentar a suavidade por meio da redução da força e do esforço nas suas ações e nas ações da criança – é uma das maneiras mais imediatas e poderosas de aumentar exponencialmente a criatividade e as ações inteligentes, tanto em você como na criança.

> Quanto mais você puder ajudar a criar as condições para que a criança perceba *diferenças sutis* [...], mais o seu cérebro poderá mudar e ela progredirá.

BEM-VINDO À PREGUIÇALÂNDIA

Lily tinha três anos quando a vi pela primeira vez. Era tão pequena que poderia facilmente se passar por uma criança de um ano. Enquanto eu observava como ela interagia com a mãe e a babá, que demonstravam muito amor e cuidado, o seu comportamento, do ponto de vista do desenvolvimento, era como o de um bebê. Isso mais tarde foi confirmado por sua mãe, que me contou que Lily havia acabado de passar por uma bateria de exames que determinaram que o seu nível de desenvolvimento era equivalente ao de um bebê de cinco meses. Lily nascera muito prematura e agora sofria com uma severa paralisia cerebral. Seus músculos eram muito rígidos, os músculos flexores em particular, que mantinham seus cotovelos firmemente dobrados e os punhos, cerrados; as pernas ficavam cruzadas, com os joelhos sempre um pouco dobrados; os músculos do abdome permaneciam constantemente contraídos e tensionados, de modo que suas costas ficavam curvadas para a frente, impossibilitando que ela suportasse o próprio peso. Lily não produzia nenhum movimento voluntário. Não conseguia rolar para ficar de bruços nem se manter nessa posição se alguém a deitasse assim; ela se enrolava como um caracol, em uma posição muito desconfortável. Quando a sentavam, ela conseguia, com muito esforço, manter-se na posição, com as costas extremamente curvadas, por

QUARTO FUNDAMENTO

apenas alguns segundos, e então caía. Não conseguia usar os braços e as mãos. Podia falar, mas a dicção era precária e sua voz, inconsistente. Quase sempre era impossível entender o que ela tentava dizer.

Apesar dessas limitações, eu podia ver que ela era muito observadora e atenta. Ela acompanhava com interesse o que acontecia ao seu redor, assimilando tudo com os seus grandes olhos castanhos.

Delicadamente, deitei Lily sobre a maca, com as costas para baixo. Mesmo nessa posição, seus músculos permaneciam contraídos: suas pernas se dobravam e ela as mantinha um pouco acima da maca. Os braços permaneciam dobrados, presos junto ao corpo, e os músculos da barriga estavam retesados. Era como se o seu cérebro não soubesse que ela estava deitada. Ele não sabia como relaxar.

Quando segurei gentilmente sua perna esquerda e comecei a movê-la só um pouquinho, imediatamente os músculos, já retesados, contraíram-se ainda mais e muito intensamente. Ela se enrolou como uma bolinha. Parei de movê-la e esperei que se acalmasse. Então, tentei mover sua pelve, só um pouquinho e bem devagar, mas mesmo assim ela respondeu com as mesmas contrações musculares intensas de antes. Tentei de várias maneiras ver se Lily podia ser movida sem essas reações. Desacelerei, realizando movimentos cada vez mais suaves, trabalhando em níveis cada vez mais sutis. Conversava com ela enquanto a movia, tentando envolvê-la e fazê-la sentir-se segura. Mas ela ainda assim contraía os músculos sempre que eu a movimentava. Era como se, cada vez que eu tentava movê-la, seu cérebro fosse tomado por esses primeiros padrões de movimento, incrivelmente fortes e não diferenciados – enrolar-se como uma bola.

Depois de dez minutos, ocorreu-me que esse padrão de se contrair em uma bola não era apenas decorrente da paralisia cerebral; era também um padrão aprendido por Lily. Ficou claro para mim que ela realmente queria se mover. Ela queria ajudar e, do seu ponto de vista, estava participando ativamente.

SEM LIMITES PARA O AMOR

Soube que ela havia passado por quase dois anos de terapia, durante os quais, desde cedo, ela se enrolava com o abdome contraído e ficava sentada. As pessoas que trabalhavam com ela tentaram fazer com que abrisse as mãos e as usasse. Foram feitas tentativas até de deixá-la em pé. Devido à sua condição, cada vez que esses movimentos eram realizados, a única coisa que o cérebro dela podia fazer era contrair o corpo com força e de maneiras não diferenciadas, o que fazia com que Lily assumisse a posição de uma bola. Ela havia aprendido a associar qualquer tentativa de se mover, ou de ser movida pelos outros, a esse padrão, que consistia em se contrair.

A intensidade – a grande força com que os músculos dela se contraíam sempre que ela era movida ou que tentavam movê-la – criou um ciclo vicioso. A grande intensidade impossibilitou que o cérebro de Lily percebesse diferenças, quaisquer que fossem, consequentemente negando-lhe quaisquer informações novas com as quais fazer diferenciações e aprender a se mover.

Percebi que, para Lily aprender a se mover, eu tinha de ajudá-la de alguma forma a diminuir os esforços que ela fazia quando tentava se mover. Então, ocorreu-me. Eu precisava encontrar uma forma de ajudá-la a aprender a *não tentar* se mover. Ela precisava aprender a sentir a diferença entre contrair e não contrair os músculos, entre fazer mais, fazer menos e não fazer nada.

Assim, decidi ensinar Lily a ser *preguiçosa*. Ela precisava aprender a não fazer nada, de modo que tivesse a oportunidade de sentir a si mesma e os próprios movimentos.

Então, inventei uma história para Lily. Contei-lhe que meu consultório era um tipo de lugar muito especial e diferente, chamado Preguiçalândia. Era um reino em que todo mundo era *preguiçoso*. Todos nós falávamos B-E-M D-E-V-A-G-AR e M-A-L nos movíamos. A gente ficava de papo para o ar, sem fazer nadinha de nada. Eu me debrucei sobre a maca e

140

QUARTO FUNDAMENTO

descansei a cabeça preguiçosamente perto de Lily. Ela achou hilário. Usei a voz, meus movimentos e as palavras para demonstrar o que eu queria dizer com *preguiça*, tentando servir de modelo de como reduzir seus esforços excessivos.

Depois de um tempo, disse a Lily que ia começar a movê-la, mas que nós duas seríamos *bem* preguiçosas. Levantei sua perna e, como esperado, ela imediatamente se enrijeceu toda, como antes. Parei o movimento e disse, em tom de brincadeira: "Ei, você se esqueceu de ser preguiçosa!". Continuei esse processo com diversas variações, sempre com o máximo de delicadeza, nas duas sessões seguintes com Lily, sempre dizendo-lhe, de maneira preguiçosa, como ser preguiçosa. Então, pela primeira vez, depois de enrijecer o corpo todo de maneira involuntária, ela percebeu o que havia feito e conseguiu relaxar voluntariamente. Foi um momento muito empolgante, como um milagre! Continuamos pelo restante da semana a praticar a preguiça, para que ela não fizesse nada enquanto eu a movesse. Lily se tornava cada vez mais capaz de me deixar movê-la bem delicadamente, sem contrair os músculos. Ela conseguia, pela primeira vez, *sentir* os diferentes movimentos do seu corpo. Seu cérebro agora conseguia perceber e diferenciar de maneiras como nunca havia conseguido.

Logo, Lily começou a abrir as mãos e tornou-se capaz de segurar e brincar com brinquedos pequenos. No fim da primeira semana de sessões, começou a rolar espontaneamente para ficar de bruços e de barriga para cima, sem ajuda, e o fazia com graça e refinamento. Seu cérebro estava integrando a essas novas habilidades o fluxo de novas informações resultantes da Sutileza.

A família de Lily continuou a trazê-la para novos conjuntos de lições, que duravam uma ou duas semanas de cada vez, durante os três anos seguintes. A cada visita, ela continuava a se transformar. Aprendeu a engatinhar e a se sentar sozinha. Conseguia usar os braços e as mãos livremente e com grande desenvoltura. Sua mente e personalidade alertas e vibrantes

SEM LIMITES PARA O AMOR

se revelaram no intenso interesse que ela tinha em brincar e aprender. Sua fala melhorou, tornando-se cada vez mais clara, e sua voz ganhou força e expressividade. Todas essas mudanças e novas habilidades demonstravam que seu cérebro estava percebendo diferenças mais sutis, proporcionando-lhe cada vez mais controle sobre o próprio corpo e suas capacidades intelectuais e enriquecendo sua habilidade de expressar emoções. Lily começou a se sentir bem consigo mesma.

Da última vez que a vi, ela já era capaz de se levantar e ficar em pé, mas ainda tinha dificuldades para fazer pleno uso das pernas. Nessa época, ela estava na escola e era uma aluna excelente. Seus pais foram selecionados para receber uma cadeira de rodas motorizada para Lily, que a usava mais na escola e a qual ela adorava, pois lhe permitia se deslocar em sala e entre uma aula e outra mais fácil e rapidamente. Em casa, ela quase não usava a cadeira de rodas. Os pais queriam que mantivesse a própria mobilidade e fosse tão independente quanto possível.

O PODEROSO MUNDO DE PREGUIÇALÂNDIA

A história da Lily ilustra como, da mesma maneira que a luz do sol engole a luz mais fraca da lanterna, as contrações musculares intensas e involuntárias impossibilitavam que ela se beneficiasse das várias terapias e tentativas de ajudá-la. Descobri que todas as crianças com que trabalho, a despeito de terem sido diagnosticadas com autismo, transtorno do déficit de atenção com hiperatividade (TDAH) ou qualquer outra condição, precisam de Sutileza para progredir e desabrochar. Depois de identificar a origem dos estímulos intensos que limitavam Lily e a impediam de sentir diferenças sutis em seus movimentos (fazendo com que se contraísse como uma bola), era essencial encontrar uma forma de reduzir a intensidade desses estímulos. Nós a ajudamos por meio do mundo imaginário de Preguiçalândia, onde ela transformou sua ideia sobre o que significava se mover, substituindo os incríveis esforços que não a levavam a lugar algum pela experiência da facilidade, do conforto, do prazer, da diversão e de *não se esforçar demais* – isso possibilitou que ela aprendesse e mudasse.

Você tem uma oportunidade notável de usar o poder da Sutileza – a redução da intensidade de um estímulo que a criança esteja experimentando – para despertar o cérebro dela imediatamente e ajudá-lo a diferenciar e integrar novos padrões e habilidades. Tudo o que precisa fazer é descobrir onde a criança está experimentando ou aplicando esforços e força excessivos, ofuscando a capacidade de seu cérebro de perceber diferenças e impedindo que ela se desenvolva. Estímulos excessivamente intensos podem ocorrer de diversas formas. Alguns podem ser característicos da condição da criança, outros podem ser únicos. Uma criança com transtorno do déficit de atenção (TDA) pode tentar fazer um desenho e usar tanta força que acaba quebrando o giz de cera. Uma criança diagnosticada no espectro autista pode se esforçar para entender algo que lhe é perguntado, mas a voz que ela está ouvindo lhe parece alta demais, de modo que ela começa a gritar ou reverte para a perseveração. Uma criança com paralisia cerebral pode estar tentando aprender a usar um andador, mas tensiona o corpo todo a ponto de deixá-lo rígido demais para que as pernas se movam. Essas são oportunidades para você introduzir a Sutileza, para procurar maneiras de ajudar a criança a reduzir esforços excessivos e estímulos intensos e a se abrir para novos aprendizados.

VOCÊ, SUTIL

Quando uma criança tem necessidades especiais, obviamente somos chamados à ação. Todos aqueles que se importam com a criança vão naturalmente concentrar a atenção nela. O que às vezes é menos óbvio, mas de igual importância, é que, se quisermos ter sucesso ao ajudar a criança, precisamos voltar nossa atenção para nós. Isso significa trazer Sutileza para nós mesmos – para nossas ações, nosso pensamento, nossas emoções e nossos movimentos.

> Se quisermos ter sucesso ao ajudar a criança, precisamos voltar nossa atenção para nós mesmos.

Todas as pessoas que conheci ou com as quais trabalhei, e isso inclui a mim mesma, fariam bem em se livrar de um bocado de esforços desnecessários e diminuir a intensidade, o que permite aumentar nossa sensibilidade e nossa habilidade de perceber diferenças. Temos de ser um violino de primeira qualidade em vez de uma rabeca barata. Quando você traz para sua vida uma Sutileza maior, aumenta a *sua* sensibilidade e *sua* habilidade de sentir. Você também amplia sua capacidade de *sentir a criança*, de perceber mudanças cada vez mais sutis no corpo dela, em seus movimentos, raciocínio e emoções, assim como na maneira como ela se relaciona com você, com os outros e com o mundo. Tudo isso fornece informações que poderão guiá-lo em direção às necessidades da criança e àquilo para o que está pronta, aqui e agora. Você será capaz de interagir com a criança de maneira que seja relevante para ela, para o que ela está sentindo e experimentando, em vez de seguir uma ideia preestabelecida do que você "deveria" estar fazendo com ela ou de simplesmente agir no piloto automático. Você terá uma quantidade muito maior de informações com que trabalhar, vindas da criança e de si mesmo. Você terá mais criatividade e eficiência em seus esforços para ajudá-la.

> Quando você traz para sua vida uma Sutileza maior, aumenta a *sua* sensibilidade e sua habilidade de sentir.

Conforme você apura sua sensibilidade, de dentro para fora, espontaneamente vai se sentir mais em sintonia com a criança. A qualidade dos movimentos que você realiza, seu raciocínio, sua capacidade de sentir e de se expressar servirão de modelo para ela. Você será um modelo de Sutileza para ajudar o cérebro da criança a se livrar da intensidade desnecessária que a impede de progredir.

QUARTO FUNDAMENTO

PARA QUE SERVEM OS NÚMEROS? SUTILEZA PARA A MENTE

Com muita frequência, meus clientes me dizem: "Anat, entendo como o que você faz funciona para o corpo, para os movimentos, mas não entendo como funciona com relação à mente". Ouço isso mesmo de pais e mães capazes de reconhecer mudanças claras e até mesmo drásticas nas habilidades cognitivas dos filhos, que conseguiram aprender a ler e escrever, melhoraram suas habilidades matemáticas e agora compreendem melhor aquilo que lhe perguntam.

Um pai, quando enfim pôde compreender, disse para mim: "Acho que sei por que foi tão difícil entender. É porque não posso ver ou tocar o pensamento. Mas posso ver meu filho se mover e posso tocá-lo e senti-lo". O intelectual, o emocional e o físico não são separados; integram-se, compondo um todo, e requerem um cérebro que consiga perceber diferenças e organizar as informações em ações eficientes. Nas palavras de Michael Merzenich, "pensar consiste no mesmo processo fundamental empregado na organização do movimento".[54]

Exemplos de como a Sutileza é necessária em questões relacionadas à cognição, para ajudar a criança a perceber diferenças e aprimorar seu raciocínio, surgem em praticamente toda sessão. John, uma das crianças com as quais trabalhei alguns anos atrás, fora diagnosticado no espectro autista. Trabalho com ele desde que ele era um bebê e hoje já está no segundo ano. John estava se saindo bem em muitos aspectos, mas tinha muita dificuldade com matemática. Pedi à sua mãe que trouxesse o dever de casa de matemática para a sessão. Então, observei-o tentar resolver alguns problemas. Ficou logo claro para mim que ele não fazia ideia do que os números significavam ou para o que serviam. Ele podia ler os símbolos e identificá-los corretamente, mas só isso. Perguntei-lhe: "Para o que você acha que os números servem?". John olhou para mim, surpreso, e disse: "Não sei". Perguntei de novo, tentando persuadi-lo a falar. Desta vez, ele ficou pensando por algum tempo. Então, seu rosto se iluminou e ele me disse, contente: "Eles servem para a professora fazer perguntas".

"É verdade", respondi. "E servem para mais alguma coisa?"

Ele refletiu por um momento e respondeu com bastante segurança: "Não".

Ao ouvi-lo, tive uma ideia. Eu sabia que seu aniversário estava chegando, então sugeri que fingíssemos planejar a festa. Ele gostou da ideia. "Vamos começar com uma festa pequena", eu disse. "Digamos que você vai convidar apenas um amigo. Tudo bem?".

John respondeu: "Tudo bem", sem muito entusiasmo.

"Quem você convidaria?", perguntei.

"Sam, meu melhor amigo", ele respondeu.

Peguei uma folha de papel. Desenhei John e, ao lado dele, outro menino, Sam. Aí perguntei: "Você gostaria de distribuir lembrancinhas na sua festa?".

"Sim", ele disse, visivelmente mais animado. "Um quebra-cabeça e uma caixinha de giz de cera."

"Quantos quebra-cabeças devemos ter na festa? Como garantir que tenhamos o bastante quando você e sua mãe forem às compras?"

"Isso é fácil", John respondeu. "Tenho que comprar um para mim e um para o Sam."

Ótimo! Ele entendia o significado do número "um". Desenhei um quebra-cabeça e uma caixa de giz de cera perto de John e um quebra-cabeça e uma caixa de giz de cera perto de Sam.

Então, perguntei: "Isso é o que vocês vão ter de comprar?". Ele estudou o desenho por um instante e respondeu que sim.

"Gostaria de convidar mais crianças para a sua festa?", perguntei. Claro que ele adoraria. Começou a dizer o nome das crianças que gostaria de convidar, uma por uma. Interrompi-o na oitava criança. "Acho que já é o suficiente", eu disse, então desenhei John e mais oito crianças em outra

QUARTO FUNDAMENTO

folha de papel. Em seguida, peguei a primeira folha, com o desenho de John e Sam e das lembrancinhas de cada um. Perguntei: "Essas lembrancinhas são suficientes para todas as crianças na sua festa de aniversário, que agora tem mais convidados?".

John olhou para esse desenho e depois para o desenho das nove crianças, voltou a olhar para o primeiro desenho e disse: "Ah, não, não é o bastante para todo mundo".

Agora ele estava percebendo a diferença quantitativa. Então, decidi perguntar: "Você e sua mãe precisam comprar lembrancinhas para todas essas crianças. O que você vai fazer?". Então, imediatamente fiz outra pergunta: "Para que servem os números?".

John pensou um pouco e de repente me encarou, surpreso, e disse: "Para saber quantas lembrancinhas eu e minha mãe temos de comprar!".

"Sim", eu disse. "Números servem para que a gente saiba a quantidade de cada coisa, como quantas crianças serão convidadas para a festa de aniversário, quantos carrinhos você tem e quantos o seu irmão tem."

John ficou encantado com a descoberta. Era como se uma enorme porta se abrisse em sua mente. Nas sessões seguintes, ele insistiu que resolvêssemos problemas de matemática. Ele disse: "Adoro matemática!". Foi uma guinada de cento e oitenta graus em relação ao medo e à sensação de fracasso que ele demonstrara até então quanto à matemática.

Para ajudar John, tive primeiro de descobrir onde ele se situava: sua compreensão era de que *os números serviam para a professora fazer perguntas.* Procurei então uma maneira de ele começar a sentir o significado dos números, em vez de lhe dar mais problemas de matemática, que já sabíamos que ele não conseguia resolver. Seus esforços para resolvê-los careciam de diferenciação e eram tão estressantes que essa intensidade toda não permitia que seu cérebro encontrasse soluções. Assim que reduzi a intensidade das suas experiências com a matemática e ao mesmo tempo criei uma oportunidade para seu cérebro perceber diferenças relacionadas a quantidades que faziam sentido pela ele, John logo tornou-se capaz de associar essas quantidades à ideia dos números. Seu cérebro agora estava diferenciando padrões de quantidades, ou grupos, e suas relações com as palavras que representam os números. Estava criando ordem a partir da desordem com a ajuda da Sutileza.

INTUITIVO – CONTRAINTUITIVO

Muito do Fundamento da Sutileza é contraintuitivo. Nossa inclinação natural muitas vezes é nos esforçarmos mais quando algo não está funcionando como gostaríamos. Só depois de ter alguma experiência com a Sutileza e de experimentar o poder que ela tem de transformar você e a criança é que esse Fundamento se tornará mais natural para você. Quando reduzir a força e a intensidade com que se move e com que interage com a criança, você começará a *sentir* muito mais e a perceber sinais cada vez mais sutis, que antes não existiam para você.

> Você começará a *sentir* muito mais e a perceber sinais cada vez mais sutis, que antes não existiam para você.

Uma das dádivas que surgem desse processo é que você se tornará mais intuitivo. Não me refiro à intuição no sentido místico, mas à habilidade do seu cérebro de gerar e integrar quantidades maiores de informação em um dado momento, orientando-o a identificar quando a criança está pronta para algo novo e quando ela não está. Intuição é saber a hora de parar, é saber quando a criança está se sentindo capacitada pelo que você está pedindo que ela faça e quando isso está diminuindo a percepção que ela tem de si mesma. Por mais contraditório que possa parecer, os sentimentos cada vez mais ricos e refinados que você desenvolverá servirão como um importante recurso adicional para a sua mente lógica ajudar a criança. Observe a si mesmo e percebe se e quando você começa a experimentar sua intuição. Não é preciso confiar nela a princípio, mas, conforme as coisas se desenrolarem, observe com que frequência sua intuição está correta. Com o tempo, você aprenderá a agregar tudo: o pensamento lógico, as informações que você obtém dos outros, especialmente de profissionais, e os seus próprios sentimentos e intuição. Esta se tornará mais uma ferramenta à qual você poderá recorrer e que o ajudará a decidir o que é melhor para a criança.

O QUE DIZ A CIÊNCIA SOBRE SUTILEZA

Como mencionei anteriormente neste capítulo, a lei de Weber-Fechner é um fenômeno neurofisiológico consolidado. Ela nos ajuda a entender por que reduzir a intensidade dos estímulos secundários aumenta a habilidade da criança de perceber diferenças. E essas diferenças que ela percebe são informações com as quais o cérebro dela trabalhará para criar novas conexões e fazer com que a criança torne possível o impossível.

Pesquisadores descobriram que a habilidade dos bebês de reconhecer diferenças segue a mesma lei de Weber-Fechner que se aplica à simples percepção sensorial: bebês de apenas seis meses foram capazes de identificar a diferença no número de elementos, tanto visuais como sonoros, quando as diferenças eram grandes o bastante em relação à quantidade apresentada inicialmente.[55]

O que a lei de Weber-Fechner e pesquisas contínuas nos mostram é que, para ajudar a criança a se desenvolver intelectualmente ou a desenvolver alguma outra habilidade, pais, professores e outros profissionais que lidem com a criança precisam encontrar formas de reduzir os estímulos excessivos no ambiente dela. Dessa forma, várias diferenças se tornam grandes o bastante para que a criança as perceba; assim, o cérebro obtém a informação de que precisa e a criança se torna mais inteligente e hábil.

As ferramentas da Sutileza

As ferramentas a seguir oferecem maneiras de utilizar a Sutileza para ajudar o cérebro da criança a perceber melhor as diferenças. Como discutido anteriormente, quanto mais o cérebro conseguir perceber diferenças, mais informações ele terá para trabalhar e mais perto a criança estará de superar suas presentes limitações.

Há uma diferença a ser feita: Sempre que a criança deixar de progredir, a despeito de todo o esforço que você e ela empreenderem, é praticamente certo que ela não está percebendo diferenças *suficientes* ou que não está percebendo diferença *alguma* relacionada à sua limitação. Ela pode não estar vendo, ouvindo, sentindo ou entendendo o que é óbvio para você e para outras pessoas. Esta ferramenta demanda que você descubra em que aspecto a criança está fazendo esforço demais e em que aspecto você ou os outros estão exercendo esforço ou força demais sobre ela. Pode ser esforço físico em excesso, emoções intensas demais vindo de você ou da criança ou esforços cognitivos exagerados, que dificultam ou impossibilitam que o cérebro dela perceba diferenças. Lembre-se: até que a criança perceba uma diferença, essa diferença simplesmente não existe para ela; até que ela tenha a oportunidade de percebê-la, não pode aprender nem progredir. O primeiro passo é procurar formas de reduzir essas intensidades excessivas.

Torne-se um violino de primeira: Pense em sua habilidade de sentir mais e de ser capaz de perceber diferenças cada vez mais sutis como uma corda de resgate para o cérebro da criança e sua habilidade de superar desafios. A Sutileza é um chamado para você crescer e evoluir para o bem da criança. Qualquer investimento que você fizer no sentido de aprender como reduzir esforços desnecessários nas suas ações refletirá imediatamente na habilidade da criança de aprender e mudar.

Sutileza em movimento: Para a maioria das pessoas, é fácil aprender a reduzir esforços excessivos nos movimentos do corpo. Da próxima vez que dirigir, por exemplo, experimente reduzir a força que você faz com os braços, com as mãos e com os dedos ao manusear o volante. Veja quanto esforço muscular você pode poupar e ainda controlar o carro perfeitamente. Faça o mesmo experimento ao lavar a louça ou ao se vestir pela manhã. Se você pratica algum tipo de atividade física, como ioga, corrida, tênis ou qualquer outra, experimente reduzir a força e o esforço que costuma aplicar. Você vai perceber que, conforme diminui a força, sua sensibilidade aumentará, e na verdade você vai melhorar naquilo que está fazendo.

Sutileza no movimento com a criança: Comece imediatamente a usar sua Sutileza com a criança. Em cada movimento que fizer com ela – trocar fraldas, vesti-la, pegá-la ou tirá-la do colo, ou qualquer outro movimento que fizer com ela ou que você a ajude a realizar –, use cada vez menos força. Perceba a reação imediata dela à sua Sutileza. Combine-a com a desaceleração – lembre-se do Fundamento Devagar, e você testemunhará o cérebro da criança despertando ainda mais e começando a mudar.

Sutileza e expressão das emoções: Em seguida, você pode aplicar a Sutileza ao expressar suas emoções. Procure oportunidades de reduzir a intensidade emocional que você expressa em qualquer interação que tenha com a criança. Isso pode ser feito por meio de um tom de voz mais gentil, do sentimento de tranquilidade com que você se aproxima da criança ou reduzindo a intensidade das suas expectativas com relação a ela. Isso não significa desistir ou perder o interesse pelo progresso da criança; pelo contrário, você reduz a intensidade com que expressa suas emoções para a criança de modo a aumentar sua sintonia com ela, e ela passa a se sintonizar melhor consigo mesma.

Sempre que você fornecer à criança um modelo de Sutileza por meio dos seus pensamentos, sentimentos e ações, ela experimentará essa Sutileza em primeira mão. Ela aprenderá, por seu intermédio, a ter Sutileza, imitando e integrando o que você lhe proporciona.

Tralhando com mais inteligência

Agora que você está aplicando a Sutileza nas suas ações, poderá detectar melhor quando a criança está usando força e esforço excessivos e quando ela está mudando e diminuindo a força e o esforço. Sempre que observar que ela está pegando pesado demais, use essa oportunidade para conduzi--la à própria Sutileza.

Movimento confortável: Se a criança tem dificuldade para realizar um determinado movimento e está tentando fazê-lo com força em excesso, encontre maneiras de orientá-la *gentilmente* a usar menos força. Isso pode exigir que você mude-a de posição, deixando-a em uma postura em que ela possa reduzir a força do movimento que está tentando realizar.

Por exemplo, quando uma criança tende a tropeçar e cair com frequência e, ao andar, deixa os pés distantes um do outro, com certeza ela realiza um esforço muscular excessivo para ficar em pé e caminhar. Em casos assim, ela não consegue sentir a diferença entre os pés estarem embaixo dela bem separados ou grudados um no outro. Pense nos esforços excessivos que ela realiza como um ruído muito alto que encobre a sua capacidade de perceber as informações mais suaves e refinadas que viajam das suas articulações e dos seus músculos para o seu cérebro, o que é indispensável para que ela consiga articular melhor os movimentos que faz. Você pode propor uma brincadeira de abaixar o volume da força exagerada que ela está exercendo, para ajudá-la a sentir diferenças mais sutis. Por exemplo, em vez de começar com a criança em pé, o que exige que ela se esforce para não cair, inicie com ela sentada em uma cadeira. Nessa posição, o esforço será reduzido e a sensibilidade será amplificada. Assegure-se de que ela esteja confortável e que seus pés alcancem o chão. Peça que observe os próprios pés e que mostre para você qual é a distância entre eles. Não se preocupe se ela não for precisa. Em seguida, afaste as mãos dela e diga: "Agora as suas mãos estão um pouco mais longe uma da outra". Então,

QUARTO FUNDAMENTO

aproxime-as e diga: "Agora estão mais perto uma da outra". Solte-as e permita-lhe que relaxe as mãos.

Peça à criança que feche os olhos e então, delicadamente, afaste os pés dela um do outro e deixe-os a uma distância que não lhe seja desconfortável ou difícil. Lembre-se de que você está tentando ajudá-la a reduzir, tanto quanto possível, a intensidade e a força, para que ela possa sentir o que está fazendo. Pergunte: "Seus pés estão agora mais perto um do outro ou mais afastados?". Não se preocupe se ela não responder corretamente e *não a corrija*: apenas deixe-a sentir o que quer que esteja sentindo e adivinhar onde os pés dela estão. Então, peça-lhe que olhe para os pés.

Peça-lhe que feche os olhos de novo. Em seguida, mova a perna direita dela para que fique mais perto da perna esquerda e pergunte: "Você percebeu que movi a sua perna?". Muito provavelmente, ela dirá que sim. Então, pergunte: "Eu a deixei mais perto ou mais longe da outra perna?" (se a criança ainda não souber ou não conseguir falar, apenas descreva o que você está fazendo em vez de fazer perguntas). Repita esse processo com a outra perna, reduzindo a força da mão e do braço a cada vez que mover a perna da criança. Depois disso, peça-lhe que mova uma perna (qualquer uma) – com mais força e depois com menos força.

Faça essa brincadeira por mais ou menos cinco minutos e peça à criança que se levante. Dê tempo para que ela sinta alguma eventual mudança na maneira como fica em pé. Muito provavelmente, seu cérebro recalibrou formas de usar as pernas de modo a obter maior eficiência. Agora, repita as etapas anteriores com a criança em pé. Se ela tiver alguma dificuldade para fazer essas variações em pé, faça-as com ela sentada novamente. Depois de uns dez minutos de brincadeira, pare e deixe a criança à vontade para se mexer. Não diga se os pés dela estão agora mais próximos ou mais separados, seja qual for o caso (veja o Capítulo 8 para mais informações).

Há muitas variações dessa brincadeira, para diferentes tipos de movimento e condições, que visa a reduzir o esforço da criança para que ela

153

SEM LIMITES PARA O AMOR

possa sentir e perceber diferenças mais sutis nas coisas que faz, proporcionando ao seu cérebro oportunidades de organizar melhor os movimentos. Você ficará surpreso com a rapidez com que o cérebro resolve questões que durante anos pareceram inalcançáveis.

Preguiçalândia: Para ajudar a criança a reduzir força e esforços excessivos enquanto ela tenta se mover, você pode encorajá-la com palavras para que ela tente ir mais devagar. Assegure-a de que não há problema algum em relaxar um pouco. Você pode fazer a brincadeira da Preguiçalândia com ela, se quiser, ou inventar alguma outra que a ajude a reduzir os esforços ao se mover. Por exemplo, desafie-a a ver quem atravessa a sala mais devagar.

Tranquilidade emocional: Se a criança tem a tendência de usar força excessiva com relação às emoções – como ter crises, bater a cabeça ou entrar em comportamentos compulsivos repetitivos –, saiba antes de mais nada que esse é um comportamento automático e involuntário. Nesse momento, a intensidade que a criança gera é tão alta que ela não é capaz de perceber quaisquer diferenças ou de mudar de comportamento. Mais tarde, quando a criança estiver calma, sente-se com ela, abrace-a, se ela permitir, e conte uma história sobre o que aconteceu mais cedo, enquanto ela passava pela crise. Use um tom gentil e livre de julgamentos. Você pode dizer, por exemplo: "Você se lembra de como ficou bravo? Você queria assistir à TV e a mamãe disse não, é hora de jantar. Lembra como você gritou alto?".

Você pode dizer, com bastante delicadeza e suavidade: "Vamos tentar falar um pouco mais alto por um momento. Tudo bem?". Então, se a criança não mostrar resistência à ideia, vá em frente e fale em um tom de voz um pouco mais alto. Peça à criança que faça o mesmo. Assim que ela o fizer, você pode dizer: "Isso, muito bom! Agora vamos usar uma voz mais suave". Continue e fale mais baixo. Vá e volte, produzindo diferenças de volume maiores ou menores. Por meio da Sutileza, você ajuda a criança a

QUARTO FUNDAMENTO

substituir um comportamento automático, sem diferenciação, por sensações mais diferenciadas, conduzindo-a a uma maior liberdade emocional e de escolha. Mais tarde, se e quando você perceber que a criança está prestes a ter uma crise, lembre-a da brincadeira de falar mais alto ou mais baixo. Pergunte-lhe de maneira gentil e amorosa: "Pode falar um pouco mais alto? E agora mais baixo?". Assegure-se de que não haja nenhum traço de provocação, sarcasmo ou raiva na maneira como você fala com a criança. Com isso, em vez de expressar emoções de maneira automática, involuntária, forçada e sem diferenciação, você ajudará o cérebro dela a exprimir sentimentos novos e mais diferenciados, bem como a expressar-se mais facilmente.

À medida que você e a criança se tornam mais habituados à Sutileza, a sensibilidade de ambos aguçará, e o cérebro da criança ficará cada vez melhor em perceber diferenças. Essas diferenças que ela percebe e sente são as informações que o cérebro dela usará para superar as presentes limitações. Você verá como a criança se tornará mais inteligente e astuta e como aprenderá mais rápido e melhor. As dificuldades e o sofrimento do passado serão substituídos pelo prazer e pela descoberta.

8

QUINTO FUNDAMENTO

Entusiasmo

O entusiasmo é contagioso; leve-o sempre contigo.

— Susan Rabin

Costumamos pensar em entusiasmo como um sentimento que temos por algo que nos agrada. A palavra vem do vocábulo grego *enthousiasmos*, que significa "inspirado pelos deuses". O dicionário Merriam-Webster define entusiasmo como "forte estado de emoção". Ao nos referirmos a uma pessoa que tenha grande interesse por um esporte ou alguma outra atividade, podemos dizer: "Ela é uma entusiasta do golfe" ou "Ele é um entusiasta do futebol". Embora essas definições sejam úteis em nosso dia a dia, o significado que atribuo a essa palavra é um pouco diferente.

Pense em Entusiasmo como uma habilidade que você pode desenvolver dentro de si, que você aplicará para ajudar a criança a superar suas limitações.[56] Entusiasmo é a sua habilidade e a sua disposição para reconhecer a importância das mais discretas mudanças na criança e de experimentar a alegria, celebrando internamente esses acontecimentos ou ações. Nesse sentido, Entusiasmo não consiste em parabenizar, dizendo coisas como "Muito bem!". Tampouco consiste em aplaudir algo que a criança tenha conseguido realizar – o que é geralmente rotulado de *reforço positivo*. Aqui, refiro-me a desenvolver sua capacidade de criar e aumentar sua experiência interior de prazer e satisfação devido às mais singelas mudanças e progressos da criança.

SEM LIMITES PARA O AMOR

Quando você aumenta o entusiasmo que sente dentro de si, *a criança percebe*, mesmo que você não diga nada. Apesar de ter testemunhado esse silencioso intercâmbio entre criança e cuidador milhares de vezes em meu trabalho, tem sido encorajador constatar que, nos últimos anos, pesquisas científicas confirmaram esse fenômeno. Em 1996, Giacomo Rizzolatti, um neurocientista da Universidade de Parma, descobriu a atividade de neurônios-espelho no cérebro, o que "nos permite compreender a mente dos outros não apenas por meio do raciocínio conceitual, mas também por simulação direta. Por meio do sentir, em vez do pensar".[57] Em um artigo publicado no *New York Times*, a cientista e escritora Sandra Blakeslee aponta: "O cérebro humano tem múltiplos sistemas de neurônios-espelho que se especializam em acompanhar e compreender não apenas as ações das outras pessoas, mas também a sua intenção, o significado social de seu comportamento e emoções".[58]

Tudo isso indica sem sombra de dúvida que o seu próprio Entusiasmo tem o poder de causar um grande efeito no cérebro da criança. Seu Entusiasmo inteligente ajuda a criança a perceber e sentir as mudanças – as diferenças – dentro dela, e as emoções positivas que ela sente vindo de você informam ao cérebro dela que é importante perceber essas mudanças e internalizá-las. Em outras palavras, o seu Entusiasmo – seu sentimento de prazer, satisfação e otimismo – será sentido pela criança. O cérebro dela, devemos lembrar, também vai espelhar e adotar sentimentos de desencorajamento, pessimismo, desapontamento, desaprovação ou indiferença das pessoas ao seu redor. Além de proporcionar que a criança se sinta bem consigo mesma, o que é um objetivo bastante digno, por que o Entusiasmo é importante?

> Seu Entusiasmo inteligente ajuda a criança a perceber e sentir as mudanças - as diferenças - dentro dela, e as emoções positivas que ela sente vindo de você informam ao cérebro dela que é importante perceber essas mudanças e internalizá-las.

QUINTO FUNDAMENTO

OLHE PARA MIM!

Quando você percebe uma pequenina mudança na criança e, nesse momento, mostra Entusiasmo, seu Entusiasmo coloca em primeiro plano para a criança um pensamento, sentimento ou movimento que distingue a conquista dela como algo importante. Isso possibilita que o cérebro da criança perceba a mudança, que a diferencie em meio ao ruído de fundo – a atividade – em seu cérebro. Não sabemos qual pequena mudança acabará sendo importante para o progresso da criança no futuro. Sabemos, no entanto, que o cérebro dela precisa de bilhões de pequenas diferenciações para adquirir novas habilidades. O Entusiasmo é mais uma forma de ajudar o cérebro da criança a perceber diferenças que se tornam fontes de informação com as quais ele poderá trabalhar. O seu Entusiasmo amplifica para a criança as pequenas mudanças, tornando-as mais facilmente perceptíveis. Sem ele, essas mudanças pequenas e aparentemente insignificantes podem nunca ser notadas pelo cérebro da criança, tornando-se oportunidades perdidas.

> O Entusiasmo é mais uma forma de ajudar o cérebro da criança a perceber diferenças que se tornam fontes de informação com as quais ele poderá trabalhar.

É possível observar esse Fundamento em ação o tempo todo com as crianças saudáveis. Crianças ficam muito empolgadas – e empolgação é a versão infantil do Entusiasmo – sempre que fazem algo novo, o que chama a atenção do seu cérebro para a novidade. A empolgação que vem de dentro delas ajuda-as a amplificar as mudanças da mesma maneira que o seu Entusiasmo, e com frequência elas buscam alguém com quem possam compartilhar a empolgação. Muitas vezes, não é nada que consideremos importante. Por exemplo, quando uma criança de três anos faz um desenho, ela corre para a mãe e diz: "Mãe, olha, olha só o que eu fiz!". O que a mãe vê no papel é um rabisco. Nada com que se empolgar. Ou será que não? Para a criança, é algo incrível, algo muito novo. É uma pequena parte, mas muito importante, de sua futura habilidade de desenhar, escrever e, quem sabe, de tornar-se uma arquiteta no futuro. O próprio Entusiasmo da criança auxilia o seu cérebro a distinguir essa nova peça e a internalizá-la. Sem o Entusiasmo, provavelmente esse acontecimento não deixaria em seu cérebro uma impressão permanente ou alguma mudança. Recentemente, enquanto fazia uma caminhada, passei por acaso por um parquinho e notei uma menininha balançando-se de ponta-cabeça em um daqueles brinquedos de se pendurar. Enquanto brincava disso, ela gritava para o pai: "Olha, pai! Olha para mim, olha para mim. Olha só o que estou fazendo!".

A menininha estava tão empolgada por se pendurar de ponta-cabeça que queria que essa experiência fosse notada e amplificada ao sentir o Entusiasmo do pai. Isso é algo que acontece provavelmente milhões de vezes todos os dias, em parquinhos ao redor do mundo. O que é importante observar aqui é que o Entusiasmo da criança, a empolgação espontânea com o que está fazendo, permite ao seu cérebro atentar e selecionar as conexões relevantes que estão sendo criadas nesse momento. O seu desempenho ao realizar a ação, combinado com o Entusiasmo, desperta o cérebro, alertando-o de que essas são conexões bem-sucedidas, selecionadas em meio a outras conexões; como resultado, esses padrões são internalizados mais profunda e poderosamente, ficando à disposição para serem usados no futuro. A participação do adulto nessa empolgação auxilia no processo que ocorre no cérebro da criança.

É DE VERDADE?

Jacob havia sofrido lesão cerebral durante o nascimento, o que causou atraso em seu desenvolvimento físico e cognitivo. Quando passou comigo pela primeira vez, aos dois anos, ele não conseguia rolar e ficar de bruços, não tolerava deitar-se com a barriga para baixo, era estrábico e incapaz de sentar, falar ou fazer praticamente qualquer outra coisa. Alegrava-me notar que ele parecia gostar das nossas lições; ficava bastante atento e respondia rápido. Depois de algumas sessões, ele adquiriu certa mobilidade nas costas, desenvolveu um pouco mais de firmeza no pescoço e estava mais consciente do ambiente ao seu redor. Ao mesmo tempo, as mudanças pareciam pequenas em comparação às realizações das outras crianças da sua idade. Se fosse mais parecido com elas, estaria correndo por aí, falando, brincando, aprendendo a dizer não e a impor a própria vontade, dentre muitas outras coisas.

Como costumo fazer, sempre pedia que o pai ou a mãe de Jacob acompanhasse as nossas sessões. Tom, o pai do menino, estava bastante sintonizado com o filho e ficava muito feliz com as menores alterações que testemunhava nele. Para Tom, qualquer mudança, mesmo que aparentemente insignificante, era prova de que o filho era inteligente e de que havia esperança para ele. Tom era um homem quieto, nunca falava muito durante as sessões. No entanto, observava muito atentamente, e seu interesse e seu amor pelo filho eram palpáveis. Depois de cada sessão, ele expressava seu entusiasmo com as mudanças que observara no garoto durante a lição.

Já a mãe de Jacob, Jackie, era ferrenha em seu compromisso com o filho e o amava muito. Mas o seu estilo era muito diferente do de Tom. Ela parecia constantemente focada nos desafios que o filho tinha diante de si. As mudanças em Jacob não pareciam trazer-lhe alegria, esperança ou alívio. Ela certamente não ficava entusiasmada. A princípio, achei que ela apenas não estivesse consciente das mudanças em Jacob, então comecei a destacá-las gentilmente para ela. Jackie prontamente as reconheceu. Mas essas pequenas mudanças apenas a lembravam do quanto Jacob estava longe de onde "deveria" estar, e essa perspectiva aumentava seu sentimento de desencorajamento. Eu compreendia muito bem por que Jackie

SEM LIMITES PARA O AMOR

se sentia assim: ela estava vendo apenas as limitações de Jacob, sem enxergar o valor das pequenas mudanças e sem saber que tipo de futuro ele poderia ter.

Depois de algumas sessões, percebi que, sempre que Tom estava presente, Jacob progredia muito mais rápido. Era como se a experiência de prazer que Tom sentia por dentro, em razão das mudanças pelas quais seu filho estava passando, empolgasse o menino e amplificasse sua habilidade de responder ao trabalho que eu realizava com ele. Quando Jackie estava na sala, acontecia o oposto: trabalhar com o Jacob tornava-se muito mais difícil. Ele ficava tímido, com má vontade, e se fechava.

Por ter uma formação científica, questionei minhas percepções. Mas, depois de algum tempo, não podia mais negar que a ausência ou a presença de Entusiasmo pode ser um elemento decisivo para a criança. Os pais maravilhosos de Jacob me ensinaram que o Entusiasmo é algo real e que precisa ser plenamente reconhecido. Discuti essa minha percepção com Tom e Jackie. A princípio, ao perceber como sua falta de Entusiasmo afetava o progresso de Jacob, ela se sentiu envergonhada e preocupada. Então, perguntou: "Isso é algo que pode ser aprendido?". Eu a tranquilizei; com toda a certeza isso poderia ser aprendido. Ela rapidamente manifestou sua intenção de aprender. Juntos, eles concordaram que Tom traria Jacob para as sessões sempre que pudesse, e Jackie trabalharia seu Entusiasmo para se sintonizar melhor com o filho. Conforme ela mudava, não só Jacob começou a responder positivamente às habilidades recém-descobertas dela: a própria Jackie também ficou mais feliz, encontrando um prazer genuíno no progresso do filho.

POR FAVOR, SEM APLAUSOS!

É importante não confundir Entusiasmo com o que é frequentemente chamado de *reforço positivo*. Reforço positivo é elogiar ou recompensar a criança por algo que você estava tentando lhe ensinar ou talvez por ela ter parado de fazer algo que você não queria que ela fizesse. Muitas vezes, aplaudimos com entusiasmo momentos como esses ou recompensamos a criança com um agrado ou um presente.

Quase todo pai ou mãe usa reforço positivo, intencional ou instintivamente, para encorajar a criança a aprender e se aprimorar. Com frequência essa é uma experiência fortalecedora e positiva para a criança.

O Entusiasmo, como venho descrevendo aqui, não tem nada a ver com a criança ganhar alguma recompensa externa ou elogio. Na verdade, é o oposto. Uma das primeiras coisas que ensinamos aos pais é não aplaudir ou fazer festa simplesmente porque a criança fez algo inédito em sua vida, como dar os primeiros passos, falar ou interagir socialmente com outra criança. Em vez disso, pedimos aos pais que ajam como se tudo o que a criança faz fosse normal, algo rotineiro. Contudo, encorajamos que sintam, calma e plenamente, o prazer e a empolgação, o alívio e a alegria – que experimentem internamente as próprias emoções. Por quê? Porque queremos que as mudanças ou as conquistas – grandes ou pequenas – sejam *sentidas* pela criança. Queremos que sejam uma experiência da criança. Aplausos e recompensas externas distraem a criança e tiram a sua atenção, desviando o cérebro do processo em andamento. Não queremos que a atenção dela se volte para os *nossos* sentimentos e reações. Tampouco queremos tentar reforçar as suas novas realizações em momentos como esse. É extremamente importante que a criança permaneça sintonizada com o que ela mesma está sentindo e experimentando conforme compreende algo pela primeira vez. A experiência em si é o reforço.[59] Isso é particularmente importante quando a criança tem necessidades especiais; ela precisa do tempo e do espaço para se sentir e permanecer imersa em seu próprio processo de autodescoberta. Isso não significa que você deva ser indiferente. Entenda que o seu Entusiasmo interior, ao mesmo tempo que permite à criança viver a própria experiência sem interrupção ou distração, é a melhor maneira que você tem de apoiá-la em momentos

SEM LIMITES PARA O AMOR

como esse. Quando tudo já foi feito e dito, cabe ao cérebro da criança entender como se mover, pensar e agir. Queremos que ela sinta, que note as diferenças, que perceba e se concentre na própria experiência conforme ela se revela. É tudo novo para a criança. Nem ela nem você, pai ou mãe, pode saber o que acontecerá no segundo seguinte. O Entusiasmo sentido e vivido da maneira como descrevo aqui serve de apoio para esse processo interno, para essa revelação que ocorre com a criança, e lhe permite empreender o seu próprio processo de descoberta.

> Queremos que a criança sinta, que note as diferenças, que perceba e se concentre na própria experiência conforme ela se revela.

POR FAVOR, SEM BIS

Outra maneira comum de desviar a atenção da criança é pedir-lhe que faça de novo – isto é, que repita o que acabou de fazer pela primeira vez. Esse tipo de pedido muitas vezes provoca um curto-circuito no processo de formação da nova habilidade em seu cérebro.

É emocionante ver uma criança fazer algo que nunca fez. Não há dúvida quanto a isso. E queremos que ela faça de novo, talvez para confirmar para nós mesmos que o que acabamos de ver era real. O que a maioria das pessoas não percebe é que, quando uma criança faz *qualquer coisa* pela primeira vez, como dizer *mamãe*, fazer contato visual, rolar e ficar de bruços, sentar ou ficar em pé, ela não faz *de propósito*. Muito frequentemente, ela nem mesmo sabe o que acabou de fazer. Quando uma criança faz algo pela primeira vez, quase sempre é por engano. Sem querer, o seu cérebro junta várias pecinhas e, de maneira bastante inesperada, produz esse novo resultado. Depois de fazer algo inédito, a criança vivencia uma experiência interna sobre o que ocorreu, mas não tem uma ideia externa sobre o que fez, sobre o nome do que fez ou sobre como fazê-lo novamente. O que a criança necessita no momento é de tempo para continuar concentrada no

QUINTO FUNDAMENTO

que está acontecendo dentro de si e para integrar a experiência. Quando lhe pedem que faça de novo, muito provavelmente a criança não saberá como e, por conseguinte, não vai conseguir. Esse pedido de bis, apesar de bem-intencionado, pode muito bem atrasar o cérebro da criança em seu esforço de integrar essa nova habilidade.

> O que a maioria das pessoas não percebe é que, quando uma criança faz *qualquer coisa* pela primeira vez, [...] ela não faz de *propósito*.

Aprendi ao longo dos anos que, quando uma criança faz algo pela primeira vez, como ficar em pé, ela fará de novo depois de um minuto, uma hora, um dia ou talvez uma semana. Depois de algum tempo, conforme a nova habilidade é amadurecida, ela fica disponível para a criança o tempo todo. Também observei que, quando a criança é pressionada a repetir uma habilidade que acabou de adquirir, essa nova habilidade tende a desaparecer.[60] Quando sobrecarregamos a criança dessa maneira, ocorre uma inibição das frágeis conexões que acabaram de ser produzidas, o que dificulta, e às vezes até impossibilita, que a criança repita a ação.

DESFRUTE DA ALEGRIA DENTRO DE SI

Alguns anos atrás, fui até a sala de espera para indicar ao próximo cliente que entrasse. Lá, vi os pais de Jeffrey sentados um ao lado do outro, eretos como duas tábuas, com as mãos sobre o colo e uma expressão séria no rosto. Eu sabia que o seu filho havia acabado de passar por uma sessão com um de meus colegas. Cumprimentei-os, mas eles mal responderam. Fiquei confusa. Quando perguntei se estava tudo bem, o pai apontou silenciosamente na direção do corredor, do lado de fora da sala de espera – lá estava o pequeno Jeffrey, que tinha quatro anos na época. Ele estava caminhando sem o andador, sozinho, de um lado para o outro no corredor. Quando perguntei aos pais por que estavam tão quietos, a mãe respondeu: "Não

SEM LIMITES PARA O AMOR

devemos nos empolgar nem dizer nada a ele. Estamos quietos aqui nos certificando de não fazer nada que estrague o momento". Eu os assegurei de que estavam agindo bem, exatamente como eu os havia instruído no passado, mas também lhes assegurei de que não havia problema nenhum em relaxar e curtir aquele momento maravilhoso.

No outro dia, antes da sessão seguinte com Jeffrey, perguntei a seus pais como ele se comportara no restante do dia anterior. Eles me contaram que, quando voltaram para o hotel, Jeffrey quis ficar lá embaixo, caminhando no saguão. Eles concordaram, deixando que ele os guiasse. Jeffrey estava tão empolgado com a sua nova habilidade que queria continuar aproveitando-a. Mas não era só isso. Ele sentia que precisava compartilhar essa experiência e ser visto pelos outros, assim como a garotinha que eu tinha visto no parquinho.

Seus pais me contaram que permaneceram no saguão, observando Jeffrey experimentar o Entusiasmo que eles próprios sentiam ao vê-lo. Jeffrey, tão tímido e cabisbaixo quando comecei a trabalhar com ele, estava agora se aproximando de completos estranhos, parando na frente deles e dizendo: "Oi, meu nome é Jeffrey. Eu estou andando sozinho pela primeira vez na vida". Os pais, cheios de orgulho, sorriam ao me relatar essa história. "Você deve imaginar a expressão no rosto dos estranhos desavisados que ele convidava a comemorar com ele", eles disseram. Jeffrey fez isso durante horas, até ficar completamente exausto e chegar a hora de jantar e dormir.

Ninguém precisou convencer o Jeffrey a andar, nem ele pedira aos pais que o aplaudissem ou que lhe dissessem como estavam orgulhosos dele. Os pais lhe deram espaço para que experimentasse sua nova habilidade e expressasse o orgulho e o prazer decorrentes dela à sua maneira – que foi bastante inesperada. Observe como foi Jeffrey quem começou essa experiência, amplificando o prazer que sentia com sua nova habilidade, andando e contando a novidade para as pessoas. Enquanto isso, seus pais ficaram por perto, cheios de Entusiasmo. O reforço positivo de Jeffrey foi espontâneo, partiu dele mesmo. Sua habilidade recém-adquirida era a própria recompensa. Era dele. Seus pais, tão amorosos, tiveram cinco horas para observar o filho e assimilar a enorme transformação que vínhamos construindo ao longo de mais de um ano e meio.

O QUE DIZ A CIÊNCIA

O nosso entusiasmo pode exercer um grande impacto não só sobre o nosso próprio humor, comportamento e até habilidades físicas, mas também sobre os da criança. Pode ajudar a ampliar a capacidade da criança de aprender. As emoções dos outros, assim como as nossas, podem nos afetar mesmo sem percebermos.[61] E essas emoções podem iniciar mudanças sinápticas, ativando novas conexões neurais.[62] As emoções negativas geralmente têm um efeito mais poderoso sobre o cérebro do que as emoções positivas. Por exemplo, se uma criança experimenta seguidos fracassos porque lhe pediram que fizesse algo que ela não consegue fazer, pode facilmente desenvolver o sentimento de impotência, e é difícil se livrar de sentimentos como esse.[63] Se as emoções que ela experimenta são positivas, elas acionam a Chave Liga-Desliga do Aprendizado e ajudam a consolidar, ou internalizar, os novos padrões de aprendizagem.

Muitas pesquisas demonstram que nossa expressão facial expressa emoções e afeta as outras pessoas. Uma expressão de medo é logo captada pela amígdala[64] cerebral, o cérebro primitivo, alertando-nos do perigo e fazendo com que fiquemos alertas e ansiosos. Estudos mostram que, mesmo quando os pesquisadores faziam caras de medo imperceptíveis à atenção consciente, eles comunicavam estados de vigilância e ansiedade, fazendo com que fosse produzida atividade na amígdala cerebral do participante e desencadeando um estado de atenção e apreensão.[65] Com base no que sabemos sobre como as emoções são transmitidas, fica claro por que o nosso Entusiasmo é tão importante para a criança.

SEM LIMITES PARA O AMOR

Emoções como entusiasmo e a empolgação espontânea que sentimos quando, por exemplo, somos bem-sucedidos em algo fazem com que o cérebro preste atenção e selecione as conexões neurais relevantes que estão se formando e as fortaleça. Um estímulo que atice as emoções, o qual podemos ajudar a criança a gerar por meio do nosso Entusiasmo, coloca o cérebro da criança em um "estado de motivação", coordenando a informação que está sendo processada.[66] Substâncias produzidas no cérebro, como a dopamina, um neuromodulador, facilitam as transmissões sinápticas, amplificando circuitos envolvidos na coordenação de movimentos em várias regiões do corpo.

Algumas emoções, como a ansiedade e o estresse que sentimos quando experimentamos o fracasso repetidamente, exercem um efeito negativo que compromete nossa capacidade de aprender e realizar até as atividades mais simples. Essas emoções geralmente se manifestam como estresse, aumentando os níveis de cortisol, o que, se ocorrer de forma prolongada, pode destruir neurônios do hipocampo relacionados ao aprendizado e à memória.[67] Mesmo um aumento breve no nível de cortisol no hipocampo pode prejudicar nossa capacidade de distinguir os elementos importantes dos não importantes de um acontecimento memorável. O estresse prolongado na infância acarreta excesso de cortisol, resultando na redução das sinapses e até mesmo na morte de células do hipocampo. Isso leva a perdas em nosso autocontrole e na memória e prejudica o humor, bem como outras funções. Quando essas mudanças negativas ocorrem, elas podem ser amenizadas ao menos em parte durante o desenvolvimento subsequente.

É muito importante que nos conscientizemos do fato de que as crianças são influenciadas pelas emoções dos pais e dos outros adultos que convivem com elas. Elas sentem essas emoções, que afetam o seu cérebro, sua Chave Liga-Desliga do Aprendizado e a sua capacidade de mudar e progredir.

As ferramentas do Entusiasmo

É natural sentir entusiasmo quando a criança faz algo importante pela primeira vez, como falar ou andar. Procure por oportunidades de experimentar o Entusiasmo com as pequenas mudanças, em vez de apenas quando a criança atinge marcos de desenvolvimento já estabelecidos. Toda criança passa por inúmeras pequenas mudanças até alcançar estágios de desenvolvimento mais óbvios.

Quando a criança tem necessidades especiais, ela precisa que você seja um pai ou uma mãe muito especial, e isso inclui perceber e experimentar o Entusiasmo pelas pequenas mudanças que ocorrem no caminho rumo a realizações maiores e mais evidentes. Ela precisa que você desenvolva sua habilidade de perceber e reconhecer as mais discretas mudanças e diferenças, e que entenda e sinta o significado delas conforme ela tenta dominar novas habilidades. O seu desafio especial como pai ou mãe é se tornar um observador astuto das *pequenas coisas*, para que possa se entusiasmar com essas mudanças.

Pergunte a si mesmo: "De quanta evidência eu preciso antes de reconhecer – antes de saber – que a criança fez algo novo e diferente?". Quanto menos evidências forem necessárias, mais possibilidade de capacitar a criança você terá.

> Pergunte a si mesmo: "De quanta evidência eu preciso antes de reconhecer - antes de saber - que a criança fez algo novo e diferente?".

Comece observando-a durante as atividades e interações diárias mais corriqueiras. Você pode notar mudanças na cor das bochechas da criança — se estão mais rosadas ou mais pálidas –, talvez os olhos dela estejam mais brilhantes e ela fique mais alerta durante certas atividades do que durante outras. Pode ser que você note que, ao

SEM LIMITES PARA O AMOR

aplicar algum outro Fundamento, seus movimentos ficam mais suaves. Atente quando os movimentos se tornarem mais rápidos, mais lentos ou mais atrapalhados que um momento antes ou em relação ao que costumavam ser. Você talvez perceba que, pela primeira vez, ela está demonstrando interesse por outras crianças porque parou o que estava fazendo e observou atentamente outra criança brincar. Reconheça que, em momentos como esse, estão ocorrendo mudanças em seu cérebro, mudanças pequenas que podem se tornar bem grandes. E, sim, cada pequena mudança é motivo para o seu Entusiasmo.

Nesse ponto, não se trata de *fazer* algo com a sua percepção das mudanças, mas de reconhecê-las e saber que são reais e potencialmente importantes para o desenvolvimento da criança. Você está se tornando melhor em perceber o que há para ser percebido nela.

Tome notas mentais: Conforme vai se acostumando com o processo, você pode achar útil registrar mentalmente ou mesmo anotar suas observações: "Opa, ela virou a cabeça para olhar para a irmã pela primeira vez". Ou: "Quando apoio sua pelve enquanto ele está sentado, seu braço direito, que geralmente é rígido, fica mais solto". Ou: "Ela tem tido crises menos intensas e se recupera-do mais rápido quando a faço mudar de uma atividade para outra". Identificando e descrevendo o que percebeu, fica mais claro para você como a criança está mudando – incluindo as mudanças mais sutis. Você ficará perplexo com o tanto de coisas a mais poderá ver, sentir, ouvir e perceber em muito pouco tempo; também se surpreenderá com o quanto pode se entusiasmar com essas mudanças. Continue praticando essa ferramenta sempre que tiver oportunidade, talvez quando estiver realizando práticas terapêuticas em casa com a criança, enquanto ela estiver brincando ou durante qualquer outra atividade do dia a dia. Você perceberá que está conse-guindo tirar proveito dessa ferramenta quando precisar de cada vez menos evidências para certificar-se de que a criança está mudando e aprendendo. Depois de um ou dois dias percebendo que você está ficando melhor no uso dessa ferramenta, siga para a próxima.

Substituindo emoções e gerando Entusiasmo: Agora que consegue identificar pequenas mudanças na criança e percebe cada uma delas como parte dos milhares de pequeninos marcos que ela supera, você pode optar por se entusiasmar com elas. Às vezes, isso pode parecer um tanto árduo. Você pode, no entanto, mudar o que está sentindo. Os quatro passos descritos a seguir podem ajudar a incrementar o seu Entusiasmo. Cada passo foi pensado para ser aplicado em atividades que você já realiza em seu dia a dia e com a criança.

1) Pergunte a si mesmo o que o está impedindo de sentir Entusiasmo. Pode ser a disparidade entre seus sonhos e expectativas em relação à criança e a situação dela no momento. Ou talvez o que esteja afetando o seu Entusiasmo sejam o diagnóstico e o prognóstico que ela recebeu. É inegável que os desafios que a criança tem de enfrentar são reais e sérios, mas também é essencial que você presencie o progresso dela, a cada pequeno passo que der.

2) Lembre-se de um momento em que você se sentiu entusiasmado. Sem tentar rejeitar ou bloquear seus pensamentos e sentimentos mais negativos, lembre-se de uma ocasião em que se sentiu contente e empoderado, empolgado com o que estava acontecendo. Pode ser um acontecimento importante do passado. Pode até ser algo do cotidiano, o cheiro de uma laranja, a visão das primeiras flores desabrochando na primavera ou um momento de sucesso no trabalho. Recrie as sensações – calor ou frio, imagens, sons, toques, cheiros, gostos – que você experimentou na ocasião. Amplifique esses sentimentos e sensações e saboreie a experiência por um momento, por uns vinte segundos, sem deixar a mente divagar. Concentrar-se nesses sentimentos favorece a liberação de dopamina (o chamado hormônio do

SEM LIMITES PARA O AMOR

bem-estar) no seu cérebro e recruta mais neurônios para fortalecer essa lembrança, de modo que seja mais fácil acessá-la no futuro.[68] Quanto mais consciente e intencionalmente você fizer isso, mais essa lembrança (assim como outras) se tornará um recurso que você poderá usar para fortalecer seu Entusiasmo e aplicá-lo em outras situações.

3) Transforme a sua experiência. Pense em uma tarefa diária de que você não goste, como lavar louça, passar as roupas ou ir ao supermercado. Antes de fazer alguma dessas tarefas – digamos, lavar louça –, recorra à lembrança do momento que gerou seu Entusiasmo e sinta-o tanto quanto puder. Sinta a satisfação, o prazer, a segurança, o otimismo, a curiosidade, a gratidão, o apreço ou quaisquer outros sentimentos positivos associados a essa lembrança. Assim que estiver imerso nesses sentimentos e puder mantê-los por alguns segundos, comece a fazer a tarefa em questão, como de costume, mas, desta vez, observe se a experiência é diferente quando consegue manter o Entusiasmo. Caso o perca, simplesmente pare o que está fazendo por um momento e tente recriar o sentimento, então retome a tarefa.

Continue fazendo esse exercício três vezes (ou mais, se quiser) por dia, durante dois ou três minutos por vez. Faça-o com qualquer tarefa de que você não goste e também com as atividades que lhe agradem. Você irá se surpreender com a facilidade com que conseguirá gerar Entusiasmo, mesmo em condições adversas.

4) Leve seu Entusiasmo até a criança. Assim que você perceber que consegue se entusiasmar e se manter entusiasmado intencionalmente, comece a aplicar seu Entusiasmo sempre que identificar uma pequena mudança na criança. Lembre-se de que o seu Entusiasmo é experimentado por dentro. Observe como a criança reage a essa mudança em você. Muitas crianças, a princípio, simplesmente ficam mais felizes, mais expressivas e extrovertidas. Conforme você continua aplicando outros Fundamentos e reagindo com Entusiasmo às mais discretas mudanças na criança, você a verá mudar de maneiras novas e muitas vezes surpreendentes.

Saiba que de vez em quando você poderá desanimar, e tudo parecerá simplesmente pesado demais para você; a realidade às vezes pode nos pôr para baixo. Mas você sempre poderá recriar e fortalecer seu Entusiasmo. Esse fenômeno de recriar, fortalecer e acessar sentimentos não é um faz de conta; pelo contrário, já se mostrou que pode levar a mudanças mensuráveis nas estruturas neurais em nosso cérebro.[69]

....

Seja o líder. Não dependa da criança para se encorajar.

....

Torne-se o líder: Quando *você* desenvolve a habilidade de perceber as mudanças mais sutis na criança e *escolhe* se encantar com essas diferenças pequenas e aparentemente insignificantes, e não só com as grandes e óbvias, você se torna o líder na vida dela. É muito comum as pessoas que amam e querem o bem da criança buscarem encorajamento na própria criança. Seja o líder. Não dependa dela para se encorajar. Se ela faz algo satisfatoriamente, ela fica feliz e mais otimista. Se tem dificuldade ou simplesmente não consegue fazer algo que você espera que ela faça, sente-se chateada, desestimulada e com medo. A criança sente a ansiedade e o desapontamento e entende que "há algo de errado com ela". Ao assumir o papel de líder, como esta ferramenta convida a fazer, você transforma completamente esse processo. Em vez de ficar à mercê dos desafios diários da criança, sentindo-se ora para cima, ora para baixo, como uma folha flutuando em uma onda, você pode ser o norte da criança. Você pode ser o líder. Entusiasme-se, independentemente do desempenho dela. Esse é um dos segredos dos grandes professores e dos grandes líderes, a habilidade de ser a representação de uma vontade, de contagiar os outros

SEM LIMITES PARA O AMOR

com o seu Entusiasmo. Você assumirá a liderança frente a seu cônjuge, avós, amigos e estranhos. Verá a si mesmo assumindo maior liderança frente aos professores, terapeutas e médicos da criança. Isso não significa ignorar o que eles têm a dizer. Todos possuem conhecimentos importantes, às vezes fundamentais, para garantir o bem-estar e o desenvolvimento da criança. Mas você será capaz de vê-la como o ser humano em crescimento e desenvolvimento que ela realmente é, mesmo quando ela não alcançar determinadas expectativas. Você se lembrará de que há um caminho a ser percorrido até se alcançar um objetivo, e para isso é necessário continuar capacitando o cérebro e o espírito da criança, de modo que ela continue crescendo e evoluindo.

....

Você será capaz de ver a criança como o ser humano em crescimento e desenvolvimento que ela realmente é, mesmo quando ela não alcançar determinadas expectativas.

....

Entusiasmo, generosidade e espiritualidade: A raiz da palavra *entusiasmo* pode ser traçada até a palavra grega *enthousia*: "inspirado pelos deuses" ou "ter os deuses dentro de si". Por mais espertos, instruídos ou hábeis que possamos ser, o processo de crescimento e evolução pessoal é milagroso; o que sabemos e podemos fazer é só uma gota d'água no oceano do que ainda há para ser descoberto. Quando a criança aprende a fazer alguma coisa, pequena ou grande, o simples fato de ela conseguir já é extraordinário. O Entusiasmo utiliza esses poderes milagrosos para inspirar você e a criança, mas também exige a generosidade: generosidade de coração, mente e espírito. Sua disposição para perceber, encantar-se e dar importância a essas pequenas mudanças que ocorrem na criança é um sinal da generosidade que há em você. Você celebra a criança e as mudanças que ocorrem nela muito antes de as evidências de que ela está progredindo se tornem óbvias para todo mundo. Sua disposição para fortalecer a criança por meio do seu Entusiasmo imbui de inspiração divina esse processo. O Entusiasmo que você demonstra ajuda a criança a acessar a genialidade que ela possui. Ele serve de guia para que o milagre se manifeste de maneiras bastante reais.

Michael Merzenich, um dos neurocientistas mais importantes da atualidade, observa:

A cada momento, escolhemos e delineamos como a nossa mente, que está em permanente transformação, funcionará. Literalmente, escolhemos quem vamos ser no momento seguinte, e essas escolhas ficam gravadas fisicamente em nosso corpo.[70]

Essas palavras são tão inspiradoras quanto encorajadoras para qualquer pessoa que tenha crianças com necessidades especiais em suas vidas, o que confirma que, quando há Entusiasmo, não apenas construímos a nós mesmos, mas também ajudamos a criança a construir o seu próprio eu.

9

SEXTO FUNDAMENTO

Metas Flexíveis

Não é a montanha o que conquistamos, mas a nós mesmos.

— Edmund Hillary

Antes mesmo que nossos filhos nasçam, consciente ou inconscientemente criamos objetivos para eles. Queremos que sejam brilhantes e bem-sucedidos. Certamente desejamos que sejam saudáveis e felizes. Nossos objetivos com relação a eles podem ser de longo prazo, estendendo-se no futuro. Alguns de nós chegam até a matricular os filhos na pré-escola antes mesmo de eles nascerem. Outros estabelecem objetivos acadêmicos para os filhos, prevendo que tirarão boas notas e irão para os melhores colégios no ensino médio, de modo que possam depois ingressar em alguma universidade prestigiada. Talvez queiramos que ganhem bastante dinheiro, tenham um bom casamento, estabeleçam-se e criem uma família em um bairro próximo de nós.

Esses objetivos baseiam-se na suposição de que a criança será saudável e plenamente capaz, que sua constituição e criação serão mais ou menos como as nossas. No momento em que descobrimos o contrário, quando percebemos que a criança possui necessidades especiais, nosso mundo vira de cabeça para baixo. Começamos a fazer perguntas bem diferentes: quais implicações esse diagnóstico traz para o futuro do meu filho? Que objetivos devo estabelecer para ele? Devo esperar que atinja cada estágio de desenvolvimento na idade ideal? O que fazer se ele não estiver progredindo na direção do objetivo que estabelecemos para ele? Isso está acontecendo porque não fui bom o bastante como pai ou mãe? Devo continuar tentando fazer com que ele atinja os objetivos que estabeleci, pressionando-o ainda mais? E, se a resposta for "sim", quais tipos de intervenção são mais adequados para ele? Caso eu opte por não continuar perseguindo meus objetivos atuais em relação a ele, isso significa que estou desistindo do meu filho? O que posso esperar dele, e o que posso fazer para ajudá-lo a atingir essas expectativas?

Toda criança é única, mesmo quando recebe o mesmo diagnóstico de outras milhares de crianças. Neste capítulo, apresento maneiras capacitadoras – tanto para você como para a criança – de responder a essas questões, respeitando-se as especificidades de cada caso. Falarei sobre qual é a melhor forma de estabelecer metas para a criança e como ajudá-la a alcançá-las. Todo mundo já teve alguma experiência relacionada à busca de objetivos pessoais, e todos conhecemos a importância de estabelecer metas. A abordagem mais frequentemente recomendada é estreitarmos nosso foco no objetivo em questão e nos esforçarmos ao máximo. Essa abordagem se manifesta em frases como "Manda ver!", "Foco nas metas", "Não há vitória sem sacrifício" e "Desistir jamais". Porém, quando se trata de tentar ajudar uma criança com necessidades especiais, essa abordagem pode muitas vezes mostrar-se contraproducente. Metas muito rígidas, tratadas de maneira impositiva e inflexível, podem limitar ainda mais a criança, em vez de ajudá-la a progredir.

Por sorte, há outra forma de estabelecer metas para a criança, muito mais condizente com o modo como o cérebro, o corpo e o espírito funcionam e com a maneira como a criança aprende e muda. Ela pode obter mais resultados, com menos sofrimento, quando nos mantemos abertos a outras possibilidades, *evitando metas engessadas*. Isso significa ter um objetivo claro em relação à criança, mas com leveza e bastante flexibilidade.

Evitar metas engessadas pode parecer uma maneira indireta, permissiva, descontrolada ou até mesmo assustadora de tentar alcançar os resultados desejados. Estamos muito mais acostumados a tentar ajudar a criança a atingir um objetivo – seja ele qual for – *o quanto antes*, pelo caminho mais curto e rápido possível. Muitas vezes, acreditamos que essa é a única forma de atingi-lo. Quando a criança fracassa, pensamos que devemos nos concentrar ainda mais no objetivo, que para ela alcançá-lo devemos ser ainda mais tenazes, mais disciplinados e mais resolutos. Que devemos tentar com mais afinco. E, se a criança ainda não alcançou o objetivo que lhe foi estabelecido, muitas vezes começamos a pensar que são as suas necessidades especiais que a impedem de obter sucesso ou mesmo que há algo de errado conosco.

A criança pode obter mais resultados, com menos sofrimento, quando nos mantemos abertos a outras possibilidades, *evitando metas engessadas*.

Por mais paradoxal que pareça, você verá que, ao evitar metas engessadas para a criança – ao encarar nossos objetivos com uma atitude flexível – você e ela começarão a experimentar descobertas que de outra forma seriam impossíveis. Conforme aprende a evitar metas engessadas, muitas das limitações normalmente ditadas por cada tipo de condição e pelos prognósticos mais comuns cairão por terra. Você começará a juntar esforços de forma mais alegre e colaborativa com a criança, enxergando-a menos como um projeto e mais como um ser humano completo, com sentimentos próprios, desejos e toda uma vida diante de si.

BABUÍNOS, HUMANOS E METAS REVERSÍVEIS

Ao apresentar o conceito de Metas Flexíveis para os meus alunos, muitas vezes compartilho a história a seguir. Os babuínos do Deserto do Kalahari

SEM LIMITES PARA O AMOR

têm excelentes fontes de água e são inteligentes o bastante para mantê-las escondidas dos seres humanos e de outros animais.[71] Um feito e tanto. Quando caçadores nativos querem encontrar essas reservas de água, procuram primeiro por cupinzeiros gigantes, pertos dos quais os babuínos gostam de ficar. Como são criaturas curiosas, os babuínos costumam observar de longe enquanto os caçadores fazem um buraco no barro do cupinzeiro, que é duro como pedra, largo o bastante para passar o braço de um babuíno. Eles depositam no buraco algumas sementes, do tipo que os babuínos gostam de comer. Quando os caçadores se afastam, um dos babuínos se aproxima, enfia o braço no buraco para pegar as sementes, apanha um punhado delas e então tenta tirar o braço dali de dentro. Como ele está com a mão fechada por causa das sementes que apanhou, não consegue tirá-la do buraco, que é estreito demais. O babuíno fica preso. Ele tenta arrancar com mais força a mão de dentro do buraco, mas não consegue. Conforme o caçador se aproxima, o babuíno entra em pânico, grita de medo, dá até piruetas tentando escapar. Porém, como não desiste das sementes e permanece com a mão fechada, o babuíno continua preso. Para encurtar a história: o caçador o mantém em uma coleira durante uma noite, alimentando-o com sal, que é irresistível para os babuínos. Na manhã seguinte, quando o animal é solto, morrendo de sede, ele dispara em direção a sua preciosa fonte de água, inadvertidamente conduzindo o caçador até ela.

Para que o babuíno mudasse o rumo dos acontecimentos, tudo o que precisava fazer era abrir a mão e desistir das sementes. Mas seu cérebro não tem a complexidade e a liberdade evolucionárias para superar seu desejo de levar as sementes. Ele se prende ao seu objetivo à custa da sua liberdade e, por conseguinte, da sua sobrevivência.

A maioria de nós foi ensinada a perseguir um objetivo estreitando o nosso foco o máximo possível. Assim, buscamos fazer com que a criança faça aquilo que ela *deveria* ser capaz de fazer. Quando nos concentramos muito rigidamente em atingir objetivos específicos para a criança, nós, assim como ela, tornamo-nos menos capazes de responder a sentimentos, experiências, informações e novas oportunidades. Acabamos nos limitando e limitando a criança. Em momentos assim, muitas vezes não percebemos as consequências potencialmente indesejáveis de perseguir objetivos de maneira muito rígida e podemos até ignorar o nosso bem-estar — e o da criança.

> Quando nos concentramos muito rigidamente em atingir objetivos específicos para a criança, nós, assim como ela, tornamo-nos menos capazes de responder a sentimentos, experiências, informações e novas oportunidades.

Estabelecer metas para a criança é importante. Sem elas, o mais provável é que não sejamos capazes de progredir. Os desafios da criança são reais. Para que ela consiga encontrar maneiras de superá-los, é preciso que seu cérebro opere no nível mais alto e potente possível. Contudo, quando tentamos alcançar um objetivo de maneira muito rígida, como o babuíno preso pelo próprio punho, em vez de ajudar o cérebro da criança a atingir o seu potencial mais alto, muito provavelmente o relegamos a níveis mais primitivos, nos quais há menos espaço para fazer escolhas e menor propensão de ocorrerem descobertas e invenções.

QUANDO É QUE ELA VAI FALAR, HEIN?

Começamos a trabalhar com Alexa quando ela tinha dois anos e meio. Sua condição: atraso de desenvolvimento não diagnosticado. Ela era uma garotinha bastante infeliz, com muito pouco movimento voluntário. Tinha estrabismo, ficava sempre com a boca aberta, deixava a língua de fora na maior parte do tempo e babava. Os objetivos imediatos dos pais

SEM LIMITES PARA O AMOR

consistiam em ela conseguir rolar e ficar de bruços, sentar-se, engatinhar e começar a reagir à linguagem verbal.

Antes de se consultar comigo, Alexa trabalhara intensamente com vários terapeutas, que haviam tentado fazê-la alcançar esses objetivos diretamente. Buscaram ensiná-la a realizar esses movimentos e posturas, como engatinhar e ficar sentada, mas com pouco ou nenhum sucesso. Durante um ano e meio, seus pais tiveram esperança de que esses esforços ajudariam Alexa. No entanto, com o passar do tempo, e conforme percebiam que a filha não estava progredindo, começaram a buscar uma abordagem diferente. Estavam prontos para tirar o foco das metas, os objetivos mais óbvios, e tentar a nossa abordagem.

Nosso intuito era despertar o cérebro de Alexa começando pelo que quer que ela fosse capaz de fazer naquele momento. Isso nos daria a oportunidade de ajudar seu cérebro a diferenciar e criar as pequenas mudanças que poderiam levar às grandes realizações. Expliquei aos pais da Alexa que isso é o que chamo de *diferenciar*, ou comer pelas beiradas.

> Nosso objetivo era despertar o cérebro de Alexa começando pelo que quer que ela fosse capaz de fazer naquele momento.

Foi preciso algum tempo para que os pais de Alexa se rendessem a essa forma de trabalho. Para eles, era assustador parar de tentar fazer a filha alcançar os objetivos óbvios. Mas logo começaram a notar pequenas mudanças que eram totalmente novas. Pela primeira vez, perceberam que Alexa era capaz de aprender, que era inteligente apesar de suas enormes limitações. Trabalhamos com ela durante os dois anos e meio seguintes. Paramos intencionalmente de olhar para os objetivos mais óbvios e mantivemos Metas Flexíveis. Isso proporcionou ao cérebro da Alexa a liberdade de despertar continuamente para novas possibilidades e para si mesma. Por meio das várias e pequenas diferenças em seu cérebro, Alexa aprendeu a rolar e ficar de bruços, a engatinhar e, enfim, a ficar em pé e andar. Ela mudou de várias outras maneiras à medida que suas habilidades se desenvolviam, tornando-se uma criança alegre e visivelmente inteligente e amorosa, muito diferente da que conheci quando a vi pela primeira vez. Ela superou todas as expectativas para crianças com seu prognóstico.

APRENDENDO A EVITAR METAS ENGESSADAS

Com esses objetivos alcançados, Alexa ainda não falava, exceto "ahh", que significava "sim". Quando ela entrou na pré-escola, seus pais sentiram-se pressionados a fazê-la falar. Essa virou a meta. A escola recomendava veementemente que Alexa fizesse um acompanhamento com um fonoaudiólogo. Quando seus pais discutiram a questão comigo, lembrei-lhes de como Alexa havia aprendido a rolar, sentar, engatinhar e andar. Seu cérebro só conseguiu descobrir como fazer isso quando paramos de focar nesses objetivos e começamos a trabalhar com ela do ponto em que estava — *comendo pelas beiradas para produzir pequenas mudanças*. Disse-lhes que não haveria problema em ir a um fonoaudiólogo, desde que ele se mantivesse flexível quanto ao objetivo de que Alexa falasse. O fonoaudiólogo de forma alguma deveria pressioná-la e tentar fazê-la falar de maneira direta e inflexível; dessa maneira, evitaríamos o risco de que o cérebro de Alexa se prendesse ainda mais aos padrões que havia adquirido, talvez dificultando ainda mais que falasse. Os pais concordaram.

Durante vários meses, não vi Alexa. Então, recebi um e-mail. Sua mãe havia encontrado um fonoaudiólogo com o qual estava muito satisfeita. "Apesar de estarem progredindo bastante", ela escreveu, "a Alexa ainda não está falando. O fonoaudiólogo disse que os músculos faciais dela são fracos". Ela queria saber se eu poderia realizar algumas lições com a filha para "ajudar a fortalecer esses músculos". Além disso, escreveu que a filha, que costumava ser extremamente amável, pela primeira vez começara a apresentar sérios problemas de comportamento. Estava tendo crises, durante as quais era muito difícil acalmá-la, e não obedecia às instruções dos pais ou dos professores. Os pais não sabiam o que fazer. Respondi dizendo o seguinte: "Não tenho como consertar ou controlar os músculos faciais de Alexa. Eu trabalho com o cérebro, não com os músculos". Então, perguntei: "Se esse tratamento está funcionando, como é possível ela não estar progredindo?". Concordei em recebê-la em duas sessões, para avaliar se eu poderia ajudar o seu cérebro a começar a organizar a habilidade altamente complexa da fala. Sendo bastante sincera, eu não sabia se poderia ser útil.

Quando Alexa veio para a lição, mostrou-se a princípio um pouco hesitante, mas, quando a ergui e a coloquei sobre a maca, ela se inclinou em minha direção e me abraçou. Eu sabia de uma coisa: eu *não* ia tentar fazer com que ela falasse. Eu ia fazer o meu melhor para que ela se sentisse confiante de que eu não esperava que ela falasse. Em vez de lhe pedir que falasse, eu mesma falei, sem parar. Contei-lhe como estava feliz em vê-la de novo. Perguntei, como parte do fluxo de palavras que saía da minha boca, se ela estava indo à escolinha. Não esperei que respondesse, nem tinha essa expectativa. Continuei falando. Porém, ela assentiu com a cabeça, confirmando que estava indo à pré-escola. Eu disse: "Nossa, isso é muito legal!". Então, contei-lhe que eu também era mãe, que tinha uma criança que também ia à escolinha, e falei um pouco sobre como era essa escolinha. Em certo momento, perguntei a Alexa se a escolinha dela também era assim. Novamente, não esperava que ela respondesse, nem dei tempo para isso. Para minha surpresa, ela disse muito tranquilamente que "sim". A palavra não foi articulada com perfeição, mas era nitidamente um "sim". Agi como se nada incomum tivesse acontecido, porém me dei conta de que a palavra "sim" havia saído quando *ninguém* havia pedido a Alexa que falasse e em um momento em que ela *não* estava tentando falar. Nós duas estávamos nos conectando. Ela estava profundamente absorta, e nenhuma de nós estava interessada na meta de ela começar a falar imediatamente.

SEXTO FUNDAMENTO

Em seguida, comecei a produzir sílabas e vogais sem sentido, usando palavras que não existiam, mas com a entonação e o ritmo de uma conversa normal, desviando, dessa maneira, nossa lição do objetivo final de fazer Alexa falar. Ela estava deitada de bruços, e eu estava trabalhando em suas costas, costelas e coluna, para tentar fazer com que tivesse mais liberdade de movimento nas costas e para liberar o seu diafragma, de modo que pudesse respirar melhor. Alexa sempre adorou as lições. Ela estava deitada muito tranquila, atenta às sensações em seu corpo, mas também parecia fascinada com a minha fala sem sentido. Depois de alguns minutos, fiz uma pausa e, para minha surpresa e encanto, ouvi Alexa produzir alguns sons sem sentido. Quando ela parou, respondi fazendo mais sons sem sentido. Estabelecemos uma conversação com a entonação que usaríamos em uma conversa normal, mas com palavras que não existiam.

Era evidente que Alexa estava se divertindo. A certa altura, fiz uma "pergunta" a ela em nossa língua de mentirinha – usando as inflexões da minha voz, mas não palavras – e ela respondeu "sim" com muita clareza. Em seguida, ela fez uma pergunta, em nossa língua de faz de conta, e respondi que "não". Depois de meia hora de sessão, senti que era o suficiente. Não queria cansá-la e inibir seu cérebro em relação a essa habilidade recém-descoberta.

Sentei-a na maca e disse-lhe que a sessão havia acabado, que era hora de ela ir para casa. Ela olhou para mim, apontou o dedo na minha direção e disse, em voz bem alta: "Não!". Dizer "não" era algo novo para ela. Dei risada, apontei o dedo para ela e disse, com voz igualmente alta: "Sim!".

Antes que fossem embora, reiterei para a mãe a importância de assegurar que todos com quem Alexa tinha contato, incluindo seus professores, evitassem intencionalmente tentar fazê-la falar por pelo menos dois meses, enquanto continuássemos trabalhando com ela. Isso significava interromper o tratamento com o fonoaudiólogo por algumas semanas.

Profundamente tocada com as mudanças que testemunhou na filha, a mãe concordou na mesma hora.

Elas então foram embora. Alguns segundos depois, para minha surpresa, Alexa correu de volta para o meu consultório apontando o dedo para mim e praticamente gritando: "Não, não, não!". Apontei de volta para ela e disse: "Sim, sim, sim!". Sua mãe e eu trocamos olhares, estarrecidas com o novo senso de empoderamento de Alexa. Era como um pássaro que fora solto da gaiola, celebrando a recém-descoberta liberdade e absolutamente encanta-do consigo mesmo. Por fim, consegui fazer com que ela aceitasse ir embora, assegurando-a de que voltaríamos a nos ver no dia seguinte.

DO NÃO PARA O SIM, E MUITO MAIS

No dia seguinte, Alexa veio para a consulta e começou a se comunicar comigo imediatamente, em nossa língua de mentirinha, como no dia ante-rior. Estava claro que ela estivera ansiosa para nosso encontro. Ela havia planejado a nossa conversa! Depois de algum tempo, quando a conversa sem sentido já estava fluindo, bem aos poucos, espaçadamente, comecei a inserir palavras reais. Minha preocupação a princípio era que isso pudesse fazê-la parar de se comunicar comigo. Em vez disso, ela começou a fazer a mesma coisa, inserindo uma palavra aqui e ali.

Os professores da pré-escola relataram que, depois de apenas duas dessas lições, Alexa começara, inesperadamente e sem que lhe pedissem, a formar frases de duas ou três palavras, de vez em quando. Os ataques de raiva e as crises desapareceram por completo. Depois de três meses trabalhando conosco, Alexa sem dúvida estava formando frases mais longas e falando com mais frequência, *desde que não lhe pedissem ou tentassem persuadi-la* a falar. Alexa começou a aprender e progrediu quando todos aqueles que cuidavam dela deixaram de lado o objetivo final. Em vez disso, estabeleceram Metas Flexíveis que proporcionavam a liberdade de comer pelas beiradas, buscando formas de deixar que seu cérebro diferenciasse e produzisse pequenas mudanças com base no que ela já era capaz de fazer.[72]

A IMPORTÂNCIA DO SUCESSO

Experimentar o sucesso tem um papel fundamental na habilidade da criança de mudar e crescer. Mas o que isso significa, exatamente? Quando uma criança realiza uma ação – pequena ou grande, intencional ou não – e tem um resultado que ela considere agradável e interessante, ocorre o que chamamos de uma experiência de sucesso. Por exemplo, quando um bebê segura e puxa o cabelo da mãe de maneira não intencional, a mãe diz: "Ai!". O bebê fica surpreso e encantado com os sons que ela produz. Quando ele experimenta um sucesso como esse, seu cérebro fica mais inclinado a reforçar os padrões que levaram a tal sucesso, sejam quais forem. A criança *desperta*, torna-se mais viva e aprende melhor e mais rápido.

> Quando uma criança realiza uma ação - pequena ou grande, intencional ou não - e tem um resultado que ela considere agradável e interessante, ocorre o que chamamos de uma experiência de sucesso.

O sucesso é prazeroso. Ele capacita a criança. É mais um *amplificador*, um indicador que ajuda o cérebro da criança a perceber que, "opa, o que ela acabou de fazer tem valor. Vamos guardar isso para podermos fazer de novo mais tarde". Sucesso gera sucesso. A maioria das experiências de sucesso das crianças não é o que nós, adultos, normalmente consideramos um sucesso, porque geralmente não são realizações óbvias e completas, como andar, falar e outros marcos evidentes. No entanto, são as inúmeras pequenas experiências de sucesso que levam às grandes conquistas. Experiências como essas ocorrem apenas de acordo com as presentes habilidades da criança. Uma criança que ainda esteja engatinhando não pode simplesmente começar a pular corda. Mas ela pode progredir ao

Sem limites para o amor

engatinhar sobre obstáculos, por exemplo. Compreender esse princípio, de que o sucesso começa a partir do que a criança já consegue fazer, é de suma importância em seus esforços de ajudá-la.

Uma criança com necessidades especiais precisa experimentar muitos e muitos pequenos sucessos para que seu cérebro desperte e possa chegar a soluções únicas para a condição dela. Caso se requisite a uma criança com necessidades especiais que faça algo muito além de suas capacidades atuais, o cérebro não terá condições de ter êxito; na verdade, ela vai ser impedida de aprender a habilidade em questão. Ter Metas Flexíveis significa sempre se basear nas habilidades que a criança já tem, comendo pelas beiradas, de modo que a experiência do sucesso – e da mudança – esteja o mais acessível possível para ela.

> Ter Metas Flexíveis significa sempre se basear nas habilidades que a criança já tem, comendo pelas beiradas, de modo que a experiência do sucesso - e da mudança - esteja o mais acessível possível para ela.

Se há solução para uma criança que não consegue se relacionar com os outros ou que não é capaz de ficar em pé ou andar, ela será encontrada tomando-se como ponto de partida a presente condição da criança. Essa é a essência das Metas Flexíveis: saber criar oportunidades para a criança experimentar o sucesso pelas beiradas.

A APLICAÇÃO UNIVERSAL DAS METAS FLEXÍVEIS

O mesmo princípio das Metas Flexíveis de ir comendo pelas beiradas, tomando como base o que a criança já é capaz de fazer, aquilo em que ela pode experimentar o sucesso agora, é válido para a evolução de qualquer função. Muitas vezes, quando os pais trazem a criança até mim, eles perguntam: "Quando ela vai poder andar?" ou "Ela será capaz de falar algum dia?". Toda vez que recebo esses questionamentos, busco dentro

SEXTO FUNDAMENTO

de mim uma resposta e sempre chego à mesma conclusão: "Não sei. Se eu tivesse de saber agora, e de alguma maneira tivesse de *fazer* diretamente a criança andar, ou falar, ou deixar de ser hiperativa, como um mecânico conserta o motor de um carro e o faz andar de novo, eu não teria ideia de como proceder. E tenho certeza de que tanto eu quanto a criança fracassaríamos". Ao mesmo tempo, tenho certeza de que, se eu puder me *conectar* com a criança e ajudá-la a começar a fazer diferenciações e coisas novas que ela consiga fazer e as quais ela experimente como sucesso, *começando do ponto em que ela está agora*, ela vai progredir. E, se esse processo continuar, ela poderá conquistar cada vez mais e mais coisas.

Ao ouvir essa resposta, os pais tendem a ficar um pouco confusos, porque a única forma que conhecem de medir o progresso da criança é pelos marcos de desenvolvimento tradicionais. Com frequência, sentem que a única maneira de ajudar a criança é tentando fazê-la alcançar os objetivos comuns. Explico que sempre procuro *mudanças relacionadas ao que a criança é capaz de fazer no momento* – isto é, mudanças que expandam seu repertório de movimentos, pensamentos e sentimentos. Esse tipo de mudança indica que o cérebro está em vias de fazer o que é preciso para alcançar o próximo estágio de desenvolvimento da criança. Digo aos pais que, para ser útil para ela, preciso ter Metas Flexíveis e deixar de focar nos marcos tradicionais. Aquilo que procuro é a receptibilidade da criança ao que faço com ela; procuro a participação dela, mesmo que sua resposta seja pequena. Meu objetivo é constatar que a criança está vivendo experiências de sucesso e as variadas expressões de prazer que o acompanham.

Um amigo que joga golfe me contou sobre a regra básica desse esporte: se vire com o que você tem, ou seja, você terá de fazer a sua jogada de onde quer que a bola tenha pousado.[73] Essa máxima também se popularizou por conta de um romance de Joan Didion. Aplicado às Metas Flexíveis, isso significa conectar-se com a criança a partir de onde quer que ela esteja no momento: descubra o que ela consegue fazer *agora* e procure

SEM LIMITES PARA O AMOR

maneiras de ir comendo pelas beiradas, ajudando assim o cérebro dela a descobrir sua própria trilha de desenvolvimento, que é única para cada indivíduo. Trace os objetivos maiores e os marcos de desenvolvimento em um segundo plano na sua mente. Identifique o marco que você gostaria que a criança atingisse, como andar, falar, socializar-se, ler ou escrever, mas não se prenda demasiadamente a esse objetivo. Não permita que a meta traçada oriente suas ações com a criança. Deixe-se guiar pelo aqui e agora.

Sei que essas várias mudanças pequeninas levarão as crianças que têm de lidar com desafios especiais adiante em seu desenvolvimento, que é individual e, muitas vezes, único. Quando você não mais permitir que os marcos tradicionais de desenvolvimento ditem o que você fará com a criança, começará a testemunhar um progresso maior.

O QUE DIZ A CIÊNCIA SOBRE METAS FLEXÍVEIS

Um exemplo de imposição de um objetivo rígido é a prática conhecida como hora da barriguinha, que significa colocar bebês de bruços antes de eles serem capazes de rolar e ficar nessa posição por conta própria.[74] Diz-se que essa prática fortalece o corpo do bebê e acelera a obtenção de certos marcos de desenvolvimento – mais precisamente, ficar de bruços, engatinhar e ficar em pé. Parte da literatura mais antiga propõe que a hora da barriguinha ajudaria a criança a alcançar outros marcos mais rapidamente, assegurando que ela seja mais bem-sucedida na vida.

No entanto, para início de conversa, essa prática nega à criança a atividade aleatória que ela normalmente realizaria deitada com a barriga para cima. Você deve se lembrar dos capítulos anteriores de como essa atividade sem propósito definido, com todos os seus movimentos aleatórios, é importante para o processo de diferenciação e desenvolvimento do cérebro.

Muitos dos estudos seguintes analisaram os efeitos a longo prazo em crianças que foram criadas com a prática da hora da barriguinha.[75] Esses

SEXTO FUNDAMENTO

estudos descobriram que essas crianças aprenderam a rolar *para ficar com a barriga para cima*, a rastejar, a engatinhar e a ficar sentadas apoiando-se com os braços três meses antes dos bebês que não foram introduzidos à hora da barriguinha. É interessante, no entanto, que esse desenvolvimento precocemente acelerado não repercutiu em marcos de desenvolvimento posteriores. Com ou sem hora da barriguinha, não houve diferenças entre as crianças observadas quanto à época em que começaram a andar ou ao desenvolvimento das coordenações motoras grossa e fina.

Há quem possa concluir, com base nessas informações, que acelerar a obtenção dos primeiros marcos de desenvolvimento não é muito útil a longo prazo, mas ao menos pode garantir aos pais que os filhos atinjam esses objetivos mais cedo do que o esperado, e não mais tarde. Mas, olhando mais de perto essa prática, devemos questionar o impacto que impor essas metas pode ter sobre a *qualidade* com que a criança se move, pensa e sente. Será que ela perde alguma coisa com a hora da barriguinha?

Um dos estudos sobre a hora da barriguinha analisou bebês que nasceram abaixo do peso ideal e descobriu que colocá-los de bruços antes que pudessem rolar por conta própria acarretou problemas de postura – de curto e longo prazo – e outros problemas de desenvolvimento.[76]

Emmi Pikler, uma pediatra, fundou e dirigiu um grande orfanato na Europa, logo após a Segunda Guerra Mundial. Era uma grande defensora da ideia de proporcionar segurança e afeto para que as crianças pudessem crescer e se desenvolver em seu próprio ritmo – sem adultos impondo metas rígidas para que atingissem marcos de desenvolvimento antes de estarem prontas. Pikler treinou as enfermeiras e todas as cuidadoras em seu instituto para que aplicassem Metas Flexíveis em todas as circunstâncias. Ela observou como "pais e outras pessoas envolvidas no cuidado com as crianças tentam continuamente promover fases do desenvolvimento (marcos) por meio da manipulação física e de estímulos verbais".[77] Ela também descobriu que as crianças que cresceram em seu orfanato e

SEM LIMITES PARA O AMOR

que tiveram o devido tempo e espaço para se desenvolver em seu próprio ritmo e de acordo com a própria individualidade – seguindo a abordagem das Metas Flexíveis –, sem que se fizessem tentativas de acelerar o progresso delas, levaram três ou quatro meses a mais para atingir os primeiros marcos de desenvolvimento, como as pesquisas sobre a hora da barriguinha mostrariam mais tarde. Mais importante, no entanto, ela observou: "Não apenas as crianças aprenderam a sentar, ficar em pé e andar por conta própria, mas também aparentavam maior independência, mais segurança em seus movimentos e, em geral, *mais contentamento e tranquilidade em seu comportamento do que outras crianças da mesma idade*".[78] Ela escreveu: "Consideramos importante que os movimentos das crianças de nosso instituto sejam seguros e equilibrados. Elas não apenas se movem bem; quando caem – o que é inevitável –, caem direito".[79] Tanto isso era verdade que, entre as mil e quatrocentas crianças do orfanato, nunca houve um caso de fratura.[80]

Essas descobertas nos mostram que bebês saudáveis crescerão e se desenvolverão independentemente de receberem ajuda de cuidadores que apliquem metas rígidas. De um jeito ou de outro, as crianças dão um jeito. Entretanto, no caso de crianças que têm de lidar com desafios especiais, privá-las de Metas Flexíveis pode causar efeitos muito negativos. Quando eliminamos o foco nas metas – a criança atingir um objetivo específico de maneira rígida –, possibilitamos que a *qualidade* do movimento se aprimore.

Essas descobertas e a importância das Metas Flexíveis podem ser mais bem compreendidas quando nos lembramos, como discutido no Capítulo 5, do Fundamento Devagar: nós, humanos, somos abençoados com um período de desenvolvimento lento e prolongado, que mantém o processo de aprendizagem em aberto por mais tempo do que qualquer outra espécie. Quando damos tempo ao tempo e ajudamos uma criança que possui necessidades especiais a alcançar seus objetivos mantendo o processo reversível, flexível e com duração indeterminada, proporcionamos a ela e ao cérebro dela um número incomparavelmente maior de opções de crescimento. Não vá com tanta sede ao pote! Não deixe que o alcance da meta seja o seu objetivo principal. O cérebro da criança com necessidades especiais foi feito para trabalhar a seu tempo, indo de uma etapa para outra como acontece com qualquer outra. Quando você segue a prática das Metas Flexíveis, proporciona ao cérebro da criança oportunidades de se tornar mais engenhoso e, portanto, de encontrar soluções para desafios. É aí que a criança torna-se mais viva.

As ferramentas das Metas Flexíveis

A seguir, apresento nove métodos de aplicação de Metas Flexíveis, que abrem novas possibilidades para a criança encontrar soluções para os desafios diante de si, possibilidades estas que, de outra forma, talvez não ocorressem. As habilidades que descrevo também ajudarão a reduzir o estresse e a aumentar a felicidade, tanto no seu caso como no da criança. Considere manter um diário para acompanhar seu trabalho com as nove ferramentas.

Identifique: Se a criança recebeu um determinado diagnóstico, identifique o que isso significa para você. No seu entendimento, quais são os desafios específicos com os quais a criança terá de lidar? E quais objetivos você tem atualmente em relação a ela? Um objetivo pode ser, por exemplo, que ela responda ao próprio nome, preste atenção, aprenda a se levantar ou que melhore a coordenação motora fina. Considerando o melhor dos cenários, o que você gostaria que a criança conseguisse realizar? Se ela não tiver recebido um diagnóstico específico, identifique quais comportamentos ou limitações ela apresenta que você gostaria de mudar ou superar.

Concentre-se no processo, não no objetivo: Lembre-se de que ninguém, nem mesmo a criança mais saudável, atinge novos marcos de desenvolvimento aos saltos ou apenas praticando uma atividade diretamente relacionada a eles. Pelo contrário, alcançamos novos objetivos por *meio de um processo.* Sempre que pressiona a criança a atingir diretamente o objetivo desejado, seja manipulando o seu corpo, seja por meio de pedidos, você priva o cérebro dela das oportunidades de obter as informações de que necessita; você limita a si próprio e a criança. Em vez disso, procure tirar o foco do objetivo final, lembrando-se de que você tem um papel muito importante nesse processo. Apenas pare o que está fazendo, respire fundo e tire de vista a meta final, abrindo caminho para que a criança transite pelo seu próprio processo.

Tente imaginar: Sempre que aplicar algum dos Nove Fundamentos, *tente imaginar* o que a criança fará em seguida. A imaginação leva à descoberta de possibilidades até então desconhecidas. Tente imaginar como a criança vai reagir. Será que ela vai gostar ou se interessar por aquilo que você está fazendo com ela? Imagine quais mudanças, pequenas ou grandes, podem ocorrer. Pense nas ideias e sentimentos que você e a criança estão descobrindo e experimentando a cada momento. Nunca sabemos de antemão como atingiremos um dado objetivo ou o caminho exato pelo qual a criança alcançará uma meta. Quando você se permite imaginar, cria espaço para aquilo que não tinha como saber que era parte da solução. Você abre espaço para possibilidades mais amplas para a criança.

Recue: Priorize sempre o processo, não o resultado. Você se verá em incontáveis situações em que se espera de você que cumpra objetivos restritos e predeterminados, relacionados a coisas que a criança ainda não consegue fazer. Pode ser uma meta que um médico, um terapeuta ou talvez um professor tenha sugerido em uma conferência sobre programas de ensino individualizados (PEI). Se alguém disser que você está sendo negligente com a criança ou pondo em risco o futuro dela por ter escolhido trabalhar com Metas Flexíveis, será necessário assumir a liderança. Explique às outras pessoas que lidam com a criança como utilizar Metas Flexíveis. Peça que trabalhem com ela sempre comendo pelas beiradas, tomando como base alguma habilidade que a criança já

SEXTO FUNDAMENTO

possua, sempre procurando formas de ela experimentar o sucesso. Saiba recuar quando o objetivo estiver distante demais em relação ao que a criança pode fazer no momento; recue sempre que o objetivo for difícil demais, demasiado rápido ou se representar muita informação de uma vez só. Se a tentativa de atingir o objetivo ocasionar desconforto, dor ou aflição para a criança, recue. Sempre que você colocar o resultado à frente do processo, incorrerá no risco de a criança aprender a limitação que ela está experimentando. Isso pode levá-la – ou mesmo levar você – a desistir da possibilidade de um dia alcançar o objetivo em questão. Se não souber o momento de recuar, você pode cair na crença de que o fracasso da criança deve-se à condição dela, e não à maneira que você escolheu de ajudá-la.

Brinque: Faça com que o percurso que irá trilhar com a criança seja divertido. Aprenda a *manobrar* com ela, mudando espontaneamente de direção quando algo lhe parecer uma perda de tempo. Mantenha em mente a importância da aleatoriedade e de atividades sem uma finalidade definida, sempre em sintonia com a criança e guiando-se pelas respostas dela. Saiba que, sempre que você embarca em uma meta relacionada à criança, tanto você como ela dão um passo rumo ao desconhecido. O cérebro da criança vai florescer com cada informação nova que receber, enquanto descobre novas possibilidades. Assim, é bem possível que ela o surpreenda, progredindo e crescendo de maneiras que você nem imaginava.

Abrace a reversibilidade: Pode haver momentos em que surgirão oportunidades inesperadas e você queira ajustar um ou mais objetivos para a criança. Em momentos assim, esteja aberto a alterar a direção imediatamente, para mudar o objetivo que você buscava – chamo isso de *reversibilidade*. Pode até haver momentos em que, conforme o caminho da criança se revela, você queira modificar completamente alguns dos objetivos, o que, mais uma vez, requer que você dê uma guinada

SEM LIMITES PARA O AMOR

em relação aos objetivos traçados e às ações correspondentes a eles que você vinha realizando. Muitas das grandes descobertas foram feitas enquanto se buscavam outras coisas. A reversibilidade permite que você consiga reagir à criança, fazendo dela a prioridade, em vez de se ater a um objetivo ou caminho engessado.

Desapegue: *Não tente controlar os resultados com a criança.* Você pode exercer uma grande influência e contribuir profundamente para a qualidade do processo pelo qual ela está passando, aumentando significativamente as chances de ela melhorar cada vez mais. Contudo, você não tem controle sobre o que a criança faz ou é capaz de fazer em um dado momento. Quando tentamos controlar o resultado, as coisas começam a sair dos trilhos. O cérebro da criança precisa de liberdade para criar e integrar bilhões de pedacinhos de informação; é assim que formamos tudo o que sabemos. Quando somos obstinados e rígidos demais e tentamos controlar resultados, presumimos saber o que não podemos saber; na melhor das hipóteses, nossos esforços para exercer o controle limitam a criança e diminuem as suas oportunidades.

Valorize a conexão: Permita que o que está acontecendo aqui e agora com a criança o oriente quanto ao próximo passo. Isso proporcionará ao coração e à mente da criança o que precisam de você para que ela possa superar suas limitações – isto é, *ser vista* por você, *sentir a conexão* entre vocês. Você e ela se sentirão fortalecidos por meio desse foco.

Aceite os erros: Permita a si e à criança uma boa margem para errar. Não se preocupe em utilizar os Fundamentos *corretamente.* Não se preocupe se a criança não fizer tudo certo. Não se preocupe nem mesmo em usar Metas Flexíveis da maneira certa. Erros constituem um verdadeiro baú do tesouro na forma de informações, com base nas quais o cérebro da criança (e o seu) pode descobrir maneiras de alcançar diferentes objetivos, bem como aqueles que você tem em relação a ela. O cérebro é um sistema que organiza a si próprio e que alcança objetivos por meio de muita experimentação e aproximações. Quanto maior e mais desafiadora a meta, mais espaço para a criança errar é necessário, para ela se corrigir e se descobrir.

Ter uma criança com necessidades especiais exerce uma enorme pressão sobre os pais. Envolve desafios extraordinários, para os quais nenhum de nós está preparado. Há uma grande incerteza, que conduz ao medo, à preocupação e à confusão. Esses sentimentos tendem a nos levar a adotar metas rígidas, na esperança de encontrarmos soluções e um senso de segurança. Por mais difícil que possa ser, e apesar do seu receio e da sua incerteza, volte para as Metas Flexíveis sempre que puder. Não deixe que o medo e a incerteza ditem os objetivos que você traça para a criança ou o caminho que você seguirá em sua tentativa de ajudá--la a alcançá-los.

10

SÉTIMO FUNDAMENTO

A Chave Liga-Desliga do Aprendizado

Sempre viva como se você tivesse algo novo
a aprender, e você aprenderá.

— Vernon Howard

A Chave Liga-Desliga do Aprendizado é, naturalmente, uma metáfora, não um dispositivo biomecânico no nosso cérebro. É uma forma de descrever o fato de que, a todo momento, o cérebro da criança pode estar pronto para aprender – sendo a máquina de aprender que ele deve ser – ou não. Quando a chave está acionada, pode ser em uma condição favorável, na qual a criança é um aprendiz mais capaz, ou em uma condição menos favorável, em que o aprendizado é menos eficaz.

A maioria de nós tem uma boa noção do significado de acionar ou não a Chave Liga-Desliga do Aprendizado. É uma verdadeira mudança na maneira como o cérebro trabalha.[81] Você se torna mais alerta e se vê mais interessado, compreendendo de uma hora para outra algo que antes não entrava na sua cabeça, ou se vê capaz de fazer algo que não conseguia fazer antes.

Por meio de um eletroencefalograma para medir as ondas cerebrais, podemos detectar uma mudança significativa na atividade do cérebro quando a Chave Liga-Desliga do Aprendizado está acionada e quando não está.[82] Mas não precisamos de dispositivos eletrônicos para reconhecer esses diferentes estados nas crianças. Podemos sentir quando elas estão

SEM LIMITES PARA O AMOR

entendendo o que dizemos ou fazemos. Reconhecemos quando estão cientes do que está acontecendo ao seu redor ou dentro delas. Podemos identificar quando estão receptivas. Vemos a receptibilidade em seus olhos, movimentos, expressões faciais ou em uma palavra ou som que produzam.

É importante que você reconheça quando a Chave Liga-Desliga do Aprendizado está ou não acionada. Quando não estiver, não importa o que você faça, a criança não vai aprender nem mudar. Quando estiver, o cérebro torna-se receptivo não apenas a imagens, sons, cheiros, gostos e sensações de toque provenientes do mundo ao redor da criança, mas também aos sentimentos e sensações que vêm de dentro.[83] A criança passa a fazer algo novo com todo esse estímulo. Ela começa a aprender. Mudanças começam a ocorrer no cérebro.

A DESCOBERTA DE SCOTTY

Scotty fora diagnosticado com atrasos de desenvolvimento, e cada estágio em seu desenvolvimento havia sido alcançado tardiamente. Começou a andar depois dos dois anos, e apenas à base de muito tratamento e assistência. Tinha todos os sintomas do transtorno do déficit de atenção com hiperatividade (TDAH) e não havia conseguido aprender a ler e escrever, mesmo com a ajuda de uma professora particular. Scotty era um pouco gordinho, andava de maneira bastante desajeitada e possuía pouca percepção de espaço. Era altamente sociável e comunicativo. Sintonizava-se emocionalmente com as pessoas ao seu redor, o que demonstrava que possuía inteligência emocional e que era uma criança muito afetuosa e amável.

Antes de conhecer Scotty, que à época tinha dez anos e estava no quarto ano, conversei com seus pais pelo telefone. A julgar pelo que me disseram, era evidente que o menino não conseguia aprender o que estavam tentando lhe ensinar, apesar dos esforços consideráveis dos pais. Segundo eles, Scotty reconhecia o alfabeto, mas de maneira inconsistente.

Percebi, pela forma como seus pais o descreveram, que Scotty havia aprendido a *experiência do fracasso na leitura*. Os padrões que seu cérebro havia criado enquanto tentava aprender a ler e escrever levaram-no a repetidos fracassos; esses padrões de fracasso estavam ficando cada vez mais arraigados em seu cérebro. Seu cérebro apenas repetia o que Scotty já sabia, sem gerar novas informações relacionadas a esse desafio: ele estava recriando continuamente a experiência do fracasso. Tudo isso me indicava, sem sombra de dúvida, que a Chave Liga-Desliga do Aprendizado de Scotty, ao menos quando se tratava de ler e escrever, estava desligada.

Não fiquei surpresa quando seus pais me disseram que, durante as aulas de leitura e escrita, ele permanecia arredio e não queria colaborar. Era de se esperar que demonstrasse ao menos alguma aversão e resistência aos esforços de ensiná-lo. Afinal, quem é que gosta de falhar nas mesmas coisas repetidamente?

> Afinal, quem é que gosta de falhar nas mesmas coisas repetidamente?

Indiquei aos pais que, para que eu pudesse trabalhar com Scotty, eles teriam de interromper quaisquer aulas particulares e deixar de tentar ensiná-lo a ler ou escrever por pelo menos dois meses. Eu queria que ele passasse um tempo sem os repetidos padrões de fracasso que vinha experimentando. Os pais conversaram com o psicólogo da escola e com outras pessoas que vinham trabalhando com o filho. Todos ficaram horrorizados com a ideia de interromper por dois meses os esforços que vinham realizando com Scotty. Receavam que todo o progresso que tiveram fosse perdido. Mas que progresso era esse? A única coisa que ele tinha a perder eram os padrões de fracasso profundamente arraigados que desenvolvera – e perdê-los seria bom.

Depois de considerável discussão, sugeri que esperássemos as férias de verão de Scotty, quando seria mais fácil para seus pais trazerem-no para

SEM LIMITES PARA O AMOR

duas ou três séries de lições intensivas. Eles concordaram. Na primeira vez que vi Scotty, ele parecia um pouco tímido, mas era muito amável e educado. Perguntei-lhe se gostaria de escrever seu nome para mim, algo que a maioria das crianças aprecia fazer. Ele reclamou e resistiu um pouco, mas acabou concordando e começou a mover o lápis pelo papel, hesitantemente, em movimentos circulares lentos e desengonçados. Então, ele parou por um segundo, como se tivesse terminado a primeira letra, embora o garrancho que havia feito não se parecesse com um *S* nem com qualquer outra letra. Logo em seguida, ele continuou, como se fosse escrever a segunda letra, rabiscando-a em cima da primeira, desenhando a mesma forma circular pequena e desengonçada. Fez isso cinco ou seis vezes, escrevendo uma letra sobre a outra, e então parou, como se tivesse completado a tarefa. Ele olhou para mim como se estivesse esperando minha aprovação, obviamente sem saber se tinha sido bem-sucedido ou não. Agradeci-lhe, não disse mais nada a esse respeito e prossegui com a sessão.

Estava bastante evidente para mim que Scotty não tinha ideia de como ler ou escrever. Eu podia perceber claramente, na rigidez dos seus ombros e braços e na expressão tensa e aborrecida em seu rosto, que a Chave Liga-Desliga do Aprendizado não estava acionada. Isso também foi evidenciado pelo fato de que ele estava repetindo o mesmo ritual que havia aprendido e internalizado nos quatro anos anteriores. Ele não esperava nem procurava mudar ou criar algo diferente. A Chave Liga-Desliga do Aprendizado estava desligada.

Ao longo de nossa primeira sessão e da seguinte, observei que Scotty nunca olhava para a direita ou movia voluntariamente a cabeça para esse lado, embora ela se virasse para essa direção quando eu a movia. Ele parecia não ter consciência do lado direito do seu universo. Seu jeito desengonçado de andar e os esforços que observei em sua tentativa de escrever indicavam que faltava ao seu cérebro algo da diferenciação subjacente e

SÉTIMO FUNDAMENTO

do mapeamento necessário para coordenar os movimentos dele. A primeira coisa que tínhamos de fazer era acionar a Chave Liga-Desliga do Aprendizado de Scotty. Caso contrário, qualquer tentativa de fazê-lo aprender a ler e escrever seria perda de tempo.

Comecei a aplicar uma ferramenta que descrevi no Capítulo 6, desenhando com o dedo um ponto, uma linha reta ou uma linha ondulada em seu rosto, braços, mãos, costas e peito para despertar o seu cérebro, de modo que pudesse começar a perceber diferenças. A princípio, ele não conseguiu identificar as formas, tampouco distingui-las. Mas muito rapidamente ficou bom nisso. Ajudei-o também a ficar cada vez mais consciente do próprio corpo encorajando-o gradativamente a realizar movimentos mais complexos e refinados, os quais ele adorou fazer. Em duas sessões, Scotty parou de reclamar. Ele chegava para cada sessão bastante entusiasmado e com a Chave Liga-Desliga do Aprendizado acionada. Começou a oferecer ideias e sugestões sobre o que deveríamos fazer. Ria com mais frequência. Estava mais perceptivo em relação ao ambiente e gostava de tecer comentários sobre o que via. A cada dia, seu raciocínio ficava mais aguçado e seus movimentos se tornavam mais eficientes e desenvoltos. E ele estava bem-humorado. O mundo havia começado a fazer mais sentido para ele, e Scotty estava claramente empoderado com seu novo conhecimento.

A essa altura, perguntei-lhe se gostaria de escrever o próprio nome de novo. Ele disse que sim, bastante empolgado. Pegou o lápis e lenta e deliberadamente escreveu *S-C-O-T-T-Y*. Desta vez, as letras tinham um espaço entre si e todas eram fáceis de reconhecer.

Na semana seguinte, Scotty e seus pais foram embora, e ele reencontrou a professora particular. Ela havia assegurado que ia apenas brincar com ele, não haveria tentativas de ensiná-lo a ler ou escrever, como prometido. Contudo, ela me ligou mais tarde para dizer que Scotty entrara na sala dela e seguira diretamente para a cesta onde ficavam as letras de madeira. Ele

SEM LIMITES PARA O AMOR

levou a cesta até a mesa que usavam para estudar. Ela disse que iam apenas brincar naquele dia. Ainda assim, ele insistiu em formar palavras com as letras. A professora me contou que ficara perplexa com sua iniciativa e progresso. "É um menino completamente diferente", disse. "Não apenas reconhece as letras como quer fazer experimentações com elas, lendo e escrevendo." O fato de ele estar feliz a impressionara ainda mais, não havia reclamações nem distrações de sua parte. Mantinha o foco o tempo todo. Sua atenção e concentração eram notáveis. Scotty queria aprender. Eu lhe disse: "A Chave Liga-Desliga do Aprendizado foi acionada, e tenho certeza de que agora ele se desenvolverá de maneiras surpreendentes para todos nós".

UMA CRIANÇA EM SUA COMPLETUDE

Concentrar-se unicamente nos problemas ou nas limitações da criança é uma reação natural. Mas há um problema bem grande nisso. Quando agimos assim, *deixamos de ver a criança em sua completude*. Sua totalidade, com toda a riqueza de suas experiências interiores e sua complexidade, tende a passar batida – e tendemos a nos acostumar a uma perspectiva limitada. Sem que percebamos, nossa Chave Liga-Desliga do Aprendizado é desligada. Quando nos abrimos e expandimos nosso foco, de modo a vermos a criança além de suas limitações e de nossas preocupações, acionamos novamente a Chave Liga-Desliga do Aprendizado. Começamos a enxergar a criança de maneira mais plena, mais holística. Descobrimos coisas novas a seu respeito. Descobrimos novas possibilidades de interagir com ela e ajudá-la. Subitamente, oportunidades novas e úteis para a criança se apresentam para nós. Ficamos mais criativos para ajudar o cérebro dela a diferenciar e evoluir em áreas que não estão direta ou obviamente relacionadas aos problemas que ela enfrenta.[84] Não obstante, frequentemente e sem que prevíssemos, a criança progride em áreas ligadas às suas maiores dificuldades. Esse processo ativa a nossa Chave

Liga-Desliga do Aprendizado, bem como a da criança. Ela aprimora as capacidades organizacionais do cérebro como um todo.

Quando nos abrimos e expandimos nosso foco, de modo a vermos a criança além de suas limitações e de nossas preocupações, acionamos novamente a Chave Liga-Desliga do Aprendizado.

ENXERGAR A CRIANÇA EM SUA COMPLETUDE

Embora eu não ignorasse a limitação com a qual os pais de Scotty estavam preocupados, eu sabia, com base em experiências do passado, o quanto era importante manter essa questão em segundo plano na minha mente, assim como manter a minha Chave Liga-Desliga do Aprendizado acionada para enxergar a criança de maneira holística. Isso me permitiu aprender rapidamente uma série de coisas sobre Scotty: que ele era amável, que tinha inteligência emocional e consciência das outras pessoas, que ele não tinha a mais vaga ideia de como escrever, que não virava a cabeça para a direita, que o movimento dos seus olhos era limitado e que ele aparentava ter um senso de organização espacial com pouquíssima diferenciação. Também observei que, embora fosse capaz de andar, não o fazia bem; isso me mostrava que, como o seu cérebro havia conseguido organizar uma atividade tão complexa como essa, apesar da diferenciação e da consciência corporal insuficientes, Scotty tinha de fato um cérebro muito bom.

Eu soube na hora que, se acionasse sua Chave Liga-Desliga do Aprendizado – e, com isso, sua habilidade de diferenciar e organizar melhor seus movimentos e percepções sensoriais –, sua vida melhoraria. Mas eu não sabia de antemão de que maneira especificamente ele poderia progredir. Raciocinar, sentir, andar, correr e, claro, ler e escrever, tudo depende da capacidade do cérebro de diferenciar e organizar todos os aspectos do eu da criança. Então, permiti que minha visão holística de Scotty continuasse a me guiar. Comecei conduzindo-o por meio de

SEM LIMITES PARA O AMOR

movimentos gentis, que ajudaram a aumentar sua consciência corporal, algo que obviamente lhe faltava. Então, desenhei o ponto e as diferentes linhas em sua pele, começando pelo rosto, que foi o primeiro lugar onde ele conseguiu diferenciar o ponto, a linha reta e a linha ondulada que tracei com o dedo. Observe que tudo isso proporcionava ao seu cérebro a oportunidade de não apenas diferenciar as sensações e relacioná-las à forma correspondente, mas de fazer diferenciações mais eficientes de todo tipo. Aprender a olhar para a direita e a virar a cabeça nessa direção abriu-lhe todo o espaço à sua direita. O mundo começou a fazer mais sentido para ele; Scotty sentia-se mais seguro para se mover e podia assumir mais riscos.

Raciocinar, sentir, andar, correr e, claro, ler e escrever, tudo depende da capacidade do cérebro de diferenciar e organizar todos os aspectos do eu da criança.

Sempre tento manter minha Chave Liga-Desliga do Aprendizado acionada e no nível máximo durante as sessões com as crianças com que trabalho, não apenas para manter minha consciência holística em relação a elas, mas para observar mudanças que me informem que os seus cérebros estão despertos – que a sua Chave Liga-Desliga do Aprendizado está acionada. Dessa maneira, a criança pode experimentar a si mesma em sua completude, e não apenas suas limitações.

Ao longo das lições, eu concentrava minha atenção em Scotty como um todo, não em suas limitações. Mantinha-me aberta *a qualquer oportunidade* de ele aprender e crescer. Usei os vários Fundamentos para proporcionar ao seu cérebro oportunidades de experimentar diferenciações cada vez maiores, de aprimorar suas capacidades organizacionais e se desenvolver. Scotty passou a experimentar seu sucesso e com isso veio um senso de alegria e empolgação para aprender.

Quando você está com a sua Chave Liga-Desliga do Aprendizado acionada e enxerga a criança em sua completude, percebe que a está ajudando a ligar a Chave Liga-Desliga do Aprendizado dela também.

O QUE DIZ A CIÊNCIA SOBRE A CHAVE LIGA-DESLIGA DO APRENDIZADO

Se, por um lado, o termo Chave Liga-Desliga do Aprendizado não descreve um aparato mecânico no cérebro que possamos ligar e desligar, como um interruptor, por outro, descreve uma realidade observável.[85] Deparei-me com essa realidade milhares de vezes em meu trabalho com crianças; o cérebro de uma criança pode tanto estar no "modo aprendizado" como não estar. Quando seu cérebro está no modo aprendizado, quase tudo o que fizermos com ela a fará progredir em seu desenvolvimento. Quando a Chave Liga-Desliga do Aprendizado está desligada, qualquer coisa que você faça levará a pouca ou nenhuma mudança; na maioria dos casos, as limitações da criança apenas ficarão mais arraigadas.

> Quando a Chave Liga-Desliga do Aprendizado está desligada, qualquer coisa que você faça levará a pouca ou nenhuma mudança; na maioria dos casos, as limitações da criança apenas ficarão mais arraigadas.

Boa parte da capacidade que o cérebro tem de aprender ainda é um mistério para a ciência, embora novas descobertas sejam feitas todos os dias em laboratórios ao redor do mundo. Talvez uma das observações mais importantes que a ciência já fez é a de que certas condições, mensuráveis em laboratório, são necessárias para que o aprendizado seja possível. Por exemplo, para que o modo aprendizado seja ativado, é preciso haver um nível suficiente de estímulo. Esse estado de estímulo é fisiológico, bioquímico e psicológico.

SEM LIMITES PARA O AMOR

Nossas emoções têm um papel fundamental nesse processo de estímulo. Elas afetam a comunicação entre células nervosas e aumentam ou diminuem tanto a sensibilidade sináptica quanto a transmissão de informações entre células nervosas, o que é a base de todo aprendizado e desenvolvimento. A ciência nos explica que há substâncias produzidas no cérebro, chamadas neuromoduladores, que são ativadas pelas nossas emoções.[86] Esses neuromoduladores alteram a influência de um neurônio sobre o outro, aumentando ou diminuindo o nível de estímulo no cérebro, de acordo com o tipo de emoção. Dessa forma, as emoções afetam significativamente o processamento de informações. Elas têm o potencial de pôr o cérebro em um estado de atenção, propício ao aprendizado, ou de fechá-lo, de modo que aprender se torne difícil ou impossível – ou seja, o potencial de acionar ou não a Chave Liga-Desliga do Aprendizado.

A maioria dos neurocientistas concorda que as emoções também orientam nossa atenção, o que é necessário para qualquer novo aprendizado.[87] Emoções relacionadas à tristeza afetam aquilo em que prestamos atenção e de que modo prestamos atenção – um modo muito diferente de quando estamos felizes. Nossas emoções influenciam não apenas como nosso cérebro processa as informações, mas também como nosso pensamento se organiza. O interesse, uma das emoções mais onipresentes, parece ser indispensável para o aprendizado. Pesquisas realizadas com animais mostram que motivação e envolvimento sincronizam o cérebro inteiro, ajudando os animais a se organizar melhor.

Com base no que sabemos sobre emoções e o cérebro, é especialmente importante que os pais de crianças com necessidades especiais entendam o efeito que a ansiedade e o medo têm sobre o processo de aprendizado. A ansiedade e o medo reduzem a atenção da criança; essas emoções fazem com que ela se concentre apenas em tentar se sentir segura, nada mais. Como escreve Alan Fogel, pesquisador e autor de livros sobre o desenvolvimento emocional e sensório-motor das crianças: "A capacidade de reagir

208

SÉTIMO FUNDAMENTO

a ameaças e buscar segurança é a tarefa mais importante do nosso sistema nervoso".[88] Ansiedade e medo fazem com que a Chave Liga-Desliga do Aprendizado da criança seja desligada.

Uma reação prolongada de estresse a uma ameaça (real ou não) é particularmente prejudicial.[89] Ela pode causar danos aos receptores do cérebro, exercendo um efeito negativo no humor e na memória, e gerar hiperatividade na criança. Ansiedade, medo, dor e fadiga tendem a desligar a Chave Liga-Desliga do Aprendizado da criança. Segurança, conexão com os pais, bom humor, alegria, conforto, aceitação e amor, tudo isso ajuda a ativar a Chave Liga-Desliga do Aprendizado.[90]

> Segurança, conexão com os pais, bom humor, alegria, conforto, aceitação e amor, tudo isso ajuda a ativar a Chave Liga-Desliga do Aprendizado.

Ferramentas para acionar a Chave Liga-Desliga do Aprendizado

As ferramentas a seguir o ajudarão a ligar a Chave Liga-Desliga do Aprendizado da criança e a fazê-la funcionar em uma potência maior. Com a ajuda dessas ferramentas, a criança se capacita a aprender melhor; ela aprende a aprender e a se desenvolver, de maneiras mais eficazes e mais rápidas.

Alguém acionou a Chave? Aprenda a reconhecer quando a Chave Liga-Desliga do Aprendizado da criança está acionada. Alguns pais dizem que a impressão é de que "um véu foi levantado". Os olhos da criança ficam mais brilhantes e acompanham o que você faz. Ela se torna mais viva, mais falante e começa a se movimentar mais. Participa do que quer que você esteja fazendo com ela, mesmo que da maneira mais discreta. Ela sorri, gargalha ou indica de outra forma a felicidade que está sentindo. Talvez você observe que ela está curiosa e interessada, mais consciente do que está acontecendo em seu interior e ao seu redor.

SEM LIMITES PARA O AMOR

Ligue a sua Chave Liga-Desliga do Aprendizado: Para poder ajudar a criança a acionar a Chave Liga-Desliga do Aprendizado dela, primeiro você precisa ligar a sua. Feito isso, preste atenção. Mostre interesse e perceba o que está acontecendo com a criança. Entre em sintonia com ela, de modo que você possa lhe fornecer as condições e a riqueza de experiências de que ela precisa para desabrochar. O primeiro passo consiste simplesmente em saber que acionar a sua própria Chave Liga-Desliga do Aprendizado é possível, e então prosseguir com seu objetivo de acioná--la. Em seguida, imagine uma sala ou algum outro ambiente em que você veja uma chave reluzente que pode acionar sempre que quiser. Atribua a ela uma cor e uma forma, como preferir. Então, imagine-se acionando essa chave. Na sua mente, observe seu cérebro se acendendo, harmonizando-se com você, pronto para criar novas ideias e possibilidades para suas interações com a criança. Quanto mais você fizer isso, mais fácil fica, até que se tornará algo natural para você.

Evite quebrar o clima

Mesmo tendo a melhor das intenções, pode haver coisas que você faz com a criança que desligam sua Chave Liga-Desliga do Aprendizado; é muito importante que você preste atenção e evite situações que quebrem o clima de aprendizagem e conexão entre vocês. A seguir, apresento alguns exemplos de situações como essas, as quais você deve evitar.

Dor: Com certeza você já ouviu a frase: "Não há vitória sem sacrifício". Quando se trata de acionar a Chave Liga-Desliga do Aprendizado da criança, a verdade é o oposto dessa frase: dor e desconforto certamente acabam com o clima de aprendizado. Há situações em que não há alternativa senão a criança sentir dor, como ao passar por algum procedimento médico ou algum sintoma relacionado à sua condição específica. Em momentos assim, fazemos o nosso melhor para confortar a criança e ajudá-la a se sentir segura e amada. Contudo, há situações em que,

210

felizmente, a dor pode – e deve – ser evitada para que as tão importantes capacidades do cérebro possam florescer.

Se a criança chora e resiste a um determinado tipo de tratamento, é muito provável que esteja sentindo dor, seja física, seja emocional, e, por conseguinte, angústia. O trabalho do cérebro dela é, antes de mais nada, garantir a sua segurança, para certificar-se de que a criança se sinta protegida. Dor significa perigo. Ansiedade é uma resposta ao perigo. Desespero e até mesmo depressão são respostas do cérebro à dor, ao perigo e ao medo que acabam perdurando ou continuam retornando. Sempre que ela se sentir assim, uma coisa é certa: a Chave Liga-Desliga do Aprendizado está desligada. O que quer que você faça com a criança, seja parte da rotina diária, seja qualquer tipo de exercício ou terapia feito em casa, sempre procure maneiras de deixá-la confortável. Assegure-se de que o que você está fazendo é agradável e que ela se sente segura. Evite rotinas dolorosas.

Repetição excessiva: Ao ficar martelando a criança com relação a questões de linguagem, ao tentar fazê-la engatinhar, com a ajuda de um ou mais adultos, ou ao fazer repetidos exercícios de alongamento para as articulações de uma criança que tenha um braço espasmódico, saiba que, quando essas atividades são feitas mecanicamente e de maneira muito repetitiva, elas rapidamente desligam a Chave Liga-Desliga do Aprendizado da criança. Quando isso acontece, os exercícios ou as rotinas tendem a fixar ainda mais o padrões de limitação que a criança aprendeu, bem como os padrões de desconforto, medo, ansiedade e desejo de fugir de uma situação desagradável.

Repetição só é algo bom depois que a criança já aprendeu a fazer uma determinada coisa que ela não conseguia fazer antes. Quando isso acontece, ela repetirá espontaneamente o que aprendeu, seguidas vezes, divertindo-se e internalizando os novos padrões de sucesso associados à sensação de prazer e de ser bem-sucedida. Isso é o que todas as crianças fazem. Até que isso aconteça, em vez de repetir vez após outra a mesma

SEM LIMITES PARA O AMOR

coisa, esperando um resultado diferente, pare! Então, comece a aplicar os Fundamentos. Comece com Variação, Metas Flexíveis e Entusiasmo, que são excelentes antídotos à repetição excessiva. Assim, você acionará a Chave Liga-Desliga do Aprendizado da criança.

> Se a criança não está aprendendo, pare o que você estiver fazendo; não está funcionando.

Fadiga: Uma das formas mais elusivas de desligamento da Chave Liga-Desliga do Aprendizado da criança envolve a fadiga. Quando a Chave Liga-Desliga do Aprendizado está acionada, o cérebro da criança cria novas conexões, milhões por minuto, modificando-se a uma velocidade incrível. Isso é um trabalho árduo para a criança. A atividade cerebral consome enormes quantidades de energia. Pesquisadores descobriram que o tempo ideal para o aprendizado é de *não mais que vinte minutos.*[91] E isso considerando que o aprendizado de fato ocorra. Do contrário – isto é, se você suspeitar que a Chave Liga-Desliga do Aprendizado da criança está desligada –, pare o que estiver fazendo; não está mesmo funcionando. Qualquer período superior a vinte minutos provavelmente fará com que o cérebro perca ou subjugue as conexões novas, ainda frágeis, e a criança perderá o acesso ao que acabou de aprender.

Muitas vezes, digo aos pais e mães que, quando a criança faz algo novo, eles devem parar imediatamente. Não ouça a voz interior que diz para tentar fazer a criança repetir o que ela aprendeu, só para que você tenha certeza de que ela aprendeu. Comece uma atividade que não tenha nada a ver com a que estava realizando com a criança ou, se perceber que ela está cansada, concentrada e até preocupada com seus pensamentos, sentimentos e sensações, dê-lhe tempo para que possa processar tudo. Deixe-a comer, se ela tiver fome, ou dormir, brincar ou se recuperar; você pode voltar a interagir com ela mais tarde.

Incapacidade: Quando uma criança experimenta dor, desconforto, tédio ou confusão, ou não consegue se conectar com o que você está lhe pedindo, se sentirá incapaz caso você insista, o que desligará a Chave Liga-Desliga do Aprendizado. Quando a criança está envolvida e interessada, e então você reage às experiências dela, ela se sentirá capacitada, e isso acionará a Chave Liga-Desliga do Aprendizado. Ela se envolverá emocionalmente com o processo. Você poderá sentir sua empolgação e vitalidade. Isso não significa simplesmente fazer tudo o que a criança quer, mas assegure-se de sempre reagir de maneira autêntica às experiências dela.

Deixe a criança no clima

A seguir, apresento algumas ferramentas que você pode usar para ajudar intencionalmente a criança a acionar a Chave Liga-Desliga do Aprendizado. Use-as sempre que puder.

O interesse da criança: Descubra o que interessa à criança. Talvez certos sons, cores, formas, jogos, atividades ou tipos de comida.

Use os outros Fundamentos: Movimento com Atenção, Devagar, Sutileza, Variação, Entusiasmo, Metas Flexíveis, Imaginação e Sonhos, Consciência. Combinar qualquer um dos Fundamentos com aquilo de que a criança gosta praticamente garante o acionamento da sua Chave Liga-Desliga do Aprendizado. Uma mãe certa vez descobriu que a filha, diagnosticada no espectro autista, adorava tocar e sentir fitas de tecido coloridas. A mãe juntou uma ampla variedade de pequenas tiras de tecido colorido e usou Variação para ajudar o cérebro da filha a fazer diferenciações, usando as cores e a textura dos tecidos de maneiras criativas.

Demonstre curiosidade pela criança: Sempre observe como a criança é afetada emocional, física e espiritualmente. É importante saber que tudo o que ela pensar, sentir, perceber, ver e ouvir quando a Chave Liga-Desliga do Aprendizado estiver acionada contribui para o seu crescimento e

SEM LIMITES PARA O AMOR

desenvolvimento. Sempre que a Chave Liga-Desliga do Aprendizado estiver acionada, a criança fará novas descobertas que lhe serão significativas.

A despeito do objetivo que temos para a criança ou da questão na qual estamos focados, ela descobrirá o novo não quando estivermos tentando *fazê-la* aprender, mas quando ajudarmos o seu cérebro a fazer melhor o seu trabalho, com a Chave Liga-Desliga do Aprendizado acionada e sem limitar a maneira como ela usará a nova informação. Einstein falou de algo que chamou de "brincadeira recombinante", que consiste simplesmente em permitir que informações se misturem, como em um maravilhoso ensopado em que os sabores se mesclam, encontram suas conexões e produzem algo que ninguém poderia ter previsto ou formulado de maneira sistemática. É aí que nascem as mudanças exponenciais.

11

OITAVO FUNDAMENTO

Imaginação e Sonhos

O combustível do Possível é a imaginação.

— Emily Dickinson

Eu gosto de *nonsense*, ele desperta os neurônios.

— Dr. Seuss

O cérebro humano nos proporciona a capacidade de imaginar, sonhar e criar algo novo de dentro de nós, como se do nada. A habilidade da criança de imaginar, sonhar acordada e fantasiar é uma parte importante de seu crescimento e desenvolvimento. Sua capacidade para fazê-lo determinará, em grande medida, o caminho que ela seguirá na vida. Isso a ajudará a moldar o poder pessoal que ela experimentará em tudo o que fizer, das habilidades mais básicas aos objetivos que ela possa escolher mais tarde na vida.

A imaginação acende as luzes do cérebro, criando bilhões de novas conexões. Essa habilidade de criar novas conexões ao imaginarmos e sonharmos com o futuro é o dom supremo da humanidade, é o que permite que superemos nossas limitações, criando novas possibilidades e realidades que, de outra forma, não seriam possíveis. Como disse Einstein, imaginação é tudo. É uma prévia das próximas atrações que a vida nos reserva.

Podemos pensar na imaginação como um baú do tesouro no qual está o futuro da criança. Os poderes criativos associados à imaginação são extremamente vivos e ativos em crianças saudáveis. São essenciais conforme a criança começa a participar do mundo, desenvolvendo novas habilidades e capacidades e descobrindo possibilidades inéditas que parecem não ter fim.

> Podemos pensar na imaginação como um baú do tesouro no qual está o futuro da criança.

Quando uma criança possui necessidades especiais, sua inclinação natural para imaginar e sonhar pode ser, total ou parcialmente, impossibilitada. Ou isso pode acontecer quando o cérebro tem sua capacidade de imaginar limitada em razão da condição específica da criança. Independentemente do motivo, é de suma importância que tentemos despertar a imaginação da criança para que ela possa acessar o baú do tesouro que todas as crianças saudáveis têm à sua disposição durante seu aprendizado e desenvolvimento. Por meio da Imaginação e Sonhos, o cérebro da criança alcançará seu nível mais elevado, capacitando-se a buscar as melhores soluções para superar as limitações de que ela sofre.

UMA TRILHA COMPLETAMENTE NOVA

Conheci Ari quando ele tinha cinco anos. Seu diagnóstico: autismo. Era um menino alto para a idade, magricela e bonito, com grandes olhos castanhos. Tinha vários dos sintomas típicos de crianças diagnosticadas no espectro autista, mas talvez o mais marcante fosse sua severa perseveração e o fato de não usar os pronomes pessoais *eu* e *mim*. Seus pais o trouxeram para a primeira sessão junto com um DVD player portátil, pronto para reproduzir o programa infantil favorito do filho, estrelando Thomas e Seus Amigos.

Antes de começar a primeira sessão, os pais sugeriram que eu passasse o vídeo enquanto colocava Ari na maca, porque achavam que isso o deixaria menos ansioso. Respondi que era melhor tentar trabalhar com Ari primeiro sem o vídeo, para ver como ele se comportaria e se eu conseguiria me conectar com ele. Em poucos minutos, ficou claro que a ansiedade de Ari era intensa demais para que pudesse participar da sessão, então concordei com a reprodução do vídeo. Assim que apertamos o *play*, Ari ficou totalmente absorto na pequena tela do aparelho e uma coisa extraordinária aconteceu. Ele começou a recitar cada fala, uma fração de segundo antes do próprio vídeo. Ele sabia tudo de cor, os dez minutos de vídeo! Além de todos os problemas evidentes que seu comportamento apresentava, percebi que Ari não estava usando a imaginação enquanto fazia isso. Ele recitava como uma máquina. Não havia variação em suas palavras ou tom de voz; ele não colocava nada de si mesmo na história. Quando o vídeo acabou, ele imediatamente apertou o *play* de novo, sempre repetindo as falas, exatamente do mesmo jeito.

Depois de trabalhar com ele por algum tempo, utilizando Movimento com Atenção e os outros Fundamentos, seu tônus muscular começou a mudar e ele passou a mover o corpo de maneira mais suave e coordenada. Assim, ficou claro para mim que seu cérebro estava despertando e respondendo. Em certo momento, pausei o DVD por alguns segundos. Ari pareceu alarmado, mas continuou recitando o filme, de maneira mais intensa. Voltei logo a apertar o *play*. Isso fez com que a recitação de Ari perdesse sincronia com o filme. Ele parou e, por um instante, pareceu desorientado. Gentilmente, encorajei-o a continuar recitando o vídeo do ponto em que estava. Depois de um momento de hesitação, ele prosseguiu. Passei mais um pouco do filme, então pedi a Ari que se preparasse, porque eu ia pausar de novo. Quando pausei, mais uma vez ele continuou recitando, com determinação, como se o vídeo não tivesse parado. Mas, quando voltei a pressionar o *play* e ele percebeu que estava fora de sincronia, ele conseguiu se corrigir e se colocar novamente em sincronia bem rápido.

No dia seguinte, assegurei-me de que o filme já estivesse passando quando comecei a trabalhar com Ari. Desta vez, tentei algo novo. Depois

SEM LIMITES PARA O AMOR

de pausar o vídeo, comecei a fazer algumas perguntas sobre a história. A essa altura, eu já a conhecia muito bem! Por exemplo, fiz a seguinte sugestão: "Talvez Thomas não tenha subido aquela colina direto. Talvez antes ele tenha passado no McDonald's para comprar batatas fritas. O que você acha?". Levando minha imaginação para a história, convidei-o a entrar na brincadeira. Sua reação inicial foi ficar muito ansioso e recitar a história mais rápido e com mais vigor. Recuei e disse: "Ah, tudo bem. Sem problema". Repeti a última fala que ele recitou e apertei o *play*.

Poucos minutos depois, enquanto ajudava Ari a se mover de maneiras diferentes, vi que seu corpo estava ficando mais flexível e suas costas, mais fortes. Isso era sinal de que seu cérebro estava desperto e no modo de aprendizado. Novamente pausei o vídeo, e mais uma vez sugeri uma alternativa imaginária para a história. Desta vez, Ari respondeu com menos ansiedade que antes. Repentinamente, era como se ele tivesse acordado de um profundo transe, no qual estivera mergulhado por muito, muito tempo. Ele olhou para mim e ofereceu sua própria versão sobre o próximo passo do Thomas. O Thomas, disse Ari, saiu para lutar com um monstro. Ari estava usando a imaginação!

Logo, isso se tornou uma brincadeira nossa – inventar aventuras novas para o Thomas. Ari não ficava mais bravo quando eu pausava o vídeo. Ele havia aprendido a imaginar e ajudava a criar novas histórias em vez de apenas recitar o roteiro vez após outra. Ele aprendeu até a contar a história de trás para a frente e a me avisar quando o que ele dizia era parte do roteiro e quando era algo que ele havia inventado.

Outra coisa de que ele realmente gostava era ficar arremessando uma bolinha com o pai. Sempre que queria que o pai lhe jogasse a bola ele dizia: "Joga a bola para *você*", quando queria dizer: "Joga a bola para *mim*". Uns dois dias depois de ele ter começado a usar a imaginação, fiquei pensando se seu cérebro agora conseguiria compreender os pronomes. Tentei ajudá-lo a diferenciar *eu*, *você* e *me* usando uma série de Variações. A princípio,

218

Ari não parecia capaz de entender. Mas então ele parou por um momento e pareceu entrar em um estado de profunda contemplação. Então, virou-se para o pai e disse: "Joga a bola *pra mim*!". Ter imaginação não apenas lhe permitiu criar novos mundos, como também lhe possibilitou reconhecer a si mesmo e usar um pronome que o diferenciava dos outros.

A REALIDADE DA IMAGINAÇÃO

Como pudemos ver na história de Ari, a imaginação é real; é uma função real do cérebro, algo que ele é capaz de produzir. Seu valor é inestimável para que se crie algo novo, para dar vida aos mundos interior e exterior da criança. A imaginação tem o poder de aumentar a qualidade do funcionamento do cérebro da criança, que passa a criar novos caminhos e a inventar novas e refinadas formas de ela se movimentar, pensar e sentir.

> A imaginação tem o poder de aumentar a qualidade do funcionamento do cérebro da criança.

Como a imaginação é intangível – isto é, não podemos tocá-la, vê-la, cheirá-la ou ouvi-la diretamente –, pode ser difícil entendê-la como algo real ou considerá-la importante. No entanto, ela não apenas é real como é essencial para qualquer mudança e crescimento. Pesquisas mostram que adultos que se imaginaram praticando piano obtiveram resultados tão bons ou melhores do que aqueles que praticaram com um piano de verdade.[92] Os que usaram a imaginação tiveram a vantagem de *poder melhorar uma habilidade com uma prática física mínima*. Eles se aprimoraram no uso de uma poderosa ferramenta – a imaginação.

Imaginação e criatividade caminham de mãos dadas. Considere uma criança que esteja brincando com um graveto. Em sua imaginação, ela transforma o graveto em uma varinha mágica e, assim, cria uma realidade alternativa. Ela então continua brincando nessa realidade, inventando

SEM LIMITES PARA O AMOR

ideias sem fim, das quais ações emergem. Enquanto isso, o cérebro cria novas conexões e novos padrões, que se tornam parte da criança.

No caso de Ari, a descoberta da imaginação ajudou a reduzir sua perseveração compulsiva – recitar as falas do vídeo repetidamente – e a ansiedade que tal comportamento fomentava. O despertar de sua imaginação ajudou seu cérebro a funcionar melhor. Isso também o pôs no caminho certo para que se tornasse capaz de diferenciar o *eu* do *você* e a desenvolver sua noção de si mesmo.

O GÊNIO DENTRO DA CRIANÇA

Nós todos conseguimos ter um *pensamento divergente* – isto é, todos temos a habilidade de visualizar múltiplas soluções para um problema específico. Um exemplo simples é imaginar quantas coisas podemos fazer com um clipe de papel. De acordo com o pesquisador J. P. Guilford, que desenvolveu um teste sobre pensamento divergente, aqueles que utilizam esse tipo de pensamento não apenas têm facilidade para criar várias soluções para um mesmo problema, mas também são capazes de, ao mesmo tempo, analisar a utilidade, a originalidade e a eficiência de cada solução.

Com base nos critérios de Guilford sobre habilidades relacionadas ao pensamento divergente, o pesquisador George Land testou mil e quinhentas crianças, com idades entre três e cinco anos; 98% das crianças apresentaram resultados que as enquadravam como gênios, considerando o índice de pensamento divergente.[93] Elas se mostraram incrivelmente imaginativas e criativas. Quando o mesmo grupo foi testado cinco anos depois, isto é, as crianças tinham entre oito e dez anos, apenas 32% apresentaram resultados que as classificavam como gênios. Cinco anos mais tarde, apenas 10% das crianças do mesmo grupo foram consideradas gênios. E, quando foram testados duzentos mil adultos, apenas 2% foram classificados como gênios do pensamento divergente.

Oitavo Fundamento

Por que isso é relevante para uma criança que tem necessidades especiais?, você pode se perguntar. Antes de mais nada, é importante observar que as crianças mais jovens são gênios em *pensamento divergente*. Isso significa que o cérebro delas é feito para ser criativo, para usar a imaginação e encontrar diferentes formas de se alcançar um determinado resultado. Quando uma criança possui necessidades especiais, ela precisa que seu cérebro utilize todo o seu potencial para encontrar soluções únicas para os desafios únicos que ela tem de enfrentar. Não existe um caminho predeterminado que a criança deve seguir para evoluir de engatinhar para caminhar ou de balbuciar para falar, por exemplo. Não há apenas um único caminho correto que a criança deve encontrar e, então, nele seguir para chegar a algum destino específico, como andar ou falar. A imaginação alimenta essa liberdade incrível que o cérebro humano tem para inventar soluções originais e engenhosas.

> Quando uma criança possui necessidades especiais, ela precisa que seu cérebro utilize todo o seu potencial para encontrar soluções únicas para os desafios únicos que ela tem de enfrentar.

Acredito que perdemos muitas oportunidades de ajudar crianças com necessidades especiais a alcançar todo o seu potencial quando tentamos fazer com que sigam um caminho predeterminado e fixo, que as crianças ditas "normais" supostamente seguem para desenvolver uma habilidade. Ao presumir que possamos mapear com precisão e prescrever um caminho para o desenvolvimento – por exemplo, para andar ou falar –, negamos às crianças oportunidades de usarem a capacidade inata do seu cérebro de usar a imaginação e o pensamento divergente e de desenvolver soluções originais, tão necessárias para superar os desafios únicos ocasionados pela sua condição. Quando ajudamos uma criança a usar a imaginação, ajudamos o cérebro dela a encontrar suas próprias soluções.

ESSE MENINO É UM GÊNIO

Vários anos atrás, em uma viagem com o Dr. Moshé Feldenkrais, um casal trouxe uma criança de quatro anos com paralisia cerebral para trabalhar com ele. Era a primeira sessão do menino, e ele tinha de subir uns cinco degraus para ir de onde estava até a maca do Dr. Feldenkrais. O menino usava um andador, pois suas pernas eram bastante espasmódicas e era muito difícil para ele movê-las. Feldenkrais aguardou pacientemente enquanto o menino se esforçava para vencer os degraus, com seu andador metálico e suas pernas espasmódicas.

Depois de algum tempo, quando o garoto estava entre o segundo e o terceiro degrau, intensamente concentrado em sua tarefa, Feldenkrais virou-se para mim e disse, em hebraico: "Esse menino é um gênio!".

"Por quê?", perguntei, achando difícil detectar alguma genialidade em seus movimentos penosos.

Feldenkrais respondeu: "Olhe a *maneira* que ele encontrou para subir os degraus!".

Essa experiência ajudou-me a definir a forma como enxergo as crianças com necessidades especiais. Com o tempo, percebi que descobrimos o gênio de qualquer criança não na aparente perfeição ou graça com que realiza algum feito – como subir escadas sem dificuldade –, mas na habilidade de usar a imaginação e o pensamento divergente para encontrar maneiras únicas de realizar uma tarefa em resposta a um desafio.

É à facilidade de usar a imaginação, ao pensamento divergente e à criatividade que a criança com necessidades especiais deve recorrer para crescer e se desenvolver de maneira bem-sucedida.

A MAGIA DA FANTASIA

A fantasia é um parente próximo da imaginação. Crianças fantasiam um bocado. Fantasiar lhes permite explorar possibilidades sem fim, na segurança de suas próprias mentes. Suas fantasias criam um contexto no qual podem utilizar diversas sensações, sentimentos, movimentos, ideias e experiências interpessoais que vivenciam a cada momento de suas vidas. Pesquisas na área da neurofisiologia mostram, por exemplo, que toda atividade física é organizada no cérebro por meio de imagens da pessoa se movendo, exatamente como quando sonhamos ou imaginamos que estamos andando, correndo, nadando ou jogando tênis.[94] Esse filme em três dimensões na nossa mente, que organiza constantemente imagens em movimento da atividade em questão, não é apenas visual, mas contém informações relacionadas a todos os sentidos.[95] Crianças não aprendem a andar, por exemplo, apenas por meio da imitação. Ver os outros andando fornece o contexto para que o cérebro diferencie e use as informações para se organizar e, por fim, permitir que a criança fique em pé e ande. Quando vemos as pessoas ao nosso redor andar, correr ou realizar algum outro tipo de movimento, nós imaginamos essas experiências como se as estivéssemos vivendo. Nossa imaginação e nossas fantasias dão vida à atividade em nossa mente. Uma criança que cresceu entre os lobos aprende a andar e a correr como eles; ela se move incrivelmente bem utilizando as pernas e os braços e nunca aprende a andar totalmente ereta.[96] De maneira semelhante, crianças podem ser heróis ou princesas, médicos, artistas ou professores em suas fantasias e, mais tarde, escolher uma profissão em que podem *transformar esses sonhos em realidade.*

Quando encontramos formas de ajudar as crianças a usar Imaginação e Sonhos, nós as ajudamos a se aproximar de seus sonhos, fantasias ou brincadeiras de faz de conta – seja ativamente, seja na mente delas, caso tenham dificuldade para se mover –; nós as ajudamos a acessar a fonte inesgotável de energia e paixão que elas têm dentro de si. Muitos pais fazem isso espontaneamente e o tempo todo com seus filhos, especialmente na hora de brincar. Pode ser algo tão simples e divertido quanto fazer a criança fingir que sua mão é um gatinho andando por aí, procurando seus amigos,

SEM LIMITES PARA O AMOR

ou fazer com que a mão da mamãe seja o gatinho andando gentilmente e se aconchegando próximo da bochecha da criança. Se a criança tem algum tipo de espasticidade na mão, essa pode ser uma forma de fazê-la se interessar pela mão e, assim, desejar movê-la.

Fantasiar pode muitas vezes parecer perda de tempo. A maioria de nós foi criada para acreditar que nossa mente deve estar sempre focada e clara, atenta ao que quer que estejamos fazendo. Nós nos permitimos fantasiar apenas durante momentos de ócio, quando baixamos a guarda. É possível até que consideremos fantasiar algo improdutivo e, assim, vejamos a criança que fantasia como preguiçosa. Pesquisas mostram que o oposto é verdadeiro.[97] Tendemos a achar que passamos a maior parte do tempo concentrados em algum objetivo específico, ainda que sejamos interrompidos de vez em quando por pensamentos irrelevantes. No entanto, pesquisas mostram que, na verdade, ocupamos a maior parte do nosso tempo com pensamentos pouco direcionados e não intencionais. Portanto, passamos a maior parte do tempo fantasiando e somos interrompidos por pensamentos que tenham uma finalidade definida. Enquanto fantasiamos, uma ampla variedade de regiões do cérebro se acende: são áreas relacionadas ao controle de impulsos, ao julgamento, à linguagem, à memória, à função motora, à resolução de problemas, à socialização, à espontaneidade e ao processamento de informações sensoriais. Em outras palavras, o cérebro da criança ganha mais vida – *acende-se* – quando ela fantasia.

> Enquanto fantasiamos, uma ampla variedade de regiões do cérebro se acende.

Fantasiar é normal e saudável. Quando a criança fantasia, o seu cérebro pode perfeitamente estar integrando informações, organizando-as e criando novas conexões que poderão ser aplicadas mais tarde. *Fantasiar é um estado fértil, que permite ao cérebro da criança alcançar uma enorme flexibilidade para chegar a soluções e invenções imprevisíveis, algo muito necessário para uma criança que tenha necessidades especiais.*

A criança que fica fantasiando na sala de aula e aparentemente não está prestando atenção ao que o professor diz provavelmente vai perder a informação que está sendo passada. Isso não é muito bom, especificamente, pois queremos que ela ouça e preste atenção. Contudo, é possível que, nesse momento, em sua divagação, ela esteja tentando entender melhor algo que o professor disse. Ou, talvez, esse algo tenha ensejado uma ideia na mente da criança, a qual pode levar o ensinamento original um passo adiante.

É importante nos lembrarmos de que a criança não é uma página em branco na qual inserimos informações. O aprendizado é um processo criativo, que recorre continuamente aos poderes da Imaginação e Sonhos. Tudo o que a criança aprende é imaginado e inventado dentro de seu cérebro, formulado a partir do nada dentro de si mesma. Nada que tentemos lhe ensinar se torna plenamente útil até que esse processo ocorra em seu interior. E fantasiar é uma parte fundamental da habilidade dela de fazer com que isso ocorra.

O QUE DIZ A CIÊNCIA SOBRE IMAGINAÇÃO E SONHOS

Pode parecer difícil se livrar da crença de que coisas intangíveis, como imaginação e fantasias, não são lá muito úteis. Certamente é difícil aceitar a ideia de que sejam recursos bastante práticos quando nos defrontamos com os sérios desafios de quem tenta ajudar uma criança com necessidades especiais. É aí que pesquisas mais recentes podem ajudar. Os psicólogos Steven Jay Lynn e Judith Rhue estudaram seis mil pessoas, entre homens e mulheres.[98] Eles descobriram que aquelas que fantasiavam eram mais criativas, tinham mais facilidade para resolver problemas e eram mais empáticas do que aquelas que não fantasiavam. Também eram mais flexíveis, espontâneas e muito mais interessantes. Tudo isso possivelmente em

SEM LIMITES PARA O AMOR

decorrência da habilidade do cérebro dessas pessoas de criar novas informações e padrões por meio da Imaginação e Sonhos.

Mas não é apenas com relação a funções mentais ou cognitivas que
a Imaginação e Sonhos fazem diferença.[99] Alia J. Crum e Ellen J. Langer
trabalharam com um grupo de oitenta e quatro camareiras, de sete diferentes hotéis. Os pesquisadores dividiram as participantes do estudo em
dois grupos: ao primeiro, chamado "grupo informado", foi dito que o
trabalho que faziam, limpar quartos de hotel, era um bom exercício, que
satisfazia as recomendações médicas de se ter um estilo de vida ativo. Ao
segundo grupo, o "grupo desinformado", nada foi dito. Ambos os grupos
continuaram realizando seu trabalho, como de costume. Depois de quatro
semanas, observou-se que no grupo informado houve perda de peso e
queda na pressão sanguínea, na gordura corporal, na relação cintura-qua-
dril e no índice de massa corporal. No grupo desinformado, não foram
observadas mudanças significativas. Esse estudo demonstra como a imaginação levou a mudanças físicas mensuráveis. Trabalhar a imaginação da
criança, com o aumento de energia cerebral que ela proporciona, pode
transformar os resultados de qualquer coisa que você fizer com ela.

Ferramentas para Imaginação e Sonhos

Crianças começam a brincar de fingir, ou de faz de conta, no segundo
ano de vida.[100] Elas são capazes de distinguir entre o que é real e o que
não é, bem como de fazer brincadeiras que utilizem a imaginação. Sua
habilidade de reconhecer a diferença entre realidade e imaginação fornece
oportunidades para que o pensamento divergente e os poderes criativos
dos seus cérebros desenvolvam possibilidades novas e surpreendentes. As
ferramentas que apresento o ajudarão a levar o poderoso Fundamento da
Imaginação e Sonhos para a rotina da criança.

Vamos brincar: A brincadeira é uma das formas mais comuns de ativar
a imaginação da criança. Muito do que fazemos com elas e do que lhes

pedimos envolve seriedade e obedece a uma estrutura. Geralmente, no caso de uma criança que tenha necessidades especiais, isso é ainda mais verdadeiro, em particular se ela passa por algum tipo de tratamento ou aulas extras. Qualquer oportunidade de transformar essas atividades em um jogo, recheado de imaginação, as torna mais divertidas e eficientes. Isso traz leveza e alegria para a experiência, deixando-a mais interessante. Dessa forma, a criança se envolverá mais; isso a ajudará a aprimorar as capacidades organizacionais de seu cérebro e a despertar seus poderes criativos.

Imagine junto com a criança: A criança pode ter uma capacidade ainda limitada de usar a imaginação, como vimos na história de Ari. Comece introduzindo ideias e sugestões imaginárias quando interagir com ela. Ao fazer isso, procure sinais de que ela esteja tentando participar. Se a criança consegue falar, ouça-a com bastante atenção e integre o que ela sugerir à imagem, à história ou ao jogo que vocês estejam criando. Lembra-se de como Ari acrescentou um elemento novo na história ao dizer que o Thomas tinha ido lutar com um monstro? Não mude ou corrija o que a criança propuser! Não se preocupe se não fizer muito sentido no começo ou se ela participar sem ainda ter entendido direito. É a primeira vez dela, e deve ser estimulada e apreciada do jeito que é. E é tudo imaginação, afinal de contas. Não dá para imaginar errado.

Se a criança ainda não consegue falar ou se expressar bem, mas você percebe que ela está tentando participar, faça perguntas que ela possa responder com sim ou não, várias perguntas. (Ela pode piscar para dizer "sim" e mexer o indicador para dizer "não", por exemplo.) Então, você pode dizer: "E a coelhinha vai dormir agora (na história que vocês estão inventando) ou vai brincar com o irmão dela?". Espere a resposta da criança e integre-a à história.

Descubra o sonho: Ao perceber que a criança está distraída quando deveria estar prestando atenção, escutando ou seguindo instruções, recue

SEM LIMITES PARA O AMOR

por um momento. Deixe-a com seus pensamentos. Se ela for ainda muito pequena, apenas deixe-a à vontade e espere que volte por conta própria. Se a criança tem idade suficiente para compreender seu pedido, diga, depois de dar-lhe algum tempo, com *muita* delicadeza e em um tom amigável e carinhoso: "Queria tanto saber em que você está pensando agora. Poderia me contar?". Se ela não entender, invente alguma história que você possa compartilhar com ela e então pergunte se ela tem alguma para compartilhar com você. A maioria das crianças rapidamente entra nesse tipo de brincadeira. A uma criança que seja um pouco mais velha, é possível pedir que escreva a história dela, ou ela pode ditá-la para que você a escreva. Você *não deve*, de forma alguma, usar a história da criança para manipulá-la a fazer o que você quer ou espera que ela faça. Então, se ela tem medo do barulho do aspirador de pó, *não* invente uma história em que você lhe diz que ela não está com medo. Ou, se ela não consegue correr, não lhe conte alguma história que você inventou em que ela é capaz de andar ou correr. Assegure-se de que a história seja sobre o sonho da criança.

Faça uma pausa para a fantasia: Da próxima vez que estiver com a criança e ela apresentar um pouco de dificuldade ou resistência com relação ao que você está tentando fazer com ela, pare e fantasie um pouco, junto com ela. Você já deve ter feito algo parecido várias vezes, descrevendo algo que vocês fariam mais tarde, algo de que você sabe que ela gosta, como forma de acalmá-la ou fazê-la se manter focada no que estivesse fazendo no momento. O que proponho é que você fantasie intencionalmente e use a imaginação com a criança. Você pode dizer a ela algo como: "Vamos parar um pouco [de fazer o dever de casa] e pensar em algum lugar onde você gostaria de estar agora". Depois de ela dizer onde gostaria de estar, você pode enfeitar um pouco. "Gostaria de estar no parquinho, no brinquedo de se pendurar? Ah, e no balanço?". Introduza mais detalhes, até mesmo seres imaginários e coisas fora do comum. Então, peça à criança que descreva o que faria se estivesse no lugar que você narrou.

Você pode ou não estar junto; depende da vontade da criança. Considere acrescentar movimento e música ao sonho. Talvez você queira cantar ou utilizar passos de dança. Observe como a criança se torna mais vivaz. Vez ou outra, você pode relacionar a fantasia que vocês criaram àquilo em que a criança tinha dificuldade, ou simplesmente fantasiar juntos sobre qualquer tema do interesse dela e observar se de repente ela chega a alguma solução para aquilo em que tinha dificuldade antes.

Contação de histórias: Contar histórias é uma das melhores maneiras de se usar a imaginação e fantasiar. Encoraje a criança a contar histórias para você, as coisas com que ela fantasia; você pode até escrevê-las e lê-las para ela outro dia. Atue – como em uma peça de teatro –, representando os sonhos ou partes dos sonhos. Use a imaginação a despeito das limitações da criança. No faz de conta, tudo é possível. Peça-lhe que imagine cenários e atue neles por algum tempo. Encene as histórias usando itens do dia a dia. Escreva-as e incremente-as mais tarde. Demonstre emoção; isso despertará o cérebro da criança e o fará criar novas conexões e possibilidades.

Honre os sonhos da criança: Sonhos nos fazem olhar para o futuro. Eles organizam nosso cérebro e fornecem o vento que nos fará voar e nos guiará rumo às realizações mais elevadas. Ter um sonho, grande ou pequeno, algo pelo que lutemos, como se tivéssemos recebido um chamado e cuja realização temos como horizonte, é de suma importância para todos nós. A criança também tem sonhos. Lembre-se sempre de que são *os sonhos dela*, não os seus. E os sonhos dela não são o que *você* sonha e espera para ela. Honre os sonhos dela, mostre interesse por eles, trate-os com respeito. Sonhos, por natureza, não são racionais e não podem ser justificados; eles apenas existem. Muitas vezes, desenvolvem-se e mudam, conforme a criança amadurece. Lembro-me de trabalhar com uma adolescente com paralisia cerebral moderada cujo sonho era se tornar dançarina. Mesmo que estivesse bastante claro que ela dificilmente seria contratada por uma companhia de dança profissional, tudo o que fizemos tinha em

SEM LIMITES PARA O AMOR

vista o amor dela pela dança. E de fato ela conseguiu dançar! Ela desabrochou; começou a amar o próprio corpo, apesar das suas limitações. Ela se empoderou!

Liberdade para inventar: Quanto mais você trabalhar com Imaginação e Sonhos, mais você e a criança serão capazes de inventar maneiras próprias de aplicar esse Fundamento em suas vidas. Você conhece a criança melhor do que ninguém. Vá em frente. Divirta-se ao longo do caminho, enquanto descobre novas possibilidades.

12

NONO FUNDAMENTO

Consciência

Se pudéssemos ver com clareza o milagre de uma
simples flor, toda a nossa vida mudaria.

— Buda

Logo no início da minha carreira percebi que, para que uma criança progrida de maneira profunda, e muitas vezes imediata, é necessário que haja uma *certa qualidade* relacionada à sua *presença*. Na época, a melhor maneira que eu tinha de descrever isso era dizendo "que tinha alguém em casa". Observei que, quanto mais a criança estivesse *presente*, mais surpreendentes seriam os resultados de nosso trabalho juntas. Essa qualidade diferia de a criança estar simplesmente acordada, atenta, segura, confortável e envolvida na atividade – apesar de tudo isso ser indispensável também. Havia um ingrediente extra, necessário para que a criança alcançasse transformações mais profundas. Com o tempo, percebi qual era esse ingrediente secreto: era a *Consciência* de si mesma, de seu entorno, do que acontece dentro e ao redor de si. A criança devia se mostrar *observadora*, compreendendo as relações entre as partes do corpo dela, bem como as relações entre o que ela faz, o que fazem com ela, o que ela sente e os resultados que ela pode prever ou gerar. Com base nas observações que a própria criança faz, ela pode até mesmo antever os desdobramentos daquilo que faz, e isso pode incluir situações novas, que a criança nunca experimentara.

SEM LIMITES PARA O AMOR

A Consciência da criança catapulta seu cérebro para um nível no qual ela pode compreender o seu próprio mundo e o mundo ao seu redor, de maneiras que antes lhe eram inacessíveis. A Consciência é o que está por trás da sua inteligência em evolução, o processo que impõe ordem no até então caótico e aleatório fluxo de sensações. Tudo isso recai nessa qualidade especial que eu no começo chamava de *ter alguém em casa* – de a criança *agir consciente*. (Uso o verbo para indicar o ato de estar consciente. *Agir consciente* nos lembra de que o que a criança está fazendo é uma ação, dinâmica e em curso. Normalmente, usamos a palavra *consciência*, que é um substantivo. Ela dá nome à ação, mas nos faz pensar em agir consciente como algo estático e desconectado de nós.)

Antes de começar a trabalhar com crianças, eu nunca havia parado para pensar se bebês e crianças pequenas possuíam a capacidade de gerar Consciência. Quem me chamou a atenção para esse conceito foi o Dr. Feldenkrais, quando me disse: "Bebês são extremamente conscientes. Sem consciência, eles não conseguiriam se desenvolver adequadamente". A afirmação me surpreendeu. Era difícil para mim, na época, associar na minha mente a ideia de Consciência a um bebê. Essas criaturinhas adoráveis e balbuciantes, que não conseguem fazer quase nada, certamente não pareciam ter aquilo que até então eu considerava uma capacidade exclusiva dos adultos. Ao longo dos anos, minha experiência provaria que minha crença inicial estava errada. Bebês podem ser e de fato são *conscientes*.

ESPIRRE COMIGO

Conheci Oliver quando ele tinha apenas cinco semanas. Ele sofria de uma condição congênita chamada *artrogripose*, na qual as articulações dos cotovelos não estão completamente formadas e, no lugar dos bíceps, que flexionam os braços, há tecido conjuntivo. Seus braços eram virados para dentro, inertes; nunca se moviam, nem os ombros, pulsos, mãos ou dedos.

Antes de o trazerem para mim, quando as pessoas tentavam exercitar seus braços, ele gritava de dor.

Oliver respondeu bem ao trabalho que fizemos juntos. Ele progrediu rápido. Começou a mexer os braços, bem como os dedos e as mãos. Como era um bebezinho, era comum que fizéssemos pausas para a mãe amamentá-lo durante as lições. Ele parecia gostar do trabalho que eu fazia com ele. Quando Oliver tinha nove semanas, já se sentia seguro o bastante para que eu trabalhasse com ele deitado na maca, quando não estava no colo da mãe. Um dia, com ele deitado de barriga para cima enquanto eu delicadamente o movia de maneiras variadas, precisei espirrar. Virei o rosto e esperei o espirro vir. Depois de alguns segundos, senti o espirro se formar. Respirei, preparando-me... *Ahhh... ahhh... ahhh...*

Oliver encarou-me muito atento, com os olhos bem abertos e sem piscar. Então, espirrei bem alto. *Ahh-tchim!* Oliver permaneceu completamente imóvel, fitando-me pelo que pareceu um longo tempo. Ainda não havia piscado. Olhei para ele, tentando imaginar o que estava se passando em sua cabeça, e disse: "É, eu espirrei". Então, para minha total surpresa, ele começou a respirar mais ou menos como eu havia respirado antes de espirrar: "*Ahh... ahhh... ahhh...*". Tive certeza de que ele ia espirrar também. Então, ele fez um último som – uma imitação de espirro. *Ahh-tchim!*

O primeiro pensamento que passou pela minha mente naquele momento foi: "Meu Deus, ele pensa!". Eu não sabia que bebês de nove semanas pudessem realmente ver, ouvir, sentir – e testemunhar – algo, e então processar e intencionalmente repetir o que compreenderam. Oliver *estava em casa*, dentro de si mesmo; era capaz de observar, interessar-se pelo que acontecia ao seu redor; estava consciente o bastante para então organizar uma ação em resposta, como ficou claro quando imitou meu espirro. Não havia dúvida de que o pequeno Oliver estava "agindo consciente".

CONSCIÊNCIA É UMA AÇÃO

O papel da Consciência na vida da criança, e na nossa, fica mais claro quando pensamos na Consciência como uma ação. Consciência não é uma coisa, um estado ou algo que possuímos, assim como não possuímos o andar, o pensar ou o falar – tudo isso só existe quando andamos, pensamos ou falamos. Essas ações não existem por si mesmas. Consciência, como o movimento, é algo que produzimos. Assim como podemos dizer: "Estou andando, cozinhando ou brincando com meu filho", proponho que aprendamos a dizer: "Estou *agindo consciente*", ou que a criança está *agindo consciente*. Uma vez que comecemos a pensar em Consciência como um verbo de ação, poderemos reconhecer quando a criança está ou não agindo consciente.

> Agir consciente permite ao cérebro da criança dar um salto até o próximo nível de suas habilidades.

Quando a criança age consciente, ela está se aproximando da surpreendente capacidade de transformação da qual é dotado o cérebro. A Consciência impulsiona o cérebro da criança a alcançar capacidades de organização e criação mais elevadas e poderosas. Agir consciente permite ao cérebro da criança dar um salto rumo ao próximo nível de suas habilidades. Ao agir consciente, ela melhora naquilo que faz *de maneira consciente*, sejam movimentos, pensamentos, sentimentos ou ações. Ela se transforma de maneiras que muitas vezes parecem milagrosas.

A criança age consciente sempre que se vê realizando uma ação e percebe o que está fazendo, quando vê que pode continuar a ação, mudá-la ou simplesmente interrompê-la. Ela pode começar a agir consciente muito antes de desenvolver a linguagem. Agir consciente, como qualquer outra habilidade, é algo que pode crescer e evoluir. Com o tempo, conforme aplica cada vez mais sua capacidade de agir consciente, a criança ficará

FICANDO CADA VEZ MELHOR EM AGIR CONSCIENTE: COMO DESPERTAR O OBSERVADOR QUE HÁ DENTRO DE NÓS

Todos nós possuímos a capacidade que chamamos de Consciência, por meio da qual somos capazes de observar, conhecer e mudar a nós mesmos. Como vimos no caso de Oliver, mesmo com apenas nove semanas de vida ele já agia consciente. A sua habilidade de agir consciente não apenas lhe permitiu imitar meu espirro como também teria mais tarde um papel importante para que se tornasse consciente de seus braços e aprendesse a usá-los de maneira criativa, desafiando todas as limitações previstas para ele desde o seu nascimento.

Agir consciente é parte fundamental do desenvolvimento de qualquer criança. Quanto mais uma criança usa essa habilidade, mais ela se expande, tornando-se mais forte e mais importante para os processos internos do cérebro. Uma das principais qualidades de agir consciente é que isso é o oposto do comportamento ou ação automáticos ou compulsivos. A Consciência é uma fonte de liberdade. Ela eleva o cérebro até o campo da descoberta e da possibilidade de escolha, em vez de mantê-lo reativo e funcionando no piloto automático. Sejam quais forem as necessidades especiais da criança, é possível que você observe que as áreas em que ela tem dificuldade são carregadas de compulsividade e automatismo – com aparentemente pouca ou nenhuma liberdade para que ela possa superá-las. Agir consciente abre as portas da prisão representada pelas presentes limitações da criança.

Agir consciente requer a presença de um *observador interior*. É como se a criança lançasse luz sobre algo que ela ainda não tinha visto ou percebido. Consciência é diferente de atenção, que exploramos detalhadamente em capítulos anteriores. A criança pode estar prestando atenção, concentrada em algo que está sentindo, ouvindo, vendo, pensando ou fazendo, mas não está consciente, nesse momento, de si mesma enquanto passa por essa

Sem limites para o amor

experiência. Em outras palavras, o observador interior da criança não está ativo. Ela pode estar assistindo à TV, prestando bastante atenção, muito absorta, talvez batendo palmas em alguns momentos, até mesmo conversando com os personagens da tela, e, ainda assim, ao mesmo tempo, estar completamente alheia ao que está fazendo.

> A Consciência eleva o cérebro até o campo da descoberta e da possibilidade de escolha, em vez de mantê-lo reativo e funcionando no piloto automático.

Por mais improvável que possa parecer, uma criança em meio a um surto pode muito bem estar completamente alheia ao que está fazendo e a como esse comportamento afeta não apenas ela própria como também as outras pessoas. O observador interior não está presente no momento. Seu cérebro está no piloto automático, sem opção a não ser completar o ciclo desse comportamento. Está operando em um nível baixo – isto é, com pouca ou nenhuma consciência e sem escolha ou liberdade. Se, em um momento como esse, alguém puder ajudar a despertar o observador interior da criança, a fazê-la começar a agir consciente, na maioria das vezes o comportamento se transformará instantaneamente, e é possível que o comportamento futuro também mude.

É importante lembrar que o observador interior é *neutro*. Ele observa; não julga, não insiste, não manipula nem pune. É o que gosto de chamar de observador benevolente. Uma vez despertado o observador interior, a criança passa na mesma hora a agir consciente, e entra em curso uma transformação que, de outra forma, não seria possível.

SUA CONSCIÊNCIA É A CHAVE

Você já teve a sorte de estar na presença de uma pessoa cuja consciência era tão altamente desenvolvida que ela obviamente tinha mais consciência de si e de seu entorno que a maioria dos outros mortais? Eu poderia citar o Dalai Lama, ou a Madre Teresa, Mahatma Gandhi e outros professores espirituais altamente evoluídos. Talvez tenha havido uma pessoa assim na sua vida, como um mentor com o qual você teve a sorte de aprender. No meu caso, essa pessoa foi meu professor, o Dr. Feldenkrais.

Você pode ter notado que, perto de pessoas assim, nós acabamos mudando, mesmo que temporariamente. Talvez observe que estar na presença de alguém assim estimula o que há de melhor em nós ou nos permite perceber aquilo que ainda não havíamos percebido. Começamos a pensar de maneira mais clara, ficamos emocionalmente mais calmos e equilibrados, mais generosos, benevolentes e compassivos na presença dessa pessoa. O poder da Consciência expandida de uma pessoa eleva aqueles que estão ao seu redor. Do mesmo modo, a Consciência elevada – a capacidade aprimorada de agir consciente – daquele que cuida de uma criança pode ajudar a transformar o cérebro dela. Os poderes do observador desperto e benevolente são tão grandes que podem causar um efeito dominó, mudando a família inteira, reduzindo o estresse, reforçando laços e trazendo à tona com mais frequência o que há de melhor em todo mundo.

> O poder da Consciência expandida de uma pessoa eleva aqueles que estão ao seu redor.

JURA QUE EU FAÇO ISSO?

Julia é médica. Muito bem-sucedida, casada com um profissional também de sucesso, ela me trouxe sua filha, Sheila, alguns anos atrás. Sheila fora diagnosticada como um caso severo de transtorno do déficit de atenção com hiperatividade (TDAH) e desenvolvimento atrasado em todos os aspectos: motor (ainda que pudesse andar), linguístico e cognitivo.

Ao final da nossa primeira sessão, Julia tentou calçar de volta os sapatinhos na filha. Sheila parecia completamente alheia ao objetivo e aos

SEM LIMITES PARA O AMOR

esforços da mãe. Ela continuou correndo pela sala enquanto a mãe lhe implorava para que parasse, erguendo cada vez mais a voz. Quanto mais alto e rápido Julia falava, mais Sheila corria de um lado para o outro, com o comportamento cada vez mais hiperativo. Julia, uma pessoa brilhante, obviamente uma personalidade tipo A, falava muito rápido e usava frases longas e elaboradas. Estava claro para mim que o observador interior de Julia estava dormindo. Ela estava totalmente no piloto automático. Por mais inteligente que ela fosse, não tinha ideia do que estava fazendo ou de como a tensão na sua voz e as sentenças longas e complexas afetavam a filha. Em sua mente, Julia estava apenas tentando calçar a filha para que pudessem ir embora.

Sentei-me de frente para Julia e pedi permissão para orientá-la. Ela imediatamente consentiu. Nesse momento, assumi o papel do observador benevolente de Julia. Disse-lhe que ela era muito inteligente; ela me agradeceu pelo elogio. Esclareci que não estava tentando elogiá-la, mas sim mostrar algo que eu queria que ela percebesse. Então, disse-lhe que ela pensava e falava rápido, usando frases bastante elaboradas. Julia pareceu surpresa. Ela não fazia ideia disso. Nunca havia pensando em si mesma nesses termos. Prossegui, dizendo-lhe que, quando ela falava assim rápido com a filha, alto e com sentenças complexas, Sheila simplesmente não acompanhava. Assegurei-lhe que a filha era bastante inteligente, mas que a fala de Julia era muito rápida, muito alta e muito complexa para o cérebro da filha naquele momento.

Durante essa conversa com Julia, eu falava devagar, e ela me observava e ouvia com grande intensidade (é claro). Sugeri que ela prestasse atenção em si mesma, para que falasse mais devagar, simplificasse as frases, desacelerasse seus movimentos e tentasse, em suma, *fazer menos* sempre que estivesse com a filha; sugeri que percebesse a própria ansiedade e, quando se sentisse ansiosa, parasse por um momento e tirasse um tempo para se acalmar.

Julia começou imediatamente a falar mais devagar, em um tom de voz mais suave, pedindo com frases simples que Sheila se sentasse para que pudesse calçar os sapatos nela. Então, esperou a resposta da filha. Após um instante, foi como se a mensagem tivesse chegado até ela. Sheila voltou-se em direção à mãe, foi até a cadeira e se sentou, calmamente permitindo que lhe calçasse os sapatos.

Algumas semanas mais tarde, Julia me contou que ter uma Consciência maior de seu comportamento tipo A, como ela chamava, permitira-lhe fazer ajustes, mudando o clima em casa para toda a família. Hoje, Sheila consegue compreender o que lhe dizem, mesmo quando falam rápido ou usando frases mais elaboradas, mas Julia adotou um jeito mais consciente, mais presente, em especial quando está com a filha.

O QUE DIZ A CIÊNCIA SOBRE A CONSCIÊNCIA

Cientistas que estudam a Consciência reconhecem o grande desafio envolvido não só em estudá-la, mas também em definir esse conceito com precisão. Muitas pessoas acham que *percepção* e *consciência* são a mesma coisa. Nesse sentido, todos os animais são conscientes, em alguma medida. Do contrário, eles não poderiam suprir as necessidades básicas para sua sobrevivência. Cachorros entendem o que está por vir quando veem as malas do dono perto da porta ou quando ele pega a guia antes de saírem para passear. No sentido que emprego aqui, *consciência* tem um outro significado. Uso essa palavra para designar a extraordinária capacidade de ver e se dar conta de si mesmo. É a habilidade de saber que sabemos. Olhamo-nos no espelho e sabemos que estamos vendo o nosso reflexo, e percebemos que cada um de nós é diferente. Filósofos também se referem a essa capacidade como "metaconsciência" – a consciência da consciência ou a consciência da nossa capacidade de pensar sobre nossos pensamentos, desejos, sentimentos e crenças.[101] Nós, seres humanos, não somos dotados de instintos como os da maioria dos animais. Em vez disso, dependemos da nossa

SEM LIMITES PARA O AMOR

consciência de nós mesmos e de nossos relacionamentos com o mundo ao redor para nos orientarmos. Agir consciente facilita o aprendizado e a integração imediata de novos padrões neurais.

Considerando-se o papel que agir consciente tem na formação do cérebro humano e no aprimoramento de suas capacidades organizacionais e de aprender, não surpreende que pesquisadores tenham descoberto que bebês de apenas sete meses demonstram ao menos algumas capacidades relacionadas ao agir consciente.[102] A pesquisadora Agnes Kovács e sua equipe demonstraram que bebês de sete meses são capazes de levar em consideração a perspectiva dos outros. Essa habilidade requer alguma forma de consciência de si e dos outros, habilidade que antes se acreditava que só aflorasse por volta dos quatro anos. Kovács descobriu que as crianças codificam as crenças dos outros e que essas crenças têm efeitos similares às crenças delas mesmas ao desempenharem as tarefas que lhes são dadas. Os pesquisadores também descobriram que as crenças do outro continuam a influenciar o comportamento dos bebês mesmo depois de a pessoa deixar o ambiente.

Cientistas do MIT demonstraram que bebês de um ano podem usar o conhecimento para formar expectativas surpreendentemente sofisticadas acerca de como situações novas transcorrerão.[103] Também demonstraram que bebês de apenas alguns meses de vida têm uma noção consistente das regras básicas do mundo físico e podem fazer predições racionais e precisas sobre a forma como acontecimentos se darão.

Se pararmos para pensar, faz sentido que agir consciente, uma função central e fundamental para o desenvolvimento dos seres humanos, seja parte de nós desde o início da vida. E essa faculdade continua a se desenvolver com o tempo, assim como todas as outras habilidades.

Ferramentas da Consciência

Sempre nos surpreendemos com o poder que o *agir consciente da criança* tem de dar saltos de evolução. E nunca devemos subestimar a importância do nosso próprio agir consciente para ajudar o cérebro da criança a utilizar essa habilidade. As ferramentas a seguir podem ajudar tanto a criança como você a despertar essa capacidade humana notável e necessária.

Agir consciente começa com você: É útil ter em mente que aquilo que chamamos de Consciência é uma ação em vez de uma coisa – trata-se de *agir consciente*. Para ser capaz de ajudar a criança a desenvolver e se beneficiar mais profundamente do agir consciente dela, primeiro você precisa desenvolver e pôr em uso de maneira intencional o seu próprio agir consciente. Todos nós agimos conscientes de maneira espontânea, de tempos em tempos, em nossa vida diária. Talvez nos levantemos de manhã e percebamos que nossas costas estão doloridas; então, talvez relacionemos essa dor à poltrona que mudamos de lugar no dia anterior. Depois de *nos conscientizarmos* disso por um momento, dizemos: "Estou sempre pensando que tenho de fazer tudo eu mesmo". Depois percebemos que, da próxima vez, temos a opção de agir diferente – podemos pedir ajuda.

Esta ferramenta o convida a ir além do agir consciente espontâneo e a começar a aplicar sua intencionalidade no que faz. Você pode escolher agir consciente enquanto está na fila do supermercado. Pode se conscientizar de que está com pressa e de que está perto demais da pessoa à sua frente, em uma tentativa inútil de acelerar a fila.

Você pode também escolher com antecedência situações nas quais agirá consciente. Torne-se consciente dos seus pensamentos, sentimentos e ações de maneira intencional. Você exercita sua capacidade de agir consciente ao fazer coisas simples, como atentar para o que está experimentando, o que está pensando, sentindo e fazendo em situações cotidianas. Atividades do dia a dia e acontecimentos que fazem parte da vida de todo mundo proporcionam oportunidades infinitas de agir consciente. Isso o ajudará a elevar sua capacidade de agir consciente, do mesmo jeito que os exercícios físicos desenvolvem os músculos.

Sem limites para o amor

À medida que se tornar mais hábil em agir consciente, comece a aplicar, pouco a pouco, sua capacidade aprimorada a situações mais complexas, emocional e cognitivamente mais exigentes, como ao fazer algo novo e desafiador, por exemplo. Conforme sentir que está ficando melhor em agir consciente, você estará pronto para usar essa habilidade com a criança.

Agir consciente com a criança: Após ter praticado o agir consciente por algum tempo e sentir que consegue fazê-lo intencionalmente, comece a aplicá-lo em suas interações com a criança. No começo, escolha situações ou atividades que não sejam estressantes, nem para você nem para ela. Você pode assistir a um vídeo com ela, por exemplo. De vez em quando, pare para observá-la. O que você consegue perceber nela? Talvez alguma mudança na postura, enquanto ela está absorta no filme. Ou talvez uma expressão facial que não tinha notado antes. Pode ser que perceba expressões que já tinha visto quando a criança estava alegre, triste ou assustada. Então, mude o foco e olhe para si. Veja se consegue conscientizar-se do que está sentindo, quais são seus pensamentos, o que deseja no momento. Como está o seu próprio corpo? Você está confortável? Está perto da criança? Gosta da proximidade?

Após alguns dias praticando o agir consciente com a criança em situações de relaxamento, comece a praticar em situações e interações mais desafiadoras para ela, e possivelmente para você também. Pode ser durante uma sessão de terapia em casa, enquanto você a ajuda com o dever de casa ou em um parquinho, ao lidar com um comportamento desafiador que a criança manifeste. Antes de fazer qualquer coisa com ela, pare e conscientize-se do que você está sentindo. Sente-se confuso? Sente que está no comando? Está calmo? Assustado? Sobrecarregado? Cansado? Esperançoso? Sem esperanças? Está sentindo amor pela criança? Irritação? Em que está pensando? De que precisa, nesse momento? Sente-se contente, autossuficiente e no controle, ou gostaria de ter algum apoio? Não se recrimine. Não há certo ou errado aqui. *Você está se concentrando no agir consciente: só isso.* Conscientize-se daquilo que você foi levado a fazer, se for o caso. Tudo isso requer apenas um instante do seu tempo. *Pense no agir consciente como um rápido escaneamento interior.* Agir consciente vai possibilitar que você não incorra em reações e ações automáticas e lhe dar mais liberdade para escolher o que fazer, bem como que tenha ideias novas e criativas sobre o que fazer e como lidar com a criança.

Estou fazendo isto para quem? Uma vez que aja consciente com a criança, dirija seu foco para ela. O que você vê? Defina qual atividade fará com ela em seguida, incluindo a possibilidade de deixá-la fazer o que quiser e apenas observá-la. Mas, antes de prosseguir, pergunte-se: "Vou fazer isso para quem? Para a criança ou para mim? Ou para nós dois?". É possível que a resposta o surpreenda.

Muito frequentemente, ao se conscientizarem, pais e mães percebem que aquilo que estavam prestes a fazer pela criança, com a melhor das intenções e acreditando que estavam agindo pelo bem dela, na verdade destinava-se a eles mesmos. Muitas vezes, agimos para reduzir a nossa própria ansiedade. Ou seguimos uma figura de autoridade que não ousamos questionar. Talvez façamos o que fazemos por crermos que é o melhor para a criança, sem confirmar se estamos corretos. E, às vezes, simplesmente estamos no piloto automático. A despeito do que você decida fazer, o fato de agir consciente lhe permite uma liberdade maior de escolher o que vai ou não fazer a respeito da criança. O seu agir consciente, em qualquer situação, ajudará a elevar o potencial da criança e a despertar a sua Consciência, ajudando assim o cérebro dela a superar melhor seus desafios.

Desperte o observador e o gênio da criança: Desde que a criança esteja desperta, tudo o que você fizer junto com ela e toda atividade de que ela participar serão oportunidades de guiá-la a agir consciente. Para a criança, será como um jogo. Agir consciente é uma habilidade que, uma vez desperta, torna-se essencial e é aplicada em qualquer circunstância.

SEM LIMITES PARA O AMOR

Insisto: comece no que for mais fácil para a criança e para você. Escolha uma atividade ou situação de que a criança goste e com a qual se sinta confortável. Pode ser na hora da refeição. Se ela ainda for um bebê e usar mamadeira, em vez de simplesmente levar o bico até a boca dela, de modo que comece a mamar automaticamente, pare um instante. Segure a mamadeira a alguns centímetros do rosto da criança e dê batidinhas com a unha na mamadeira, para chamar a sua atenção. Ou você pode encostar delicadamente a base da mamadeira na barriga ou na sola do pé dela. Ao conseguir a atenção da criança, leve o bico da mamadeira para mais perto do rosto dela, mas ainda não próximo o bastante para que ela possa mamar. Deixe o bico resvalar delicadamente nos lábios dela, afaste a mamadeira, só um pouquinho, e então espere alguns segundos. Provavelmente, a criança vai despertar e perceber que a sua expectativa, aquilo que ela aprendera a esperar, não foi correspondida. Nesse momento, coloque a mamadeira no campo de visão dela, permitindo que a veja com facilidade. Dê batidinhas na mamadeira novamente com a unha, e então você pode dizer, por exemplo: "Mamadeira. Leite. Quer um pouquinho?". No momento em que a criança mover a cabeça ou dirigir o olhar para a mamadeira, leve o bico até os lábios dela e permita que mame. Da próxima vez que lhe der de mamar, comece dando batidinhas na mamadeira com a unha. Veja se a criança desperta imediatamente e se está de fato consciente do frasco. Ela está? Ela *sabe* o que está esperando e deseja ativamente satisfazer sua vontade?

O poder de fazer perguntas: Perguntas são uma excelente ferramenta para despertar na criança o agir consciente. Uma pergunta carrega consigo ao menos duas opções de resposta: sim ou não. Algumas perguntas podem ter respostas variadas, que impliquem diversas opções, como: "O que gostaria de fazer hoje?", "Quer um sanduíche, uma laranja, uma maçã ou batatas fritas?". Perguntas requerem que *tomemos consciência* das opções, façamos uma seleção e saibamos que estamos escolhendo entre uma coisa e outra. Fazer escolhas é o oposto da automatização e da falta de

Consciência. Há infinitas formas e oportunidades de despertar e intensificar o agir consciente da criança por meio de perguntas. Pense em perguntas que você possa fazer à criança, no dia a dia, que despertem o cérebro dela, levando-a a fazer escolhas e a agir consciente.

Por exemplo, você pode desenhar com um canetão atóxico um gato nas costas da mão direita da criança e um cachorro nas costas da mão esquerda. Quando você e ela estiverem envolvidos em uma atividade – talvez ela esteja subindo em um brinquedo no parquinho, por exemplo –, você pode perguntar: "Quem vai segurar a barra primeiro, o cachorro ou o gato?". Nesse momento, a criança é instada a perceber as próprias mãos e o fato de que pode escolher entre uma ou outra. Você pode acrescentar um pato em seu pé esquerdo e uma flor no pé direito. Quando brincarem de arremessar a bola um para o outro, você pode perguntar: "Quem vai pegar a bola? O gato e o cachorro? Ou o pato e a flor?".

Se a criança estiver em meio a uma crise, gritando e batendo no chão com as mãozinhas, lembre-se de que, não importa quão alto ela gritar e quão óbvias forem as ações dela para você, provavelmente ela não está consciente do próprio comportamento nesse momento. Com muita frequência, essa é a natureza da crise. Você pode fazer algumas perguntas para verificar se pode ajudá-la a despertar o agir consciente e proporcionar-lhe a habilidade de sair desse comportamento automático. É possível perguntar: "Você está gritando? Não tenho certeza. Pode aumentar um pouco o volume?". Aguarde alguns segundos e veja se a criança grita mais alto. Se de fato ela levantar a voz, mostre que percebeu, dizendo: "Ah, você aumentou o volume. Consigo ouvir você melhor agora". O fato de ela ter começado a gritar mais alto é um sinal de que está agindo consciente. Não pergunte se ela está brava. Atenha-se ao que é concreto e observável e evite interpretar o comportamento.

Se a criança não gritar mais alto, deixe para lá e desvie sua atenção para as mãos dela conforme ela bate no chão. Você pode colocar um

SEM LIMITES PARA O AMOR

pedaço de papel perto das mãos dela e perguntar se ela poderia bater no papel de vez em quando, com uma das mãos, depois com a outra, ou com as duas ao mesmo tempo. Observe se, ao agir consciente, ela muda de comportamento.

Você se surpreenderá com o quanto perguntas genuínas, junto com a sua observação e o seu agir consciente em relação à criança, além dos seus sentimentos e ações, podem ajudá-la a acessar o gênio interior de sua Consciência e impulsioná-la a aprender e desabrochar.

Agir consciente e fazer escolhas sobre aquilo de que nos tornamos conscientes desperta o cérebro de maneiras surpreendentes; em momentos assim, a diferenciação está intensamente ativa. É como acender a luz para revelar e criar novas possibilidades e novas combinações no cérebro, que podem levar a transformações notáveis na criança.

13

ALÉM DAS LIMITAÇÕES

Os limites do possível só podem ser definidos quando os superamos, rumo ao impossível.

— Arthur C. Clarke

Quando digo aos pais que "deem tudo de si", que pensem além das limitações, isso não significa que as limitações não existam. De uma forma ou de outra, sempre há capacidades que estão fora do alcance de uma criança, independentemente de ela ter ou não necessidades especiais. Não podemos calçar um par de patins em um bebê de quatro meses e mandá-lo patinar no gelo. E, apesar de algumas crianças poderem fantasiar sobre como seria voar por aí como o Super-Homem, como nos filmes e histórias em quadrinhos, elas não vão voar. Há limitações óbvias relacionadas ao fato de sermos seres humanos. Crescer e aprender são processos que envolvem dificuldades até para uma criança que nasce totalmente saudável. Esse desafio é amplificado exponencialmente quando uma criança tem de lidar com necessidades especiais. Então, por que digo aos pais que se esforcem e pensem além das limitações?

Em primeiro lugar, é um lembrete de que os limites estão em constante transformação, graças às descobertas da ciência, a mudanças na visão da sociedade com relação àqueles que têm necessidades especiais e às descobertas de pessoas que dedicam a vida a lidar com as dificuldades de nossos semelhantes que nasceram com deficiências. Os limites do que uma pessoa com necessidades especiais pode fazer são continuamente expandidos. E em toda parte há novos exemplos e novos heróis mostrando não apenas

SEM LIMITES PARA O AMOR

como viver com necessidades especiais, mas também como se desenvolver e ter uma vida plena e extraordinária apesar delas.

Há pessoas como Elizabeth, cuja história compartilhei no começo deste livro. Ainda hoje há especialistas que dizem que uma condição como a dela deveria tê-la limitado drasticamente. No entanto, aos trinta anos ela já tinha conquistado dois mestrados, estava casada, dirigia o próprio negócio e, nas palavras dela, "havia encontrado a sua paixão". Ela vive uma vida plena, tanto para si como para as pessoas ao seu redor. Muitas das crianças com as quais trabalhamos cresceram e têm uma vida muito mais plena e feliz do que se acreditava possível para elas.

Elizabeth e todas essas outras crianças não chegaram sozinhas aonde estão, é claro. Elas tiveram pais que se dedicaram, que as amaram, que se recusaram a aceitar uma versão limitada do futuro de seus filhos e mantiveram acesa a chama da esperança. Essas crianças também contaram com a enorme vantagem de nosso trabalho com possibilidades, em vez de se concentrarem em suas óbvias limitações e serem postas para baixo por elas. Isso nos permitiu ajudá-las a desenvolver e tomar como base suas capacidades inatas. A combinação do trabalho daqueles que estão determinados a acreditar que sempre há mais possibilidades – pais, mães, cientistas, terapeutas, médicos, profissionais da saúde, cuidadores e as crianças e os adultos que têm necessidades especiais – expande continuamente os limites do possível.

A infinidade de possibilidades se manifesta de diferentes formas, tanto pelo indivíduo como pela constante mudança nos valores da sociedade. Pessoas que não têm pernas tornam-se capazes de correr, esquiar, nadar e até mesmo participar de competições em suas cadeiras de rodas nos mais variados esportes. Há heróis e heroínas entre nós cujas realizações provam o quanto é importante pensar além dos limites.

É o caso de Kyle Maynard, que nasceu sem as pernas e se tornou campeão de wrestling e um conhecido palestrante motivacional. É o caso de Stephen Hawking, que aos vinte e um anos descobriu que tinha esclerose lateral amiotrófica (ELA), uma condição debilitante que, segundo os médicos, o mataria em cinco anos, e, no entanto, ele viveu até mais de cinquenta anos depois do diagnóstico, sendo considerado um dos físicos mais criativos no mundo, apesar de seus movimentos voluntários se limitarem a um músculo da bochecha. É o caso de Barb Guerra, que nasceu sem os braços, mas se casou, criou três filhos, faz as próprias compras, dirige e corre todos os dias como parte de sua rotina de exercícios aeróbicos. E não nos esqueçamos de um dos maiores eventos esportivos do mundo, os Jogos Paralímpicos, dos quais já participaram mais de 3 milhões de atletas com deficiências intelectuais de mais de 150 países.

É o caso de médicos, advogados, cientistas, pesquisadores, donos e donas de casa, e outros, cujas vidas desafiam todos os prognósticos relacionados às suas deficiências.

Quando uma criança tem de lidar com desafios especiais, nós – pais, mães, terapeutas, professores, cuidadores e médicos – somos desafiados a definir quais são as suas necessidades e a encontrar as melhores formas de ajudá-la. Ao longo deste livro, tentei revelar e descrever maneiras de acessar o rico potencial que quase sempre pode ser despertado em uma criança. Sugeri maneiras de todos nós pensarmos sobre o que significa superar limitações, querer conquistar tudo e perceber que as soluções estão sempre no que ainda não foi criado.

Em mais de três décadas trabalhando com crianças que possuem necessidades especiais, testemunhei vez após outra como os Nove Fundamentos aqui descritos podem proporcionar mudanças na forma como as necessidades especiais afetam a criança e ajudá-la a superar suas limitações. Os Nove Fundamentos fornecem as diretrizes e ferramentas para acessar e despertar a infinita capacidade do seu cérebro e do cérebro da criança.

No cerne dos Nove Fundamentos está o milagre do cérebro da criança e as diversas maneiras como você pode ajudá-lo a funcionar melhor. É aí que o ilimitado se transforma em realidade.

SEM LIMITES PARA O AMOR

Com os Nove Fundamentos, é possível proporcionar à criança oportunidades que o cérebro dela poderá aproveitar de maneiras inestimáveis, para ser capaz de fazer sempre mais diferenciações, viabilizando movimentos, raciocínio, sentimentos e ações mais sofisticados. A criança sempre pode se tornar mais hábil e continuar a se aprimorar.

Se há um objetivo que todos nós temos em mente para uma criança com necessidades especiais, talvez ele não seja diferente do que desejamos para todas as crianças: ter uma vida plena e cheia de significado. Nas palavras de Temple Grandin: "Pais, mães e professores devem olhar para a criança, não para o rótulo dela [...] Seja realista em suas expectativas, mas não perca de vista o potencial para a genialidade que pode estar escondido dentro da criança, quietinho, apenas esperando por uma oportunidade de se manifestar".[104]

Apêndice

PERGUNTAS FREQUENTES

É inevitável que para alguns leitores ainda restem questões que não se encaixavam muito bem no formato de um livro. Tentei prever algumas delas, com base no que pais e mães já me questionaram durante consultas e oficinas. Caso tenha mais alguma pergunta, confira o meu site (em inglês), no qual é possível encontrar gravações de sessões realizadas com crianças e seus pais: www.anatbanielmethod.com.

Para quais condições o Método Anat Baniel (MAB) pode ser útil?

Como o método tem como foco o cérebro e suas capacidades organizacionais, o diagnóstico específico raramente é um fator decisivo com relação à capacidade da criança de progredir e crescer. Eu, bem como outros praticantes com os quais já trabalhei, tenho tido sucesso com uma ampla variedade de diagnósticos e condições. Podemos trabalhar com qualquer criança, desde que possamos acionar a sua Chave Liga-Desliga do Aprendizado e ajudar o cérebro dela a começar a formar padrões de movimento e ação novos e mais eficientes.

Se eu usar os Nove Fundamentos, a criança se tornará completamente normal?

Eu gostaria de poder dizer que sim. O que sei com certeza é que, se você usar os Nove Fundamentos de maneira regular com a criança, ela

SEM LIMITES PARA O AMOR

começará a mudar e a progredir e será capaz de fazer cada vez mais coisas.

Com que idade é recomendável começar a aplicar os Nove Fundamentos?

Há trinta anos tenho recomendado que os trabalhos devem ser iniciados o mais cedo possível. Hoje, muitos outros profissionais reforçam minha posição. O cérebro da criança cresce e se forma a um ritmo mais acelerado durante o início da vida; quanto antes pudermos ajudá-lo a funcionar melhor, mais fácil será para a criança mais tarde.

Com mais pesquisas sobre neuroplasticidade sugerindo que o cérebro pode se renovar em todas as idades, você tem alguma opinião sobre a eficácia do MAB em crianças mais velhas? Há alguma idade em que o MAB deixa de ser eficiente?

O cérebro pode se transformar a qualquer idade. Há diversos casos em que pensei que fosse tarde demais para a criança se beneficiar desse trabalho e, felizmente, eu estava enganada. Alguns anos atrás, trabalhamos com um menino de oito anos com severa paralisia cerebral atetoide, que mal era capaz de ficar sentado e, no entanto, após apenas três meses de trabalho ele estava andando. É bom ter em mente que, quanto maior o desafio, e quanto mais velha for a criança, mais o cérebro dela já terá formado padrões, incluindo padrões de limitações, e isso traz desafios únicos. Não temos como saber de antemão o quanto uma criança progredirá. Mas sabemos que, se não fizermos nada – ou nada de diferente daquilo a que ela já está acostumada –, muito provavelmente a criança não apresentará nenhuma melhora. *E, no fim das contas, há a questão da qualidade de vida.* Uma criança cadeirante, mesmo que nunca seja capaz de andar, pode ter uma vida mais plena e satisfatória e aproveitá-la melhor se aprender a se movimentar com mais facilidade, a respirar melhor e a ter uma sensibilidade

APÊNDICE

mais aguçada. O MAB ajuda crianças e jovens adultos a progredir e refinar as habilidades que já possuem, e isso sempre traz melhorias às suas experiências do dia a dia.

Como funciona o tratamento com um praticante do MAB?

Na primeira sessão, deve-se avaliar se há entrosamento entre a criança, o praticante e você. Se decidir seguir adiante, recomendamos que a criança passe por séries intensivas de lições, intervaladas por algumas semanas. Em nosso centro, cada criança geralmente passa por dez sessões ao longo de cinco dias. Descobrimos que, trabalhando assim, proporcionam-se maiores oportunidades para a criança romper barreiras e se transformar – o cérebro tem a capacidade de mudar, mas, em poucas lições, ou em lições muito espaçadas umas das outras, isso não é possível. De tempos em tempos, quando sentimos que pode ser útil, trabalhamos com a criança por algumas semanas seguidas, descansando apenas nos fins de semana. Conforme ela progride, a frequência das lições diminui, até que elas não sejam mais necessárias.

Quando começarei a ver mudanças?

A maioria das crianças apresentará mudanças já na primeira sessão, mas digo aos pais que esperem entre três e cinco sessões para perceber as mudanças e então decidir se são justificáveis para que continuem trabalhando conosco. Pode-se considerar para tal o fato de a criança gostar da sessão, quando normalmente fica aborrecida e é refratária durante os tratamentos que costuma fazer; ela pode também começar a ter mais apetite ou a dormir melhor. E há as mudanças óbvias, aquelas almejadas por você ao chegar até nós, como se movimentar melhor, falar melhor, relacionar-se e comunicar-se melhor ou raciocinar com mais clareza. Certamente você verá mudanças na criança quando começar a usar os Fundamentos por conta própria, como discutimos nos capítulos dedicados a cada Fundamento.

Como saber quando parar?

Nunca pare de usar os Nove Fundamentos com a criança ou na sua própria vida. Eles são como alimento para o cérebro; continuam nutrindo-o com novas informações para que não pare de crescer e evoluir ao longo da vida. Na maioria dos casos, as pessoas rapidamente integram os Fundamentos a sua rotina porque eles tornam suas atividades mais fáceis, produtivas e agradáveis. Quanto às sessões particulares, quando a criança estiver reagindo bem o bastante, pronta para continuar progredindo por meio da escola e da vida como as demais, é um bom momento de parar. É possível que, de tempos em tempos, a criança precise de algumas lições como apoio; em geral, isso acontece após um surto de crescimento, durante a puberdade, depois de uma doença ou durante transições importantes da vida como mudar de cidade, uma alteração na dinâmica da família ou a morte ou nascimento de um familiar.

E quanto a outras modalidades de terapia e outras intervenções?

Ao considerar algum tratamento ou intervenção, ou um terapeuta específico, veja se a modalidade ou o profissional em questão seguem, intencionalmente ou não, os Nove Fundamentos. Desde que os Nove Fundamentos sejam respeitados, tudo o que você fizer relacionado à criança é bem-vindo e deve ser útil. Se os Nove Fundamentos não forem respeitados, modifique a intervenção, de modo que eles sejam seguidos, ou interrompa e faça outra coisa. Lembre-se de que os Nove Fundamentos respondem às necessidades biológicas da criança, ajudando a fornecer ao cérebro o que ele precisa para funcionar bem, de modo que a criança possa usar todo o seu potencial.

Disseram que meu filho deveria usar aparelhos ortopédicos. Isso é correto?

Recomendo usar os Fundamentos como base ao decidir sobre o uso de algum tipo de aparelho. Cada criança e cada situação são únicas. Por exemplo, aparelhos ortopédicos para as pernas limitam o Movimento com Atenção da criança, bem como a Variação de sensações e movimentos dos pés e das panturrilhas. Aparelhos colocados nas mãos ou nas costas têm o mesmo efeito sobre essas partes do corpo. Crianças que usam aparelhos ortopédicos nas pernas por muitos anos perdem a sensibilidade na sola dos pés – o mapeamento feito pelo cérebro praticamente desaparece! Aparelhos nas pernas também acarretam problemas como andar com os joelhos dobrados e a postura curvada, no caso de crianças com paralisia cerebral. Por outro lado, há situações em que aparelhos são necessários, em geral por tempo limitado, como após certas cirurgias. Além disso, os aparelhos podem ser projetados para permitir mais ou menos movimento e para cobrir uma área maior ou menor do corpo. Podem ser usados por períodos curtos como uma Variação a mais. Todos esses fatores precisam ser levados em conta ao se tomar a decisão. E o mais importante: observe a reação da criança antes de se decidir.

E quanto à tecnologia assistiva?

Vale o mesmo raciocínio aplicado aos aparelhos ortopédicos. Há momentos em que tecnologias assistivas são necessárias, como no caso de andadores e cadeiras de rodas. Mas você deve considerar os diferentes tipos de andador, por exemplo, bem como quando e com que frequência utilizá-los. Essas são questões que precisam ser consideradas à luz dos Fundamentos. Por exemplo, peço aos pais que não utilizem andadores com suporte para o tronco, embora estejam se tornando cada vez mais populares, pois a criança não fica realmente de pé ao usar um andador desse tipo. Ela se inclina para trás e às vezes até se senta. A criança usa a força dos braços em vez de se organizar sobre as pernas enquanto emprega a força das costas para ficar de pé. Vários Fundamentos não podem ser seguidos ao se usar um andador com suporte de tronco. A criança perde a Variação de movimento e usa força demais em vez de Sutileza, e a meta rígida de ficar em pé e andar acaba sendo colocada à frente das habilidades reais da criança. Como resultado, o cérebro adotará padrões que garantirão que ela nunca seja capaz de ficar em pé ou andar de maneira independente. Por outro lado, se ela consegue ficar em pé e usar um andador comum sozinha, usá-lo como uma forma de transição rumo ao andar independente é uma ótima ideia.

Há outras modalidades que você recomenda adicionar ao MAB?

Sim! As seguintes modalidades são úteis e funcionam bem com o nosso método: hipoterapia, optometria comportamental, osteopatia, Fast ForWord, homeopatia, musicoterapia, artes marciais adaptadas e muitas outras atividades de que a criança goste e que estejam em harmonia com os Nove Fundamentos. Descubra o que funciona melhor para ela. Também observamos que trabalhar com um bom nutricionista é importante. Identificar possíveis alergias e eliminar alimentos que causem sintomas pode fazer uma enorme diferença na vida da criança.

E quanto a cirurgias e outras intervenções médicas?

Não podemos menosprezar a importância e o valor das intervenções médicas. Muitas das crianças com as quais trabalhamos não estariam vivas se não fosse a medicina moderna. Recomendo com toda a segurança que a criança seja cuidadosamente examinada, de modo que você possa saber o máximo possível sobre sua condição ou necessidades especiais. Ao mesmo tempo, se alguma intervenção irreversível, como uma cirurgia, for recomendada, pense com calma antes de decidir e informe--se ao máximo sobre os impactos a curto e longo prazos que ela possa causar. Tenha uma visão completa antes de seguir em frente com qualquer procedimento cirúrgico. Claro, se a cirurgia é questão de vida ou morte, nem sempre há tempo para fazer toda a pesquisa de que você gostaria, de modo que vai depender daqueles que já o estão ajudando a tomar sua decisão. Ao decidir a respeito de qualquer intervenção, não deixe de incluir os impactos emocionais e sociais, a dor que a criança pode experimentar e,

APÊNDICE

naturalmente, os efeitos no cérebro e em que medida a intervenção levará em conta os Nove Fundamentos.

Como escolher uma escola para o meu filho?

Procure uma escola cujos professores vejam o potencial e as possibilidades da criança e não se intimidem com os desafios que ela tem pela frente. Procure uma escola e um professor que tenham uma abordagem compatível com os princípios dos Nove Fundamentos. Se a criança usa cadeira de rodas ou andador, assegure-se de que a escola seja adaptada para lhe proporcionar liberdade de se movimentar da maneira como ela pode. Se a criança tem limitações de movimento, verifique a possibilidade de ela sair da cadeira de rodas ao menos durante algum período do dia. Procure por uma escola em que o bem da criança seja mais importante do que o que é conveniente para a instituição.

Quais brinquedos e equipamentos são úteis?

Tenha em mente os Fundamentos ao escolher brinquedos e equipamentos para a criança. Por exemplo, um brinquedo pula-pula para bebês coloca a criança em pé muito antes de ela descobrir como fazer isso sozinha. Ele restringe o corpo, limitando a possibilidade de a criança fazer o Movimento com Atenção de que ela talvez fosse capaz sem o brinquedo. Isso também limita a Variação, a Sutileza e o Devagar, privando o cérebro das inúmeras pecinhas de que necessita para formar novas habilidades.

E se o médico ou outro profissional me disser que meu filho nunca será capaz de andar, falar ou desenvolver alguma outra habilidade?

O médico pode estar certo. Mas ele também pode estar errado, muito errado. Esse tipo de prognóstico é baseado no nível de limitações que a criança possui no momento. Médicos muitas vezes partem do princípio de que as limitações que a criança apresenta no momento persistirão ao longo do tempo ou mesmo se agravarão. O que muitas vezes falta nesse

SEM LIMITES PARA O AMOR

tipo de prognóstico é um entendimento do surpreendente potencial de transformação que o cérebro tem, dadas as condições adequadas. Além disso, geralmente falta um interesse pelo desconhecido e por como os limites do conhecimento humano estão em constante mudança, sempre no limiar de novas descobertas. Em vez de deixar que as presentes limitações ditem o que você vai fazer, parta da premissa de que ninguém pode ter certeza de nada. Mantenha-se aberto para as possibilidades e dê tudo de si.

O MAB pode ser útil para crianças saudáveis?

Sim, com certeza. Os Nove Fundamentos aplicam-se ao cérebro humano, sem exceções. O cérebro de uma criança saudável pode se beneficiar das condições ideais proporcionadas pelos Nove Fundamentos. Nossa experiência com crianças saudáveis é tão significativa que pais e mães pedem que ofereçamos nossos serviços a todas as crianças. Mas você não precisa esperar. Tudo o que você leu neste livro se aplica a crianças saudáveis e ajudará a melhorar a vida delas física, cognitiva e emocionalmente. E, como diversos pais e mães comentam depois de aprender a aplicar os Nove Fundamentos, trata-se de habilidades e maneiras de ver a vida que possibilitam melhorar o bem-estar de qualquer pessoa.

Agradecimentos

Em primeiro lugar, quero agradecer a todos os pais e mães que trouxeram ou trazem seus filhos até nós. Nunca deixo de me espantar com o profundo amor e compromisso que eles têm com o bem-estar e o futuro de seus filhos, sentimentos que levam esses pais e mães a tentar algo novo e fora do comum. Admiro a boa vontade que têm para aprender maneiras diferentes de pensar e agir com os filhos e, acima de tudo, sou grata pela oportunidade de fazer a diferença na vida dessas crianças.

Tive muita sorte de contar com Hal Zina Bennett como coescritor. Foi uma verdadeira colaboração, à qual ele trouxe seus enormes talentos, sua experiência e seu conhecimento. Porém, talvez o mais importante tenha sido o seu profundo amor pelas crianças e sua insistência e paixão ao me incentivar a encontrar maneiras mais claras de comunicar os novos conhecimentos e práticas do Método Anat Baniel a pais e mães, de modo que pudessem ajudar seus filhos de maneira mais eficiente.

Eu seria negligente se não mencionasse meu incrível professor, mentor e, mais tarde, grande amigo e colega, Dr. Moshé Feldenkrais. Conheci o Dr. Feldenkrais e comecei a testemunhar o seu trabalho quando eu ainda era criança. Mais tarde, depois de estudar com ele por alguns anos, ele viu em mim o que eu mesma não conseguia ver – a habilidade de me conectar às crianças que têm de lidar com grandes desafios. A sua total confiança em mim encorajou-me a seguir o que, na minha visão, estava acontecendo com as crianças, a questionar as normas aceitas e a

SEM LIMITES PARA O AMOR

continuar a evoluir meu entendimento do que está além do que ele me ensinou.

Quero agradecer aos professores que treinaram comigo e que agora são meus colegas. Eles são incríveis em sua dedicação para auxiliar crianças que têm de lidar com desafios especiais, bem como em sua habilidade ao fazê-lo e em seu comprometimento em continuar aprendendo e evoluindo, enquanto ajudam crianças e familiares a também progredir. Quero agradecer em especial à minha colega Marcy Lindheimer. O apoio e o encorajamento constantes e inabaláveis que me ofereceu ao longo dos anos me ajudaram muitas vezes em momentos de dúvida, antes de outras pessoas descobrirem o valor desse trabalho. Sua dedicação às crianças e familiares com os quais trabalha é inspiradora.

Meus agradecimentos ao Dr. Neil Sharp pelas incontáveis horas que empregou nas notas científicas presentes neste livro. Ele não apenas é um pesquisador minucioso como também um maravilhoso praticante do MAB, dedicado ao trabalho com as crianças.

Não tenho palavras de gratidão suficientes para dirigir à minha fabulosa e dedicada equipe: Claire Lenyado, que com amor e paciência administra o consultório e me ajuda a manter tudo em ordem; Dalit Broner, que é quem agenda todas as sessões e cuida da comunicação com a família das crianças; Jill, que recepciona as crianças e seus familiares em nosso centro e cuida dos menores detalhes, sempre com alegria.

Sou extremamente grata aos professores altamente qualificados, colaborativos e solidários que fazem parte da equipe que trabalha com as crianças em nosso centro: Sylvia Shordike, Neil Sharp, Jan Peterson e Marcy Lindheimer. Trabalhar com eles não apenas gera ótimos resultados com as crianças como também é uma fonte de encorajamento e inspiração para todos nós.

John Duff, gerente de publicações, disse-me há alguns anos que gostaria de publicar um livro voltado para pais e mães sobre meu

AGRADECIMENTOS

trabalho. Fico muito emocionada de trabalhar com uma organização tão excepcional, cujos livros contribuem tanto para o mundo. Quero agradecer a minha extraordinária editora, Marian Lizzi, por suas sugestões e orientação, sempre gentis e ao mesmo tempo claras e objetivas. Muito obrigada também a todos da Perigee que ajudaram a tornar este livro realidade.

Agradeço ao meu agente, Matthew Carnicelli, por sua confiança e interesse neste trabalho e por me ajudar a levá-lo para o mundo. Agradeço também a Brad Reynolds por suas maravilhosas ilustrações.

A década passada testemunhou um grande crescimento no interesse por estudos relacionados ao cérebro, e as pesquisas nessa área continuam se expandindo. Sou grata às centenas de cientistas que trabalham incansavelmente para desvendar os mistérios e o funcionamento do cérebro. Cada vez que as suas descobertas validam o que observei em meu trabalho com as crianças, elas me encorajam a seguir em frente. Cada vez que a ciência descobre algo novo e diferente, ela possibilita uma infinidade de oportunidades para desvendar ainda mais formas de ajudar as crianças.

Fui abençoada por conhecer o Dr. Michael Merzenich e descobrir um cientista brilhante, dedicado a transpor o conhecimento dos laboratórios para aplicações práticas, de modo a ajudar a melhorar a vida das pessoas.

Hoje, abordagens que eram tachadas de alternativas estão se tornando cada vez mais aceitas. Ajudar crianças com necessidades especiais é incrivelmente desafiador e demanda cada vez mais criatividade e flexibilidade da mente e do coração. Sou grata aos vários e admiráveis praticantes que estão encontrando novas formas de ajudar as crianças. Eles assumem o risco de fazer as coisas de um jeito diferente e de criar novos conhecimentos.

Quero agradecer também a todos os praticantes, terapeutas e professores que estão ajudando a trazer alternativas eficazes para as suas práticas tradicionais.

Bibliografia

BANIEL, A. *Move into Life: The Nine Essentials for Lifelong Vitality.* Nova York: Harmony Books, 2009.

BEGLEY, S. *Train Your Mind, Change Your Brain: How a New Science Reveals Our Extraordinary Potential to Transform Ourselves.* Nova York: Ballantine Books, 2007.

BERGLUND, B; ROSSI, G. B.; TOWNSEND, J. T.; et al. (Eds.). *Measurements with Persons: Theory, Methods and Implementation Areas.* Oxfordshire (Reino Unido): Psychology Press/Taylor & Francis, 2011.

BERNSTEIN, N. *On Dexterity and Its Development.* Trad. M. L. Latash. Mahwah (Nova Jersey): Lawrence Erlbaum, 1996.

BERTHOZ, A. *The Brain's Sense of Movement.* Trad. G. Weiss. Cambridge (Massachusctts): Harvard University Press, 2000.

BROMAN, S. H; FLETCHER, J. M. (Eds.). *The Changing Nervous System: Neurobehavioral Consequences of Early Brain Disorders.* Nova York: Oxford University Press, 1999.

BRONSON, P.; MERRYMAN, A. *Nurtureshock: New Thinking About Children.* Nova York: Twelve/Hachette Book Group, 2009.

DAWKINS, R. *Climbing Mount Improbable.* Nova York: W. W. Norton, 1996.

DOIDGE, N. *The Brain That Changes Itself.* Nova York: Viking/Penguin, 2007.

EDELMAN, G. M.; TONONI, G. *A Universe of Consciousness: How Matter Becomes Imagination.* Nova York: Basic Books, 2000.

SEM LIMITES PARA O AMOR

ELIOT, L. *What's Going On in There? How the Brain and Mind Develop in the First Five Years of Life*. Nova York: Bantam, 1999.

FELDENKRAIS, M. *Awareness Through Movement*. Nova York: Harper Collins, 1990.

_____. *Body and Mature Behavior*. Madison (Connecticut): IUP, 1994.

_____. *The Case of Nora: Body Awareness as Healing Therapy*. Nova York: Harper & Row, 1977.

_____. *The Potent Self: A Guide to Spontaneity*. Nova York: Harper Collins, 1992.

FOGEL, A. *The Psychophysiology of Self-Awareness: Rediscovering the Lost Art of Body Sense*. Nova York: W. W. Norton, 2009.

GARBER, J.; DODGE, K. A. (Eds.). *The Development of Emotion Regulation and Dysregulation*. Cambridge (Reino Unido): Cambridge University Press, 1991.

GERBER, M. (Ed.) *The RIE Manual for Parents and Professionals*. Los Angeles: Resources for Infant Educarers, 1979.

GESELL, A. *The First Five Years of Life: A Guide to the Study of the Pre-School Child*. Nova York: Harper & Brothers, 1940.

GOPNIK, A.; MELTZOFF, A. N.; KUHL, P. K. *The Scientist in the Crib: Minds, Brains and How Children Learn*. Nova York: William Morrow, 1999.

GOULD, S. J. *Ever Since Darwin*. Nova York: W. W. Norton, 2007.

GRANDIN, T. *The Way I See It*. Arlington (Texas): Future Horizons, 2011.

GUYTON, A. C. *Textbook of Medical Physiology*. Filadélfia: Saunders, 1981.

HANSON, R.; MENDIUS, R. *Buddha's brain: The practical neuroscience of happiness, love & wisdom*. Oakland (Califórnia): New Harbinger, 2009.

HEBB, D. O. *The Organization of Behavior*. Nova York: Wiley, 1949.

KOCH, C. *The Quest for Consciousness: A Neurobiological Approach*. Englewood (Colorado): Roberts, 2004.

KROGMAN, W. M. *Child Growth*. Ann Arbor (Michigan): University of Michigan Press, 1972.

LAND G.; JARMAN, B. *Breakpoint and Beyond: Mastering the Future Today*. Scottsdale (Arizona): Leadership 2000, 1998.

LEDOUX, J. *Synaptic Self: How Our Brains Become Who We Are*. Nova York: Viking/Penguin, 2002.

LEWIS, M. D.; GRANIC, I. *Emotion, Development and Self-Organization: Dynamic Systems Approaches to Emotional Development*. Cambridge (Reino Unido): Cambridge University Press, 2000.

LLINÀS, R.; CHURCHLAND, P. S. (Eds.). *The Mind-Brain Continuum*. Cambridge (Massachusetts): MIT Press, 1996.

NICOLELIS, M. *Beyond Boundaries: The New Neuroscience of Connecting Brains with Machines – And How It Will Change Our Lives*. Nova York: Henry Holt, 2011.

NORRETRANDERS, T. *The User Illusion: Cutting Consciousness Down to Size*. Nova York: Viking/Penguin, 1998.

PELLEGRINI, A.; SMITH, P. K. *The Nature of Play: Great Apes and Humans*. Nova York: Guildford Press, 2005.

PELLIS, S. M.; PELLIS, V. C. *The Playful Brain: Venturing to the Limits of Neuroscience*. Oxford: Oneworld, 2010.

PIKLER, E. *Friedliche Babys, zufriedene Muetter*. Freiburg/Breisgau: Herder-Vertlag, 1999.

_____. *Lasst mir Zeit: die sebstaendige Bewegungsentwicklung des Kindes bis zum freien Gehen*. Munique: Pflaum-Verlag, 1988.

_____. *Miteinander vertraut werden*. Freiburg/Breisgau: Herder-Vertlag, 1997.

PRASAD, K. N. *Regulation of Differentiation in Mammalian Nerve Cells*. Nova York: Plenum, 1980.

RATEY, J. J. *A User's Guide to the Brain*. Nova York: Pantheon, 2000.

RENNINGER, K. A.; HIDI, S.; KRAPP, A. *The Role of Interest in Learning and Development*. Hillsdale (Nova Jersey): Erlbaum, 1992.

SEM LIMITES PARA O AMOR

REYNOLDS, V. *The Apes; The Gorilla, Chimpanzee, Orangutan and Gibbon: Their History and Their World*. Londres: Cassell, 1967.

SCHALLER, G. B. *The Mountain Gorilla: Ecology and Behavior*. Chicago: University of Chicago Press, 1963.

SCHULTZ, A. H. *The Life of Primates*. Nova York: Universe Books, 1969.

SCHWARTZ, J.; BEGLEY, S. *The Mind and the Brain: Neuroplasticity and the Power of Mental Force*. Nova York: HarperCollins, 2002.

SELIGMAN, M. *Learned Optimism: How to Change Your Mind and Your Life*. Nova York: Free Press, 2006.

SIEGEL, D. J. *Mindsight: The New Science of Personal Transformation*. Nova York: Bantam, 2010.

_____; Hartzell, M. *Parenting from the Inside Out*. Nova York: Tarcher/Penguin, 2003.

STEIN, N.; LEVENTHAL, B.; TRABASSO, T. (Eds.). *Psychological and Biological Processes in the Development of Emotion*. Hillsdale (Nova Jersey): Erlbaum, 1990.

THELEN, E.; SMITH, L. B. *A Dynamic Systems Approach to the Development of Cognition and Action*. Cambridge (Massachusetts): MIT Press, 1996.

VAN LAWICK-GOODALL, J. *In the Shadow of Man*. Boston: Houghton Mifflin, 1971.

WALLECHINSKY D.; WALLACE, A.; BASEN, I. et al. (Eds.). *The Book of Lists: The Original Compendium of Curious Information*. Toronto: Knopf Canada, 2004.

WATTS, E. S. (Ed.). *Nonhuman Primate Models for Human Growth and Development*. Nova York: Alan R. Liss, 1985.

WYER, R. S.; SRULL, T. K. *Handbook of Social Cognition*. Hillsdale (Nova Jersey): Erlbaum, 1984.

Notas

1 Dezoito anos mais tarde, métodos modernos de diagnóstico revelariam que faltava um terço do cerebelo de Elizabeth. Seu diagnóstico oficial era hipoplasia cerebral.

2 O cérebro é o sistema de auto-organização definitivo. THOMPSON, E.; VARELA, F. J. "Radical embodiment: Neural dynamics and consciousness." *Trends in Cognitive Sciences* 5: 418-25; LEWIS, M. D.; TODD, R. M. "Getting emotional – A neural perspective on emotion, intention and consciousness." *Journal of Consciousness Studies* 12 (8-10): 213-38, 2005.

3 COQ, J-O.; BYL, N.; MERZENICH, M. M. "Effects of sensorimotor restriction and anoxia on gait and motor cortex organization: Implications for a rodent model of cerebral palsy." *Neuroscience* 129 (1): 141-56, 2004.

4 O que as pesquisas dizem é que isso geralmente é pouco eficiente, e a razão, ou parte dela, pode estar em se concentrar apenas no resultado. DAMIANO, D. L. "Rehabilitative therapies in cerebral palsy: The good, the not as good, and the possible." *Journal of Child Neurology* 24 (9): 1200-04, 2009. Ver também PALMER, F. B.; SHAPIRO, B. K.; WACHTEL, R. C. et al. "The effects of physical therapy on cerebral palsy. A controlled trial in infants with spastic diplegia." *New England Journal of Medicine* 318 (13): 803-08, 1998. BUTLER, C.; DARRAH, J. "Effects of neurodevelopmental treatment (NDT) for cerebral palsy: An AACPDM evidence report." *Developmental Medicine & Child Neurology* 43 (11): 778-90, 2001. WIART, L.; DARRAH, J.; KEMBHAVI, G. "Stretching with children with cerebral palsy: What do we know and where are we going?" *Pediatric Physical Therapy* 20 (2): 173-78, 2008. DREIFUS, L. "Commentary: Facts, myths and fallacies of stretching." *Journal of Chiropractic Medicine* 2 (2): 75-77, 2003.

SEM LIMITES PARA O AMOR

5   "A percepção de que o cérebro adulto mantém um poder impressionante [...] de mudar sua estrutura e funções em resposta às experiências": BEGLEY, S. "How the brain rewires itself." *Time*, 19 jan. 2007. Veja também DOIDGE, N. *The Brain That Changes Itself.* Nova York: Viking, 2007

6   "A experiência, ao se associar à atenção, leva a mudanças físicas na estrutura e no funcionamento do sistema nervoso": DECHARMS, R. C.; MERZENICH, M. "Neural representations, experience and change." In: LLINÀS, R.; CHURCHLAND, P. S. (Eds.). *The Mind-Brain Continuum.* Cambridge (Massachusetts): MIT Press, 1996.

7   Muitos dos pesquisadores que identificaram esses estágios não tinham a intenção de que eles se transformassem em dogmas, mas sim que fossem usados como indicadores de um processo de desenvolvimento. GESELL, A. *The First Five Years of Life: A Guide to the Study of the Pre-School Child.* Nova York: Harper & Brothers, 1940.

8   Evidências mostram que o córtex cerebral, mesmo na ausência de um estímulo, apresenta atividade comparável, em tamanho, a atividades desencadeadas por um estímulo. MURPHY, B. K.; MILLER, K. D. "Balanced amplification: A new mechanism of selective amplification of neural activity patterns." *Neuron* 61: 635-48, 2009. LEWIS, M. D. "Self-Organizing individual differences in brain development." *Developmental Review* 25: 252-77, 2005.

9   Evidências sugerem que recém-nascidos têm consciência de si como entidades únicas no mundo e diferenciadas das demais. ROCHAT, P.; HESPOS, S. J. "Differential rooting response by neonates: Evidence for an early sense of self." *Early Development and Parenting* 6 (2): 150.1-.8, 1997. ROCHAT, P. "Five levels of self-Awareness as they unfold early in life." *Consciousness and Cognition* 12: 717-31, 2003.

10   Do ponto de vista fisiológico, a base de toda percepção sensorial é o contraste. GUYTON, A. C. *Textbook of Medical Physiology.* Filadélfia: Saunders, 1981.

11   Personagens criados pelo escritor e cartunista norte-americano Dr. Seuss, autor de mais de sessenta livros infantis, dentre eles alguns que

NOTAS

foram adaptados para o cinema, como *Horton e o mundo dos Quem*, *O Lorax* e *O Grich*. Coisa Um e Coisa Dois são duas criaturas infantis fascinadas pelo mundo à sua volta; elas não falam como todo mundo, mas se fazem entender com acrobacias e palhaçadas. (N. da T.)

12 Merzenich e sua equipe na Universidade da Califórnia em São Francisco realizaram experimentos para demonstrar a importância do que ele chama de movimentos aleatórios. COQ, J-O.; BYL, N.; MERZENICH, M. M. "Effects of sensorimotor restriction and anoxia on gait and motor cortex organization: Implications for a rodent model of cerebral palsy." *Neuroscience* 129 (1): 141-56, 2004.

13 Conforme adquirimos experiência, desenvolvemos controle utilizando os músculos de maneira mais refinada e precisa. Esse processo já foi demonstrado com relação ao cérebro. JENKINS, W. M.; MERZENICH, M. M.; OCHS, M. T. et al. "Functional reorganization of primary somatosensory cortex in adult owl monkeys after behavior ally controlled tactile stimulation." *Journal of Neurophysiology* 63 (1): 82-104, 1990. NUDO, R. J.; MILLIKEN, G. W.; JENKINS, W. M. et al. "Use-dependent alterations of movement representations in primary motor cortex of adult squirrel monkeys." *Journal of Neuroscience* 16 (2): 785-807, 1996.

14 Diferenciação é um processo fundamental subjacente a todas as formas de vida. PRASAD, K. N. *Regulation of differentiation in mammalian nerve cells*. Nova York: Plenum, 1980. "Scientists are able to measure and track the process of differentiation as it is taking place in the brain." Hebrew University of Jerusalem. "Scientist observes brain cell development in 'Real Time'." *ScienceDaily*, 29 maio 2007. MIZRAHI, A. "Dendritic development and plasticity of adult-born neurons in the mouse olfactory bulb." Nature Neuroscience 10 (4): 444-52, 2007.

15 Algumas pesquisas que descrevem o desenvolvimento como sistemas dinâmicos complexos são: SMITH, L. B.; THELEN, E. "Development as a dynamic system." *Trends in Cognitive Sciences* 7 (8): 343-48, 2003. THELEN E.; SMITH, L. B. *A Dynamic Systems Approach*

SEM LIMITES PARA O AMOR

to the Development of Cognition and Action. Cambridge (Massachusetts): MIT Press, 1996.

16 "A variável que determina se haverá mudança no cérebro é [...] o estado de atenção do animal." SCHWARTZ, J.; BEGLEY, S. *The Mind and the Brain: Neuroplasticity and the Power of Mental Force*. Nova York: HarperCollins, 2003. RECANZONE, G. H.; MERZENICH, M. M.; JENKINS, W. M. et al. "Topographic reorganization of the hand representation in cortical area 3b of owl monkeys trained in a frequency discrimination task." *Journal of Neurophysiology* 67: 1031-56, 1992. NUDO, R.J.; MILLIKEN, G. W.; JENKINS, W. M. et al. "Use-dependent alterations of movement representations in primary motor cortex of adult squirrel monkeys." *Journal of Neuroscience* 16: 785-807, 1996. Ver DOIDGE, N. *The Brain That Changes Itself*. Nova York: Viking/Penguin, 2007.

17 Quanto mais uma célula nervosa estimular a outra, maior a probabilidade de elas serem ativadas juntas no futuro, ou: "Células que se ativam juntas ficam ligadas uma à outra". HEBB, D. O. *The Organization of Behavior*. Nova York: Wiley, 1949. MCCLELLAND, J. L. "How far can you go with Hebbian learning, and when does it lead you astray?" Disponível em: <http://citeseerx.ist.psu.edu/viewdoc/summary?doi=10.1.1.408.5465>. Acesso em: 14 set. 2020.

18 Meu professor e colega, Moshé Feldenkrais, usava o movimento para ampliar a consciência, o que, por sua vez, ajudava a melhorar a funcionalidade das pessoas, de maneiras muitas vezes revolucionárias; como forma de aprimorar a funcionalidade, ele instava seus alunos a prestar bastante atenção ao se moverem. Contudo, ele não formulou o Movimento com Atenção como um Fundamento em si, isto é, diferente da consciência.

19 Em uma estimativa conservadora, pode-se dizer que o número total de sinapses no cérebro de um adulto equivale a 100.000.000.000.000, ou 100 trilhões. A formação das sinapses começa no córtex cerebral – por exemplo, durante a sétima semana de gestão, e continua durante a infância. Ver GOPNIK, A.; MELTZOFF, A. N.; KUHL, P. K.

The Scientist in the Crib: Minds, Brains and How Children Learn. Nova York: William Morrow, 1999. ELIOT, L. *What's Going on in There? How the Brain and Mind Develop in the First Five Years of Life.* Nova York: Bantam, 1999. RATEY, J. J. A *User's Guide to the Brain.* Nova York: Pantheon, 2000.

20   Ver GERBER, M. (Ed.). *The RIE Manual for Parents and Professionals.* Los Angeles: Resources for Infant Educarers, 1979. Ver também ROCHAT, P. "Five levels of self-awareness as they unfold early in life." *Consciousness and Cognition* 12: 717-31, 2003.

21   Quando um objetivo está fora de alcance, a emoção que ele suscita e a atenção que demanda proporcionam um rico conjunto de condições para que o aprendizado aconteça. LEWIS, M. D.; TODD, R. M. "Getting emotional – A neural perspective on emotion, intention and consciousness." *Journal of Consciousness Studies* 12 (8-10): 213-38, 2005.

22   Exames de imagem revelaram altos níveis de atividade no córtex pré-frontal durante um novo aprendizado, mas não depois que o conteúdo relacionado a ele torna-se rotineiro. JUEPTNER, M.; STEPHAN, K.; FRITH, C. D. et al. "Anatomy of motor learning. I. Frontal Cortex and attention to Action." *Journal of Neurophysiology* 77 (3): 1313-24, 1997. JOHANSEN-BERG, H.; MATTHEWS, P. M. "Attention to movement modulates activity in sensori-motor areas, including primary motor cortex." *Experimental Brain Research* 142 (1): 13-24, 2002.

23   Criar ordem a partir da desordem é um dos principais focos da ciência das teorias do caos e da complexidade. EDELMANN, G. M.; TONONI, G. A. *Universe of Consciousness: How Matter Becomes Imagination.* Nova York: Basic Books, 2000.

24   Conforme uma criança aprende, diferentes elementos se juntam para produzir algo inteiramente novo e surpreendente. Diferentes níveis de construção de movimentos. Ver: "On exercise and Motor Skill." In: LATASH, M. L., TUVEY, M. T. (Eds.). *On Dexterity and Its Development.* Trad. M. L. Latash. Mahwah (Nova Jersey): Lawrence

SEM LIMITES PARA O AMOR

Erlbaum, 1996. Ver também: THELEN, E.; SMITH, L. B. *A Dynamic Systems Approach to the Development of Cognition and Action*. Cambridge (Massachusetts): MIT Press, 1996.

25 SIEGEL, D. "The science of mindfulness." Disponível em: <http://mindful.org>. Acesso em: 14 set. 2020. A consciência enquanto ação tem sido praticada e desenvolvida há séculos na tradição budista e hoje é objeto de intensa pesquisa científica. BARINAGA, M. "Studying the well-trained mind: Buddhist monks and Western scientists are comparing notes on how the mind works and collaborating to test insights gleaned from meditation." *Science* 302 (5642): 44-46, 2003. LUTZ, A.; GREISCHAR, L. L.; RAWLINGS, N. B. et al. "Long-Term meditators self-induce high-amplitude gamma synchrony during mental practice." P*roceedings of the National Academy of Sciences*, USA 16: 16369-73, 2004.

26 SIEGEL, D. J. "The science of mindful awareness and the human capacity to cultivate mindsight and neural integration." Disponível em: <https://instituteofcoaching.org>. Acesso em: 14 set. 2020. Descobertas recentes revelam os benefícios de praticar a atenção plena em diversas áreas da vida. Ver HANSON, R.; MENDIUS, R. *Buddha's Brain: The Practical Neuroscience of Happiness, Love & Wisdom*. Oakland (Califórnia): New Harbinger, 2009. SIEGEL, D. *Mindsight: The New Science of Personal Transformation*. Nova York: Bantam, 2010.

27 RECANZONE, G. H , MERZENICH, M. M.; JENKINS, W. M. et al. "Topographic reorganization of the hand representation in cortical area 3b of owl monkeys trained in a frequency discrimination task." *Journal of Neurophysiology* 67: 1031-56, 1992. NUDO, R. J.; MILLIKEN, G. W.; JENKINS, W. M. et al. "Use-Dependent alterations of movement representations in primary motor cortex of adult squirrel monkeys." *Journal of Neuroscience* 16: 785-807, 1996.

28 MERZENICH, M. M.; DECHARMS, R. C. "Neural representations, experience and change." In: LLINÀS, R.; CHURCHLAND, P. S. (Eds.). *The Mind-Brain Continuum*. Cambridge (Massachusetts): MIT Press, 1996.

29 Brincar contribui para o crescimento e o desenvolvimento do cérebro.

BYERS, J. A.; WALKER, C. "Refining the motor training hypothesis for the evolution of play." *American Naturalist* 146 (1): 25-40, 1995. Brincar literalmente molda o cérebro. GORDON, N. S.; BURKE, S.; AKIL, H. et al. "Socially-induced brain 'fertilization': Play promotes brain derived neurotrophic factor in the amygdala and dorsolateral frontal cortex in juvenile rats." *Neuroscience Letters* 341: 17-20, 2003. Ver também: PELLIS, S. M.; PELLIS, V. C. *The Playful Brain: Venturing to the Limits of Neuroscience*. Oxford: Oneworld, 2010.

30 A novidade proporcionada pela brincadeira estimula a vontade de explorar e aprender. BUNZECK, N.; DUZEL, E. "Absolute coding of stimulus novelty in the human substantia nigra/VTA." *Neuron* 51: 369-79, 2006. Ver também: [autor não identificado]. "Pure novelty spurs the brain." *Medical News Today*, ago. 2006. Brincadeiras livres, que estimulam a imaginação, são cruciais para o desenvolvimento social, emocional e cognitivo, bem como para nosso bem-estar. Quando falta brincadeira, as consequências podem ser desastrosas. WENNER, M. "The serious need for play." *Scientific American Mind*, fev.-mar.: 22-29, 2009.

31 Para mais pesquisas instigantes sobre o desenvolvimento da fala, ver: BRONSON, P.; MERRYMAN, A. *Nurtureshock: New Thinking About Children*. Nova York: Twelve/Hachette Book Group, 2009.

32 Privação do contato social ou materno é prejudicial para diversas áreas; quanto maior a privação, piores as consequências. HARLOW, H. F.; SUOMI, S. J. "Social recovery by isolation-reared monkeys." *Proceedings of the National Academy of Sciences*, USA 68 (7): 1534-38, 1971.

33 Ver LIBET, B.; GLEASON, C. A.; WRIGHT, E. W. et al. "Time of conscious intention to act in relation to onset of cerebral activity (readiness potential): The unconscious intention of a freely voluntary act." *Brain* 106: 623-42, 1983.

34 Então, poderemos acelerar as coisas de maneira bem-sucedida e até mesmo desenvolver uma intuição aguçada na área. KAHNMAN, D. "A perspective on judgement and choice: Mapping bounded rationality." *American Psychologist* 58: 697-720, 2003.

SEM LIMITES PARA O AMOR

35   As emoções são cruciais para garantir a nossa sobrevivência e possibilitar que pensemos. EAKIN, E. "I feel therefore I am." *New York Times*, 19 abr. 2003. DAMASIO, A. R. *Descartes' Error: Emotion, Reason, and the Human Brain*. Nova York: Grosset/Putnam, 1994.

36   Pesquisas mostram que podemos tanto reagir automaticamente, com um tempo de reação de 0,25 segundo ou menos, como agir conscientemente com uma reação mais lenta, de 0,5 segundo ou mais. Ver NORRETRANDERS, T. *The User Illusion: Cutting Consciousness Down to Size*. Nova York: Viking/Penguin, 1998. O trabalho de Norretranders se baseia em uma entrevista com Libet, realizada entre 26 e 27 de março de 1991, em São Francisco. Ver também LIBET, B.; GLEASON, C. A.; WRIGHT, E. W. et al. "Time of conscious intention to act in relation to onset of cerebral activity (readiness potential): The unconscious intention of a freely voluntary act." *Brain* 106: 623-42, 1983.

37   Aprender qualquer habilidade requer que reunamos elementos que foram formados durante aprendizados anteriores. Ir devagar possibilita ao cérebro encontrar em nosso repertório atual algo que pode ser útil para que uma nova habilidade possa emergir. BERNSTEIN, N. A. "On exercise and motor skill." In: LATASH, M. L.; TUVEY, M. T. (Eds.). *On Dexterity and Its Development*. Trad. M. L. Latash. Mahwah (Nova Jersey): Lawrence Erlbaum, 1996. Ver também THELEN, E.; SMITH, L. B. *A Dynamic Systems Approach to the Development of Cognition and Action*. Cambridge (Massachusetts): MIT Press, 1996.

38   Durante o desenvolvimento do aplicativo Fast ForWord, Michael Merzenich interpretou o problema subjacente das crianças que têm deficiências relacionadas à linguagem e ao aprendizado como sendo de sinal e ruído – isto é, a incapacidade de filtrar ou gerar significado dos estímulos de fundo –, e não como de falta de estímulo. MERZENICH, M. M.; TALLAL, P.; MILLER, S. L. et al. "Language comprehension in language-learning impaired children improved with acoustically modified speech." *Science* 271 (5245): 81-84, 1996.

39   Embora seja desagradável para muitos bebês, a orientação de

colocá-los de bruços enquanto estão acordados se tornou mais frequente após a descoberta da relação entre crianças dormindo de bruços e a síndrome da morte súbita infantil (SMSI). [autor não identificado]. "Positioning and SIDS AAP Task Force on Infant Positioning and SIDS." *Pediatrics* 89: 1120-26, 1992. [autor não identificado]. "Positioning and sudden infant death Syndrome (SIDS): Update – Task Force on Infant Positioning and SIDS." *Pediatrics* 98: 1216-18, 1996. DAVIS, B. E.; MOON, R. Y.; SACHS, H. C. et al. "Effects of sleep position on infant motor development." *Pediatrics* 102 (5): 1135-40, 1998.

40 Cerca de 30% da vida humana são dedicados ao crescimento. Citado em GOULD, S. J. *Ever Since Darwin*. Edição revisada. Nova York: W. W. Norton, 2007. Ver também KROGMAN, W. M. *Child Growth*. Ann Arbor (Michigan): University of Michigan Press, 1972.

41 Fontes consultadas durante a composição dessa passagem incluem as seguintes: CHEVALIER-SKOLNIKOFF, S. "Sensorimotor development in orangutans and other primates." *Journal of Human Evolution* 12: 545-61, 1983. DOMINGO BALCELLS, C.; VEÀ BARÓ, J. J. "Developmental stages in the howler monkey, subspecies Alouatta palliata mexicana: A new classification using age-sex categories." *Neotropical Primates* 16 (1): 1-8, 2009. GERBER, M. *The RIE Manual for Parents and Professionals*. Los Angeles: Resources for Infant Educarers, 1979. GESELL, A. *The First Five Years of Life: A Guide* to *the Study of the Pre-School Child*. Nova York: Harper & Brothers, 1940. EISENBERG, A.; MURKOFF, H.; HATHAWAY, S. *What to Expect the First Year*. Nova York: Workman, 1989. REYNOLDS, V. *The Apes: The Gorilla, Chimpanzee, Orangutan and Gibbon: Their History and Their World*. Londres: Cassell, 1967. SCHALLER, G. B. *The Mountain Gorilla: Ecology and Behavior*. Chicago: University of Chicago Press, 1963. SCHULTZ, A. H. *The Life of Primates*. Nova York: Universe Books, 1969. VAN LAWICK-GOODALL, J. *In the Shadow of Man*. Boston: Houghton Mifflin, 1971. WATTS, E. S. "Adolescent growth and development of monkeys, apes and humans." In: WATTS, E. S. (Ed.). *Nonhuman Primate*

SEM LIMITES PARA O AMOR

Models for Human Growth and Development. Nova York: Alan R. Liss, 1985.

42 GOULD, S. J. *Ever since Darwin*. Nova York: W. W. Norton, 1977.

43 "Não procure progressos lineares em uma única [...] função, mas sim padrões progressivos de maturidade. Tampouco devemos procurar perfeições estáticas. Nada é. Tudo está se tornando. GESELL, A. *The First Five Years of Life: A Guide to the Study of the Pre-School Child*. Nova York: Harper & Brothers, 1940.

44 MERZENICH, M. M.; TALLAL, P.; MILLER, S. L. et al. "Language comprehension in language-Learning impaired children improved with acoustically modified speech." *Science* 271 (5245): 81-84, 1996.

45 Um estudo demonstrou que o Fast ForWord rapidamente permitiu que crianças autistas com severas deficiências na linguagem progredissem até um estágio considerado normal. MERZENICH, M. M.; SAUNDERS, G.; JENKINS, W. M. et al. "Pervasive developmental disorders: Listening training and language possibilities." In: BROMAN, S. H.; Fletcher, J. M. (Eds.). *The Changing Nervous System: Neurobehavioral Consequences of Early Brain Disorders*. Nova York: Oxford University Press, 1999. Outro estudo-piloto realizado com cem crianças autistas mostrou que o Fast ForWord teve um impacto significativo nos sintomas do autismo. MELZER, M.; POGLITSCH, G. "Functional changes reported after Fast ForWord training for 100 children with autistic spectrum disorders", nov. 1998. Artigo apresentado na Associação Americana da Fala, Linguagem e Audição Paper, em São Francisco. Ver também TALLAL, P.; MERZENICH, M.; MILLER, S.; JENKINS, W. "Language learning impairment: Integrating research and remediation." *Scandinavian Journal of Psychology* 39: 197-99, 1998. RUBENSTEIN, J. L.; MERZENICH, M. M. et al. "Model of autism: Increased ratio of excitation/inhibition in key neural systems." *Genes, Brain and Behavior* 2: 255-67, 2003.

46 GOULD, S. J. *Ever Since Darwin*. Nova York: W. W. Norton, 1977.

47 "Portanto, e essa é a observação mais importante que faremos, a habilidade motora envolvida no movimento mais simples e monótono

não pode ser uma fórmula de movimento [...] É a habilidade de encontrar uma solução entre uma gama de variações." BERNSTEIN, N. A. "On exercise and motor skill." In: LATASH, M. L.; TUVEY, M. T. (Eds.) *On Dexterity and Its Development.* Trad. M. L. Latash. Mahwah (Nova Jersey): Lawrence Erlbaum, 1996. Além disso, ninguém aprende uma habilidade praticando-a diretamente: "Um ser humano começa a aprender um movimento porque ainda não consegue fazê-lo [...] A essência e o objetivo do exercício é aprimorar os movimentos, isto é, mudá-los. Por conseguinte, o exercício correto é na verdade uma repetição sem repetição". Ibid.

48 Eliminar a variação gera um efeito tão grande em nós que foram reportados casos de psicose paranoide em presidiários em regime de solitária, em refugiados privados de se comunicar e em deficientes auditivos. ZISKIND, E. "A second look at sensory deprivation." *Journal of Nervous and Mental Disease* 138: 223-32, 1964. Pesquisas recentes mostram que 15 minutos de privação visual e sonora são suficientes para intensificar diversos aspectos relacionados à psicose. MASON, O.; BRADY, F. "The psychotomimetic effects of short-term sensory deprivation." *Journal of Nervous and Mental Disease* 197 (10): 783-85, 2009.

49 Para mais informações sobre essa condição e o tratamento cirúrgico, visite o site do Hospital Infantil Lucile Packard, de Stanford: Disponível em: <http://www.lpch.org>. Acesso em: 14 set. 2020.

50 O fenômeno conhecido como membro-fantasma é relatado em amputados, que continuam sentindo o membro perdido e, em diversos casos, podem até sentir dor. É relativamente fácil produzir essa ilusão em indivíduos considerados normais nos demais aspectos, e experimentos sugerem que objetos inanimados podem ser assimilados pela imagem corporal que a pessoa tem de si mesma. RAMACHANDRAN, V. S.; HIRSTEIN, W. "The perception of phantom limbs." *Brain* 121: 1603-30, 1998.

51 BLACK, J. E.; ISAACS, K. R. ANDERSON, B. J. et al. "Learning causes synaptogenesis, whereas motor activity causes angiogenesis, in

cerebellar cortex of adult rats." *Proceedings of the National Academy of Sciences*, USA 87: 5568-72, 1990.

52 SCHILLING, M. A.; VIDAL, P.; PLOYHART, R. E. et al. "Learning by doing something else: Variation, relatedness, and the learning curve." *Management Science* 49 (1): 39-56, 2003.

53 A lei de Weber-Fechner enfatiza que, quanto maior a intensidade dos estímulos sensoriais de fundo, maior a dificuldade de perceber uma mudança. Ver Uppsala University. 2004. *The Weber-Fechner law*. Disponível em: <www.neuro.uu.se>. Acesso em: 14 set. 2020. GUYTON, A. C. Textbook of Medical Physiology. Filadélfia: Saunders, 1981.

54 MERZENICH, M. Palestra sobre neuroplasticidade para estudantes do Programa de Treinamento Profissional do Método Anat Baniel. Centro Método Anat Baniel, San Rafael, Califórnia, abr. 2009.

55 Bebês de apenas seis meses percebem diferenças numéricas de acordo com a lei de Weber-Fechner. LIPTON, J. S.; SPELKE, E. S. "Origins of number sense: Large-number discrimination in human infants." *Psychological Science* 14 (5): 396-401, 2003. Pesquisas posteriores sugerem que toda informação que pode ser conceitualizada em termos taxonômicos (mais vs. menos) pode compartilhar mecanismos de representação no cérebro, incluindo número, espaço e tempo; entre outras possíveis dimensões candidatas estão: tempo, intensidade sonora, luminosidade e até mesmo fontes de informação de magnitude menos óbvias, como expressão emocional. LOURENCO, S. F.; LONGO, M. R. "General magnitude representation in human infants." *Psychological Science* 21 (6): 873-81, 2010.

56 O entusiasmo amplifica nossa experiência, e a amplificação é uma característica de diversos sistemas biológicos. GUYTON, A. C. *Textbook of Medical Physiology*. Filadélfia: Saunders, 1981. MURPHY, B. K.; MILLER, K. D. "Balanced amplification: A new mechanism of selective amplification of neural activity patterns." *Neuron* 61: 635-48, 2009. LEWIS, M. D. "Self-Organizing individual differences in brain development." *Developmental Review* 25: 252-77, 2005.

NOTAS

57   Já durante os anos 1980, Rizzolatti e sua equipe identificaram um tipo de neurônio que é ativado mediante observação das ações de outras pessoas. RIZZOLATTI, G.; FADIGA, L.; GALLESE, V. et al. "Premotor cortex and the recognition of motor actions." *Cognitive Brain Research* 3: 131-41, 1996. Pesquisas recentes sugerem que o sistema de neurônios-espelho é fundamental para o aprendizado da linguagem, da empatia e das emoções. CRAIGHERO, L.; METTA, G.; SANDINI, G. et al. "The mirror-neurons system: Data and models." *Progress in Brain Research* 164 (3): 39-59, 2007. Contudo, o nível exato de participação e a participação de outros mecanismos desconhecidos ainda são objeto de debate. DEBES, R. "Which empathy? Limitations in the mirrored "understanding" of emotion." *Synthese* 175 (2): 219-39, 2009. OBERMAN, L. M.; RAMACHANDRAN, V. S. "The simulating social mind: The role of the mirror neuron system and simulation in the social and communicative deficits of autism spectrum disorders." *Psychology Bulletin* 133: 310-27, 2007. SINGER, T.; SEYMOUR, B.; O'DOHERTY, J. et al. "Empathy for pain involves the affective but not the sensory components of pain." *Science* 303 (5661): 1157-62, 2004. SINGER, T. "The neuronal basis and ontogeny of empathy and mind reading." Neuroscience and Biobehavioral Reviews 30 (6): 855-63, 2006. NIEDENTHAL, P. "Embodying emotion." *Science* 316 (5827): 1002-05, 2007. GALLAGHER, H, FRITH, C. "Functional imaging of 'theory of mind'." *Trends in Cognitive Sciences* 7: 77-83, 2003. Ver HANSON, R.; MENDIUS, R. *Buddha's Brain: The Practical Neuroscience of Happiness, Love & Wisdom*. Oakland (Califórnia): New Harbinger, 2009.

58   BLAKESLEE, S. "Cells that read minds." *New York Times*, 10 de janeiro de 2006.

59   O sentimento de empolgação que experimentamos ao fazer algo novo basicamente faz o cérebro selecionar as conexões relevantes que estão sendo formadas. LEDOUX, J. *Synaptic Self: How Our Brains Become Who We Are*. Nova York: Viking/Penguin, 2002. O estímulo

SEM LIMITES PARA O AMOR

emocional facilita o aprendizado ao incrementar a estimulação neural e ao consolidar mudanças sinápticas. LEWIS, M. D. "Self-Organizing individual differences in brain development." *Developmental Review* 25: 252-77, 2005.

60   Ver SIEGEL, D. *Parenting from the Inside Out*. Nova York: Tarcher/Penguin, 2003.

61   A maneira como as pessoas à nossa volta se comportam tem uma influência direta sobre nós, sem que seja necessária nossa total atenção ou que o estímulo visual seja conscientemente observado. SINKE, C. B. A.; KRET, M. E.; DE GELDER, B. "Body language: Embodied perception of emotion." In: BERGLUND, B.; ROSSI, G. B.; TOWNSEND, J. T. et al. (Eds.). *Measurements with Persons: Theory, Methods and Implementation Areas*. Abingdon, Oxfordshire (Reino Unido): Psychology Press/Taylor & Francis, 2011. KRET, M. E.; SINKE, C. B. A.; DE GELDER, B. "Emotion perception and health." In: NYKLICEK, I.; VINGERHOETS, A.; ZEELENBERG, M. (Eds.). *Emotion Regulation and Well-Being*. Nova York: Springer, 2011.

62   Pesquisas e teorias atuais apontam cada vez mais claramente para a relação entre nossas emoções e a capacidade e a tendência que o cérebro tem de aprender. IKEMOTO, S.; PANKSEPP, J. "The role of nucleus accumbens dopamine in motivated behavior: A unifying interpretation with special reference to reward-seeking." *Brain Research Reviews* 31 (1): 6-41, 1999.

63   Ver SELIGMAN, M. *Learned Optimism: How to Change Your Mind and Your Life*. Nova York: Free Press, 2006.

64   YANG, E.; ZALD, D. H.; BLAKE, R. "Fearful expressions gain preferential access to awareness during continuous flash suppression." *Emotion* 7 (4): 882-86, 2007.

65   JIANG, Y.; HE, S. "Cortical responses to invisible faces: Dissociating subsystems for facial-information processing." *Current Biology* 16: 2023-29, 2006.

66   LEDOUX, J. *Synaptic Self: How Our Brains Become Who We Are*. Nova York: Viking/Penguin, 2002.

NOTAS

67 O excesso de cortisol pode danificar receptores no hipotálamo, na amígdala e no córtex pré-frontal, afetando o humor e a memória e levando à hiper-reatividade e ao estresse. FOGEL, A. *The Psychophysiology of Self-Awareness: Rediscovering the Lost Art of Body Sense.* Nova York: W. W. Norton, 2009. LEWIS, M. D. "Self-Organizing individual differences in brain development." *Developmental Review* 25: 252-77, 2005.

68 A dopamina e a oxitocina (o hormônio da união) mediam situações intensamente agradáveis e recompensadoras, como se apaixonar, e fazem com que o cérebro expanda o modelo neural do eu. NICOLELIS, M. *Beyond Boundaries: The New Neuroscience of Connecting Brains with Machines – And How It Will Change Our Lives.* Nova York: Times Books, 2011. YOUNG, L. "Being human; Love; Neuroscience reveals all." Nature 457 (7226): 148, 2009. YOUNG, L.; ZUOXIN, W. "*The neurobiology* of pair bonding." *Nature Neuroscience* 7 (10): 1048-54, 2004.

69 Quanto mais nos mantemos conscientes de um objeto e quanto mais esse objeto for emocionalmente estimulante, mais neurônios se ativam e, por conseguinte, comunicam-se – e mais forte será essa lembrança no futuro. LEWIS, M. D. "Self-organizing individual differences in brain development." *Developmental Review* 25 (3-4): 252-77, 2005. HANSON, R.; MENDIUS, R. *Buddha's Brain: The Practical Neuroscience of Happiness, Love & Wisdom.* Oakland (Califórnia): New Harbinger, 2009.

70 MERZENICH, M. M.; DECHARMS, R. C. "Neural representations, experience and change." In: LLINÀS, R.; CHURCHLAND, P. S. (Eds.). *The Mind-Brain Continuum.* Cambridge (Massachusetts): MIT Press, 1996.

71 Essa história faz parte de um documentário de 1975, chamado *Animals Are Beautiful People*, escrito, produzido e dirigido por J. Uys.

72 Graças à ciência e à tecnologia, podemos ver e ouvir o processo de aquisição da fala em ação em uma criança. Deb Roy: The birth of a word [TED] [O nascimento de uma palavra]. Disponível em: <https://www.ted.com/talks/deb_roy_the_birth_of_a_word>.

Acesso em: 14 set. 2020.

73   DIDION, J. *Play It as It Lays*. Nova York: Farrar Straus & Giroux, 1970.

74   É verdade que os bebês submetidos a essa prática tendem a alcançar alguns marcos de desenvolvimento iniciais um pouco mais cedo. DUDEK-SHRIBER, L.; ZELAZNY, S. "The effects of prone positioning on the quality and acquisition of developmental milestones in four-month-old infants. Research report." *Pediatric Physical Therapy* 19 (1): 48-55, 2007.

75   KUO, Y. L.; LIAO, H. F.; CHEN, P. C. et al. "The influence of wakeful prone positioning on motor development during the early life." *Journal of Developmental and Behavioral Pediatrics* 29 (5): 367-76, 2008. Ver também DAVIS, B. E.; MOON, R. Y.; SACHS, H. C. et al. "Effects of sleep position on infant motor development." *Pediatrics* 102 (5): 1135-40, 1998.

76   MONTEROSSO, L; KRISTJANSON, L.; COLE, J. "Neuromotor development and the physiologic effects of positioning in very low birth weight infants." *Journal of Obstetric Gynecologic and Neonatal Nursing* 31 (2): 138-46, 2002.

77   STRASSBURG, H. M.; BRETTHAUER, Y.; KUSTERMANN, W. "Continuous documentation of the development of infants by means of a questionnaire for the parents." *Early Child Development and Care* 176 (5): 493-504, 2006. Ver também PIKLER, E. *Lasst mir Zeit: die sebstaendige Bewegungsentwicklung des Kindes bis zum freien Gehen*. Munique: Pflaum-Verlag, 1988. PIKLER, E. *Miteinander vertraut werden*. Freiburg/Breisgau: Herder-Vertlag, 1997. PIKLER E. *Friedliche Babys, zufriedene Muetter*. Freiburg/Breisgau: Herder-Vertlag, 1999.

78   PIKLER, E. "Some contributions to the study of gross motor development of children." *Journal of Genetic Psychology* 113: 27-39, 1968.

79   PIKLER, E. "Data on gross motor development on the infant." *Early Child Development and Care* 1: 297-310, 1972.

80   PIKLER, E. "Some contributions to the study of gross motor development of children." *Journal of Genetic Psychology* 113: 27-39, 1968.

NOTAS

STRASSBURG, H. M.; BRETTHAUER, Y.; KUSTERMANN, W. "Continuous documentation of the development of infants by means of a questionnaire for the parents." *Early Child Development and Care* 176 (5): 493-504, 2006.

81 "Todos nós sabemos que o cérebro pode estar em um estado propício ou não ao aprendizado; apenas não entendemos totalmente o que é esse mecanismo." Mark Latash, comunicação pessoal, 2007. Latash é autor de *Neurophysiological Basis of Human Movement* (Champaign, Illinois: Human Kinetics, 1998) e é um renomado professor de cinesiologia na Universidade Estadual da Pensilvânia.

82 Certos padrões característicos da infância tornam-se menos comuns durante a vida adulta, mas são observados quando sonhamos, quando somos criativos e durante a meditação. OKEN, B.; SALINSKY, M. "Alertness and attention: Basic science and electrophysiologic correlates." *Journal of Clinical Neurophysiology* 9 (4): 480-94, 1992.

83 Antever algo pode afetar nossa percepção. Ao direcionarmos nossa atenção, podemos alterar aquilo que percebemos no ambiente. KANWISHER, N.; DOWNING, P. "Separating the wheat from the chaff." *Science* 282 (5386): 57-58, 1998.

84 Estudos mostram que o aplicativo Fast ForWord, desenvolvido para auxiliar no aprendizado da linguagem, proporciona melhorias no processamento mental como um todo. MERZENICH, M. M.; SAUNDERS, G.; JENKINS, W. M. et al. "Pervasive developmental disorders: Listening training and language possibilities." In: BROMAN, S. H.; FLETCHER, J. M. (Eds.) *The Changing Nervous System: Neurobehavioral Consequences of Early Brain Disorders.* Nova York: Oxford University Press, 1999. O Fast ForWord também tem um efeito significativo sobre os sintomas do autismo. MELZER, M.; POGLITSCH, G. "Functional changes reported after Fast ForWord training for 100 children with autistic spectrum disorders", nov. 1998. Artigo apresentado na Associação Americana da Fala, Linguagem e Audição, em São Francisco. Ver DOIDGE, N. *The Brain That Changes Itself.* Nova York: Viking/Penguin, 2007.

SEM LIMITES PARA O AMOR

85 Quando o estímulo é suficiente, o cérebro passa a responder aos estímulos, de modo que o aprendizado torna-se possível. LEDOUX, J. *Synaptic Self: How Our Brains Become Who We Are.* Nova York: Viking/Penguin, 2002. O estímulo emocional facilita o aprendizado por aumentar os estímulos neurais e consolidar mudanças sinápticas. LEWIS, M. D. "Self-organizing individual differences in brain development." *Developmental Review* 25: 252-77, 2005. Foi demonstrado que os controles motivacionais e de estímulo do prosencéfalo regulam a reorganização do córtex auditivo em resposta a novas experiências de aprendizado. KILGARD, M. P.; MERZENICH, M. M. "Cortical map reorganization enabled by nucleus basalis activity." *Science* 279 (5357): 1714-18, 1998; pesquisas sugerem que acontecimentos que não sejam emocionalmente significativos podem não manter o estímulo ou a atenção por tempo suficiente para que o aprendizado ocorra. LEWIS, M. D. "Bridging emotion theory and neurobiology through dynamic systems modeling." *Behavioral and Brain Sciences* 28: 169-245, 2005.

86 Neuromoduladores são neurotransmissores e neuropeptídeos produzidos no tronco cerebral e no hipotálamo. São liberados em grandes quantidades, simultaneamente a diversas sinapses, em áreas distantes de seu ponto de origem. IZQUIERDO, I. "The biochemistry of memory formation and its regulation by hormones and neuromodulators." *Psychobiology* 25: 1-9, 1997. Os efeitos dos neuromoduladores são globais, não locais. Eles são um mecanismo fundamental por meio do qual questões relacionadas à motivação influenciam processos cognitivos e de percepção, possibilitando assim o aprendizado. LEWIS, M. D. "Bridging emotion theory and neurobiology through dynamic systems modeling." *Behavioral and Brain Sciences* 28: 169-245, 2005.

87 Considera-se que a cognição e, em especial, a atenção sejam guiadas pela relevância emocional. ISEN, A. M. "Toward understanding the role of affect in cognition." In: WYER, R. S.; SRULL, T. K. (Eds.). *Handbook of Social Cognition.* Hillsdale (Nova Jersey): Erlbaum, 1984.

DODGE, K. A. "Emotion and social information processing." In: GARBER, J.; DODGE, K. A. (Eds.). *The Development of Emotion Regulation and Dysregulation.* Cambridge (Reino Unido): Cambridge University Press, 1991. RENNINGER, K. A.; HIDI, S.; KRAPP, A. *The Role of Interest in Learning and Development.* Hillsdale (Nova Jersey): Erlbaum, 1992. Ver LEWIS, M.D.; TODD, R.M. "Getting emotional – A neural perspective on emotion, intention and consciousness." *Journal of Consciousness Studies* 12 (8-10): 213-38, 2005.

88   FOGEL, A. *The Psychophysiology of Self-Awareness: Rediscovering the Lost Art of Body Sense.* Nova York: W. W. Norton, 2009.

89   A resposta de estresse a uma ameaça é mediada pelo cortisol, que pode danificar receptores no cérebro, afetar o humor e a memória e causar hiper-reatividade ao estresse. FOGEL, A. *The Psychophysiology of Self-Awareness: Rediscovering the Lost Art of Body Sens*e. Nova York: W. W. Norton, 2009. LEWIS, M. D. "Self-organizing individual differences in brain development." *Developmental Review* 25: 252-77, 2005.

90   ISEN, A. M. "The influence of positive and negative affect on cognitive organization: Some implications for development." In: STEIN, N.; LEVENTHAL, B.; TRABASSO, T. (Eds.). *Psychological and Biological Processes in the Development of Emotion.* Hillsdale (Nova Jersey): Erlbaum, 1990. Já a ansiedade faz com que a atenção se estreite, recaindo sobre questões ou percepções específicas. MATHEWS, A. "Why worry? The cognitive function of anxiety." *Behavior Research and Therapy* 28: 455-68, 1990.

91   O estudo avaliou a quantidade de informação que alunos retiveram após uma aula de química. RALPH, A. 22-25 de maio de 1985. "Information impact and factors affecting recall." Artigo apresentado na Sétima Conferência Anual de Excelência no Ensino e na Conferência de Administradores, em Austin, Texas.

92   "Praticar apenas na mente levou às mesmas mudanças plásticas no sistema motor observadas na prática física contínua [...] Praticar apenas na mente parecer ser suficiente para promover a regulação dos circuitos neurais envolvidos nos primeiros estágios

SEM LIMITES PARA O AMOR

do aprendizado da habilidade motora." PASCUAL-LEONE, A.; NGUYET, D.; COHEN, L. G. et al. "Modulation of muscle responses evoked by transcranial magnetic stimulation during the acquisition of new fine motor skills." *Journal of Neurophysiology* 74: 1037-45, 1995. Ver também PASCUAL-LEONE, A.; AMEDI, A.; FREGNI, F. et al. "The plastic human brain cortex." *Annual Review of Neuroscience* 28: 377-401, 2005.

93 Land começou a conduzir esse estudo no fim dos anos 1960. Ele consistia na repetida aplicação de oito provas que eram usadas pela NASA para medir o potencial criativo de engenheiros e cientistas. LAND, G.; JARMAN, B. *Breakpoint and Beyond: Mastering the Future Today.* Scottsdale (Arizona): Leadership 2000, 1998.

94 Alain Berthoz discute como o desenvolvimento da percepção depende crucialmente do movimento e das informações que esse movimento fornece. DECETY, J.; JEANNEROD, M.; PRABLANC, C. "The timing of mentally represented actions." *Behavioral Brain Research* 34: 35-42, 1989. BERTHOZ, A. *The Brain's Sense of Movement.* Trad. G. Weiss. Cambridge (Massachusetts): Harvard University Press, 2000.

95 Um modelo interno estável do eu é construído com base nos fragmentos de informação provenientes de múltiplos sistemas sensoriais – visão, propriocepção, audição etc. RAMACHANDRAN, V. S.; HIRSTEIN, W. "The perception of phantom limbs." *Brain* 121: 1603-30, 1998. DAWKINS, R. *Climbing Mount Improbable.* Nova York: W. W. Norton, 1996.

96 Em maio de 1972, um menino de cerca de quatro anos foi descoberto na floresta de Musafirkhana, a cerca de trinta quilômetros de Sultanpur, na Índia. O menino brincava com filhotes de lobo. WALLECHINSKY, D.; WALLACE, A.; BASEN, I. et al. (Eds.). *The Book of Lists: The Original Compendium of Curious Information.* Toronto: Knopf Canada, 2004.

97 Pesquisadores observaram a atividade no cérebro de pessoas envolvidas em tarefas que exigiam alto nível de concentração, então compararam os dados obtidos à atividade cerebral dessas

pessoas ao fantasiarem. MASON, M. F.; NORTON, M. I.; VAN HORN, J. D. et al. "Wandering minds: The default network and stimulus-independent thought." *Science* 315 (5810): 393-95, 2007. JONES, H. "Daydreaming improves thinking." *Cosmos Online,* 19 jan. 2007.

98   LYNN, S. J.; RHUE, J. W. "Fantasy proneness. Hypnosis, developmental antecedents, and psychopathology." *American Psychologist* 43 (1): 35-44, 1988.

99   CRUM, A. J.; LANGER, E. J. "Mind-set matters: Exercise and the placebo effect." *Psychological Science* 18 (2): 165-71, 2007.

100 Brincar de fingir é comum entre os quinze meses e os seis anos de idade. PIAGET, J. *Play, Dreams and Imitation in Childhood.* Londres: Heinemann, 1951. SMITH, P. K. "Social and pretend play in children." In: PELLEGRINI, A.; SMITH, P. K. (Eds.). *The Nature of Play: Great Apes and Humans.* Nova York: Guildford Press, 2005.

101 Metaconsciência é o conceito que aponta para a possibilidade de a consciência ser o objeto da atenção. SCHOOLER, J. W. "Discovering memories in the light of meta-awareness." *Journal of Aggression, Maltreatment and Trauma* 4: 105-36, 2001. Estudos sobre pensamentos aleatórios ou falta de atenção revelam que não são os pensamentos aleatórios em si que interferem na capacidade de processar o conhecimento, as informações e o aprendizado, mas a falta de consciência durante o devaneio. WINKIELMAN, P.; SCHOOLER, J. W. "Splitting consciousness: Unconscious, conscious, and metaconscious processes in social cognition." *European Review of Social Psychology* 22 (1): 1-35, 2011.

102 KOVÁCS, Á. M.; TÉGLÁS, E.; ENDRESS, A. D. "The social sense: Susceptibly to others' beliefs in human infants and adults." *Science* 330 (6012): 1830-34, 2010. BRYNER, J. "7-month-old babies show awareness of others' viewpoints." Disponível em: <www.livescience.com/10924-7-month-babies-show-awareness-viewpoints.html>. Acesso em: 14 set. 2020.

103 Na ausência de experiências relevantes do passado, os resultados

sugerem que os bebês são capazes de simular mentalmente possíveis cenários e identificar o resultado mais provável, com base em alguns princípios da física. TÉGLÁS, E.; VUL, E.; GIROTTO, V. et al. "Pure reasoning in 12-month-old infants as probabilistic inference." *Science* 332 (6033): 1054-59, 2011.

104 T. Grandin, *The Way I See It*. Arlington, TX: Future Horizons, 2011.